# 力量瑜伽

增强运动表现、提升专注力和
预防损伤的体式指导和序列设计

[英]利娅·卡利斯（Leah Cullis）著　周云鹤 译

人民邮电出版社

北 京

**图书在版编目（CIP）数据**

力量瑜伽 : 增强运动表现、提升专注力和预防损伤的体式指导和序列设计 / （英）利娅·卡利斯著 ; 周云鹤译. -- 北京 : 人民邮电出版社, 2020.9
ISBN 978-7-115-53589-4

Ⅰ. ①力… Ⅱ. ①利… ②周… Ⅲ. ①瑜伽—基本知识 Ⅳ. ①R161.1

中国版本图书馆CIP数据核字(2020)第043361号

## 内 容 提 要

　　力量瑜伽是一种运动型瑜伽，非常符合人体运动规律，能够快速产生效果。本书作者是美国瑜伽联盟认证500小时高级教师（E-RYT 500），她基于多年的学习和教学经验，全方位地向我们展示了什么是力量瑜伽、如何进行力量瑜伽练习及力量瑜伽如何改变个体的身心和生活方式，包括力量的法则、培养专注力的练习、针对不同练习目的的体式与序列、针对其他运动项目的序列及个性化序列的打造方法等。通过阅读和学习本书内容，你将充分掌握力量瑜伽的练习方法，进而通过日常练习不断提升专注力和运动表现并预防损伤。

◆ 著　　　　[英] 利娅·卡利斯（Leah Cullis）
　　译　　　　周云鹤
　　责任编辑　王若璇
　　责任印制　周昇亮
◆ 人民邮电出版社出版发行　　北京市丰台区成寿寺路 11 号
　　邮编　100164　电子邮件　315@ptpress.com.cn
　　网址　https://www.ptpress.com.cn
　　北京捷迅佳彩印刷有限公司印刷
◆ 开本：700×1000　1/16
　　印张：21.75　　　　　　　　2020 年 9 月第 1 版
　　字数：383 千字　　　　　　 2024 年 8 月北京第 2 次印刷
　　著作权合同登记号　图字：01-2018-7990 号

定价：128.00 元
读者服务热线：(010)81055296　印装质量热线：(010)81055316
反盗版热线：(010)81055315
广告经营许可证：京东市监广登字 20170147 号

献给我的女儿，
我充满活力和力量的老师。

# 目录

体式目录　vi

译者序　viii

推荐序　ix

序言　xi

致谢　xiv

前言　xvi

第1章　**瑜伽的力量**　　　　　1
现代生活的瑜伽　2
身体练习　6

第2章　**意图**　　　　　13
设定你的意图　14
培养专注力　19
用正确的方法努力　23

第3章　**力量法则**　　　　　27
呼吸　28
根基　33
热量　41
流　44

第4章　**热身体式与序列**　　　　　49
起始体式　50
热身体式　64
起始序列　81
串联体式　86
拜日式　88

第5章　**力量体式与序列**　　　　　101
力量体式　102
力量序列　147

第6章　**顶峰体式与序列**　　　　　155
到达你的顶峰　156
顶峰体式　159
顶峰序列　196

**第7章**   **放松体式与序列**        203

矛盾的力量 204

髋部体式 207

前弯体式 219

放松体式 223

放松序列 227

**第8章**   **核心力量体式与序列**        231

培养核心力量 232

核心体式 233

核心序列 240

**第9章**   **上半身力量序列**        253

你的上半身在说什么 254

上半身序列 256

**第10章**   **下半身力量序列**        267

相信你的根基 268

下半身序列 269

**第11章**   **瑜伽与其他运动项目**        277

力量瑜伽与损伤预防 278

针对其他运动项目的瑜伽序列 279

**第12章**   **你的力量瑜伽计划**        295

让你的练习发挥最大作用 296

你的力量瑜伽计划：序列 299

关于作者 327

关于译者 328

# 体式目录

## 第4章

| | | | |
|---|---|---|---|
| 婴儿式 | 51 | 下犬式 | 68 |
| 桌子式 | 52 | 单腿下犬式 | 69 |
| 猫式和牛式 | 54 | 半起身式 | 70 |
| 仰卧束角式 | 56 | 站立前屈式 | 71 |
| 仰卧扭转式 | 57 | 斜板式 | 73 |
| 简易坐式 | 58 | 鳄鱼式 | 75 |
| 穿针式 | 60 | 上犬式 | 76 |
| 膝胸式 | 61 | 眼镜蛇式 | 77 |
| 滚动式 | 62 | 幻椅式 | 78 |
| 英雄式 | 63 | 战士一式 | 79 |
| 山式 | 65 | | |

## 第5章

| | | | |
|---|---|---|---|
| 战士二式 | 103 | 熊式 | 124 |
| 三角侧伸展式 | 105 | 鹰式 | 126 |
| 三角式 | 107 | 手抓大脚趾单腿站立式 | 128 |
| 谦卑战士式 | 109 | 树式 | 130 |
| 半月弓步式 | 110 | 舞王式 | 132 |
| 五角星式 | 113 | 半月式 | 134 |
| 双角式 | 114 | 战士三式 | 136 |
| 手抓脚趾单腿站立式 | 116 | 上伸腿式 | 137 |
| 加强侧伸展式 | 117 | 幻椅扭转式 | 139 |
| 女神式 | 118 | 新月扭转式 | 141 |
| 手抓大脚趾式 | 120 | 坐姿扭转式 | 143 |
| 手碰脚前屈伸展式 | 121 | 扭转三角式 | 144 |
| 跪姿合掌式 | 122 | 宽腿下犬扭转式 | 146 |
| 花环式 | 123 | | |

## 第6章

| | | | |
|---|---|---|---|
| 蝗虫式 | 162 | 头倒立式 | 181 |
| 弓式 | 163 | 三点头倒立式 | 183 |
| 仰卧英雄式 | 164 | 海豚式 | 185 |
| 骆驼式 | 165 | 孔雀起舞式 | 186 |
| 桥式 | 166 | 手倒立式 | 188 |
| 轮式 | 168 | 蛙跳式 | 190 |
| 朝天犬式 | 170 | 肩倒立式 | 191 |
| 禅鹤式 | 173 | 靠墙倒箭式 | 193 |
| 侧鹤式 | 175 | 犁式 | 194 |
| 侧平板式 | 176 | 鱼式 | 195 |
| 前臂平板式 | 178 | | |

## 第7章

| | | | |
|---|---|---|---|
| 蛙式 | 208 | 蜥蜴式 | 217 |
| 半鸽式 | 209 | 反台式 | 218 |
| 双鸽式 | 211 | 坐姿前弯式 | 220 |
| 牛面式 | 212 | 头碰膝式 | 221 |
| 束角式 | 213 | 坐角式 | 222 |
| 半神猴式 | 214 | 放松式 | 226 |
| 快乐婴儿式 | 216 | | |

## 第8章

| | | | |
|---|---|---|---|
| 船式 | 234 | 斜板卷腹式 | 237 |
| 交叉抬腿卷腹式 | 235 | 蹬车式 | 238 |
| 剪刀式 | 236 | 禅鹤卷腹式 | 239 |

# 译者序

　　这本书是利娅·卡利斯多年学习、教学和练习的成果。利娅受过名师的指导，在对瑜伽的认知、理解和体式编排方面有自己独到的见解。她在这本书中将自己的人生经验、瑜伽练习心得和平生所学毫无保留地分享给大家，从力量瑜伽的基本法则、身心准备、起始、热身、力量体式与序列、顶峰体式与序列到最后的放松等；而且她对每一部分的讲解都通俗易懂且详细、全面。这是一本书，也是一堂课，你也可以将它看成很多堂课。利娅将瑜伽练习的完整流程呈现给大家，将练习方法和原则分享给大家。当你了解了完整的流程，掌握了基本的方法和原则，就可以根据自身的情况，将书中推荐的丰富体式融入自己的计划，形成个性化的力量瑜伽练习。俗话说，"授之以鱼，不如授之以渔"，这本书的独特之处就在于此。

　　这本书既注重整体，也不忽略细节；既关注瑜伽本身，也关注瑜伽与其他运动、瑜伽与生活的关系。无论你的目标是减脂塑形、改善柔韧性、放松恢复，还是调节肩背、调理身心或缓解疼痛，都可以在这本书中找到自己需要的内容。

　　这本书让我受到了很大的启发。阅读它的时候，多年练习的感悟和教学的经验、教训不断地浮现在我的脑海中。对我而言，翻译这本书的过程也是一次回顾过往、整理归纳的过程。我对瑜伽体式有了新的认识和理解，对瑜伽、瑜伽练习和瑜伽指导也有了不同于以往的思考。知名医生特鲁多的墓志铭上写着：有时治愈，常常帮助，总是安慰。其实瑜伽也是，瑜伽教学也是，生活也是。常常帮助，总是安慰，因势利导，顺其自然。

　　感谢清华大学的张冰教授和国家体育总局训练局体能康复中心的王雄博士，他们的引荐让我有幸进行这本书的翻译工作；感谢上海体育学院的黎涌明教授、上海交通大学体育系的王会儒教授和上海交通大学医学院附属新华医院骨科的何继业博士，他们在这本书翻译的过程中提供了宝贵的建议和支持；感谢人民邮电出版社和这本书的责任编辑在整个出版过程中认真的审校与专业的建议；感谢我的家人、同事和朋友们在这本书的翻译过程中给予的支持和关怀；感谢瑜伽路上遇到的所有人！

# 推荐序

我的一生都沉浸在瑜伽之中。我的父母——马加纳·巴普蒂斯特和沃尔特·巴普蒂斯特于1952年在旧金山创办了一所瑜伽学校，这是美国最早的瑜伽学校之一。他们是将瑜伽引入西方世界的先驱者，他们的瑜伽学校和康复中心里的很多老师都是对当今瑜伽的传播影响颇大的贡献者。

在十几岁的时候，我遇到了一件改变我人生的事情——这件事充分地开阔了我的眼界，打开了我的心灵，使我明确了生活的目标，并让我充满力量。我在随父母参加的一次晚宴上结识了B.K.S.艾扬格先生，那时他正在旧金山访问，他邀请我参观了他的工作室。我知道能受到他的私人邀请是莫大的荣幸，但当时我对他的瑜伽风格并不了解。

艾扬格先生的一个健身工作室里挤满了专注的学生，那场景简直让我震撼。我从来没体验过这种运动风格精准而严谨的瑜伽。当艾扬格先生走近我，让我做一个肘倒立后弯式时，我猜他感觉到了我的自我怀疑。我根本不知道那是什么，不过我向周围望去，看到其他学生都从山式向后弯至轮式，充满了自信、力量和从容。当艾扬格先生站在我面前，要求我尝试一下我认为自己根本不可能做到的事情时，我内心的某些东西发生了改变。我停止了思考，转而专注于我的身体。我做到了肘倒立后弯式……然后回到初始位置。就在那一刻，我没有了疑虑。我开始信任我身体的力量和智慧，也开始信任老师的指导。这次经历点燃了我内心对练习瑜伽的渴望。

这次瑜伽练习使我的人生方向发生了完全的转变，让我看到了自己的生活目标。这次瑜伽练习让我发展出了自己的瑜伽风格——力量瑜伽。我在世界各地进行瑜伽教学，建立了在瑜伽练习和冥想中培养领导者的机构，创办了培训瑜伽老师并为他们在非洲和美国提供就业岗位的非营利组织，并写了5本畅销书。力量瑜伽的身体练习不仅仅让你感受到身体更加强壮：它是让身体、思想和精神发生一生转变的方法。

深刻的身体体验不仅可以改变你对自己的看法，还可以改变你对世界的体验。当你让思想慢下来，接受身体引导的时候，就会产生这种觉醒。在一堂充满力量、挑战和汗水的瑜伽课上，你会在挑战生理和心理极限的同时感受到自身的力量与努力。通过有强度的瑜伽练习，为你的身体打开那扇门，你便能够获得自己的内在力量。这都始于身体练习，是这些练习激发了你的潜力。

瑜伽给你提供了一种方法，让你能够缩小理想状态、极限状态与你目前状态间的差距。在每一个体式中，在内在智慧的引领和全局意识下，你可以通过行动或有意识的不行动来获得或应用自身力量。你可以自行决定何时推出、何时收回、何时放松。每一次练习都是一次对自身力量探索的旅程，让你无论在哪里——瑜伽垫上或其他地方，都能获得自身力量。体式练习是主动的，把你带向想要的感觉、想成为的人以及想过的生活。在这样的旅程中，如果能获得一位好老师的帮助，那你练习的效果将会大大提升。在这本书中，利娅将会指导你开创一种力量瑜伽练习，让你的生活更加丰富多彩、充满力量。

我第一次见到利娅是在我于夏威夷大岛上培训瑜伽教师的课上。从那时起，利娅便在我遍布全球的康复中心、研讨会和瑜伽工作室的瑜伽训练核心团队中担任职务。凭借清晰明确的指导，她使我训练课程的效果和影响不断提升，并真正改变了人们的生活。利娅是一位才华横溢的老师和领导者，她巧妙地将教学内容融入实践和可执行的步骤中。

在这本书中，利娅将向你展示如何建立一种瑜伽练习并让它给你的生活带来变化——改变你的身体、生活方式和个人目标。她对传统教学的精髓加以调整，使其适应我们现代的生活方式。通过这些简单的步骤和简短的序列，你将获得一种工具并学会如何使用这种工具定制自己的练习，同时提高身体力量和能量并驾驭它们。利娅的指导将使你更加强大，让你能够创建自己的力量瑜伽练习，让你的感觉更好，为生活增加驱动力。

每个人都能练习瑜伽，也都能从瑜伽中获益，这是一种无差别对待的练习。有了利娅的专业指导和为期4周的练习计划，你一定能为自己的终身瑜伽练习打下坚实的基础。利娅将会从基础开始，从呼吸和练习瑜伽的原因开始对你进行指导。本书讲解的体式和序列能帮助你将这些要点都融合到一起。相信自己的身体，相信本书的指导，相信整个过程。

我很荣幸能够与利娅共事多年，见证她的经验积累和创新，见证她对实践的领悟。我也非常高兴能向大家推荐这本书。

巴伦·巴普蒂斯特

《纽约时报》畅销书作家

巴普蒂斯特学院与巴普蒂斯特基金会创始人

瑜伽杰出代表和环球瑜伽教师

巴普蒂斯特瑜伽创始人

# 序言

我在自己身体和生命的突破点上发现了力量瑜伽。

在快节奏的工作中打拼多年后，我的生命几乎被消耗殆尽。25岁左右的时候，我进了急诊室，那时我的一半身体都麻木了。

这种麻木其实在几年前就开始了，只要我运动过度，右脚就会感到刺痛。后来这种刺痛感会随着运动顺着我的右腿向上延伸，变得更加严重，因此我不得不放弃跑步及其他有氧运动。一段时间之后，一种迟钝的痛感遍布了我的整个右腿和右臂，成为我日常生活中的常态。与此同时，我的事业蒸蒸日上，每天忙于我曾经梦寐以求的工作。但这种持续不断的疼痛给我的工作和职业生涯拖了后腿。

在忙碌工作到很晚才休息的一个清晨，我醒来时发现自己的右脚明显比以往麻木得多。因为右脚又胀又麻，我只能挣扎着穿上鞋。当我坐在办公桌前的时候，我发现自己已经感觉不到右脚的存在了。这种麻木的感觉蔓延至我的整个右半身，很快连我右边的脸也没知觉了。

我给医生打了个电话，他让我立即去急诊室，因为我很有可能中风了。到达医院后，我遇到的第一个医生对我说，根据我的年龄和症状，我很可能患有多发性硬化症，我吓坏了。第二天，我尽量稳定住自己潮水般的思绪，接受了数不清的检查。我强烈地感觉到，如果我能早一点注意到身体向我发出的信号，而不是一直选择忽视，带着多年的病痛、麻木和心理创伤持续工作的话，这一切本是可以避免的。

时间回到我上大学的第一年，那时我还是啦啦队队长，但是因为颈部扭伤和下背部伤病结束了职业生涯。在这之后，我并没有好好照顾自己的身体以让身体得到适当恢复，而是很快开始运动。那时我正在面对自己的人生挑战：父母离异，自己正在艰难地结束一段感情。我感到孤单、迷茫、失望。由于身上的伤病，我无法像往常一样运动。我把伤痛随着那些事情一起掩埋起来，强迫自己继续努力前进。

那次住院之后，我进行了很多检查，尝试了各种治疗，也结识了很多专家，这些专家对我的状况看法不一。但很明显的是，我需要自己行动起来，重新关注我的身体，让我的生活回到正轨。

这一次麻木的经历唤醒了我。我被压垮了，燃烧殆尽，需要一种方法重新蓄积能量。我认识到身体向我传达的不只是这些持续、反复的伤痛。我把这次事故当成一个契机，让自己重新开始充满目标与力量的生活，于是我开始投入力量瑜伽的练习。

力量瑜伽重新点亮了我的生活。它是我重新唤醒自己身体的过程中，重塑力量、感觉和联系的载体。我对待瑜伽的方式与往常对待其他事物的方式不一样，这一次我完全深入其中，把瑜伽当作新旅程的路线图。练习时，我可以完全脱离自己的思想，感觉回到了自己的身体里。在瑜伽垫上的练习成为我呵护自己的港湾。我开始认识到，在多年压力巨大的生活中，我是如何让自己变得越来越扭曲的。瑜伽练习帮助我进行转变，释放出巨大的能量，使我冲破压力，由内而外地重新站起来。我对呼吸的关注帮助我更加平静和精神集中。通过瑜伽体式、呼吸及汗水，我开始把自己扭曲的部分理顺，重新感受到体内的连接和力量，这些都是我多年来没有感受过的。

力量瑜伽帮助我获得自己的内在智慧。日常的瑜伽练习使我接收到身体发出的微妙的信息，并对此做出回应。我们的身体一直在向我们发出关于健康、情绪、思想、幸福及如何让自己充满能量的信息。手臂上汗毛的竖起、腹部的隐痛或喉咙的肿块都是身体在向我们述说，身体缺失或多出了什么东西。通过练习力量瑜伽，我把自己的身体当作最好的指引和老师，开始与它共事。

随着瑜伽练习的进行，我不仅完全康复，而且比以往更加强壮。我那时并没有意识到这些练习是使我获取生命各方面内在力量的载体。力量瑜伽是一种不可思议的符合自然法则的练习，需要你全身心地投入，它能让你更加充分地感受自己的内心。当你能充分感受自己的内心时，便可挖掘积蓄的个人力量。随着练习的进行，我的工作目标越来越清晰，感受到的压力越来越少，休息得也更好，并且在重要的人际关系中感受到更多的连接性和存在感。这种感觉非常好。

我感觉它改变了我，我也在数千名其他人身上看到了它的效果。喜爱这种瑜伽的人通常会感觉自己应该能够做得更加深入，但是却不知道如何才能做到。凭借力量瑜伽的身体练习和意识引导，身体通常会向你揭示方法。身体具有一种我们的思想难以触及的智慧。通过在瑜伽垫上有力而规律的练习，我看到很多人开始觉醒，摒弃原有的习惯和自我破坏的模式，以及多年来束缚他们自由与表达的无意识信念！在摒弃了这些阻碍他们发展的能量之后，人们找到了他们真正的渴望，明确了自己的希冀，开始为自己的梦想而生活。

你练习得越多，感受到的就越多！你感受到的越多，就越容易接收到身体发送给你的信息。我们之所以称其为瑜伽练习,是因为这项练习必须是持续不断进行的,并且需要投入与专注,如此才能产生力量。

我自己直接地体验到了瑜伽的力量。起初是在我的身体练习中,然后这种力量延伸到了我生命中的其他领域——到达我的思想、思考的方法、人际关系及摄入的食物。通过对运动、营养和整个生活的研究,我发现了身体和精神的平衡关系,并制定了日常练习计划以提升我的能量,将我发现的治愈力量延伸至生活的方方面面。通过这一切,我变得更加轻盈、快乐和自由。

创作本书的原因是我相信力量瑜伽是为我们的生活注入更多能量和活力的方法。我对这种练习充满热情是因为它对我的身体、思想和精神产生了影响,并且我已经看到了数以千计的人通过力量瑜伽改变了他们的身体和生活。

本书旨在帮助你将力量瑜伽整合到现有的练习中,并为你提供练习的工具,让你在课堂上、练习中和日常生活中感到更加自信。我鼓励大家在瑜伽垫上、人际关系中、工作中和练习中发现其内涵。你越专注于激发力量的瑜伽练习,就越会在生活的方方面面焕发活力。

我的目的是通过向大众分享这种古老的瑜伽练习和其倡导的健康法则,让大家在日常生活中能够接触它们,并进行练习。通过课堂学习并向比我们更早接触瑜伽的前辈请教,我们能获得更多指导。瑜伽久经时间的考验,现在,我们可以利用它创造更多的力量、自在与欢愉。

我希望通过分享对我有用的内容,为你的体验和练习提供指导,引导你找到适合自己的有效方法。我爱瑜伽,正是因为瑜伽没有一成不变的方法。相反,这种练习是一张邀请函,它邀请我们每一个人去探索和表达自身最接近真实的感受。

我最大的愿望便是让你能够利用本书发现自身的真实情况及个人的力量和幸福。我希望你能够与他人分享自己的见解,从而产生连接、和平和愉悦,并为这个世界创造出积极的涟漪效应。当你把瑜伽带入生活,瑜伽便会成为生活。

接下来轮到你了。不论是什么把你引领至此,是什么点燃了你对力量瑜伽的兴趣,好奇心也好,崩溃也罢,或是寻求一次突破——这正是你现在需要的。要相信你现在看到的正是你需要的,而在本书中你可以找到现成的工具。

愿瑜伽练习点燃你内在的力量,照亮你前行的道路。

# 致谢 |

能够分享本书和书中改变我身体与生活的练习，我感到非常荣幸。这个过程让我感受到难以想象的爱和欢愉，并且学习到了很多。

我深深地爱着并感激每一位在本书写作过程中提供帮助的人。

非常感谢以下在我的生活与创作中付出的人们。

感谢各位瑜伽导师，感谢这些先行者对瑜伽传统的分享。

感谢家人对我的爱与支持。

感谢我的伴侣弗朗姬，你是我的后盾、我的光明。感谢你告诉我如何真正地与另一个人结为一体，感谢你忠贞不渝的爱、真诚的反馈和坚定的支持。能够爱你，能够与你共度此生，是我最大的荣幸。

感谢我亲爱的女儿维多利亚，谢谢你选择了我。我爱你，能够做你的妈妈，我感到既荣幸又惶恐。

感谢我的妈妈，感谢您在我十几岁时便带领我认识瑜伽，将我领进充满能量、想象和身心健康的世界。您分享给我这些方法，给予我天赋，并教会我如何将感受转化为可理解的内容与练习，对此我将永远感激。

深深地感谢我的老师和精神导师巴伦·巴普蒂斯特，感谢您给我机会，让我能在您那里进行美妙得不可思议的学习和工作。在我还是一名学生的时候，您的指导改变了我；当我成为一名老师和领导者的时候，您的指导使我进步。我将永远感激您向我分享的智慧，感谢您对我的爱，以及在本书推荐序中的慷慨致辞。

感谢我的老师强尼·凯斯特，感谢您传授我练习的基础，在我最需要的时候为我竖起一面镜子。您就是力量与优雅平衡的化身。

感谢拉玛·马鲁特，感谢您与我分享实践的哲学基础，指引我以一种精神实践的方式生活。

深深地感谢韦恩·戴尔博士，您的工作改变了我的思维方式，并为我的生活树立了榜样。

感谢劳拉·特鲁希略，我的写作教练。感谢您的指导和友谊。您的热情和友爱激励着我和我的创作。

感谢我心心相印的姐妹们：克莱尔·卡利斯、杰茜卡·米切莱蒂、科里·查德威克、凯西·富勒及凯特·维茨金。没有你们向我分享爱、美与优雅，我便不会成为今天这样的老师或女性。

感谢多年来我有幸从师或共事过的每一位瑜伽老师，在此鞠躬致谢。感谢在巴普蒂斯特学院、《瑜伽》杂志和瑜伽生活节中和我一起工作的团队。

感谢杰茜卡·米切莱蒂、罗杰·里庇、古斯塔沃·帕德龙和萨拉·麦克多诺为本书贡献你们的技巧、优雅及个人练习。感谢韦斯顿·卡尔斯捕捉到这些画面。感谢Lululemon、Outdoor Voices及Manduka为我们提供服装。能够与大家协作完成书中照片的拍摄让我感到非常荣幸。

感谢多年来我有幸在课堂、工作室和训练中合作过的学生，谢谢你们。正因为你们愿意让我分享这项运动，让我找到自己的教学方法，我才能成为现在这样的老师。

利娅·卡利斯

# 前言

　　据说在一些大城市里，瑜伽工作室的分布甚至比星巴克还密集。瑜伽联盟和《瑜伽》杂志共同发起的"2016年美国瑜伽研究"估算，2016年，超过8000万人想要体验瑜伽，其中3670万人认为自己是瑜伽练习者，这一数字超出了2012年的2040万人。瑜伽已经不再是边缘化的事物，而是一种能够带来广泛益处的主流的健康生活方式。瑜伽对各行业的人都适用——想要再上一个台阶的专业运动员、希望提升工作效率和士气的大公司职员，甚至是想让孩子在传统教育之外学习有助于其在现代社会立足的个人特长的家长。瑜伽便是这样一种方法，它让人更专注，让人感觉更好，让人充满生机。

　　瑜伽适用于每一个人，而不仅仅是一小部分人。我曾有机会和各种人一起练习——年轻人和长者，精英运动员和刚开始锻炼身体的练习者。我曾目睹了瑜伽神奇的魔力，它让每个人的身体力量和个人能量都上升了一个台阶。我曾在南非见证了来自各行各业、各种岗位的人们在瑜伽垫上发生的变化，他们有的是企业高管，有的是政界人士，有的是家庭主妇，也有的是住在南非小镇上的青少年。我曾体验过练习给我身体带来的提升，也体验到自从投入力量瑜伽练习以来，它给我带来的终身益处：它减轻了我的日常压力，使我的旧伤愈合，让我在生活的各个方面感受到了更多的自由与宁静。带来这些不同体验的共同原因便是瑜伽。你必须投入时间、努力以及汗水，只要你练习了瑜伽，就能感受到不同。这不仅是能做到手摸脚尖或做个倒立那么简单。力量瑜伽练习能带给你力量，为你的身体、思想和精神提供支撑。

　　本书在向传统和基础瑜伽致敬的同时，也介绍了瑜伽实践的原理和法则，让它们更加具有吸引力，也更加容易上手，适用于当今的现实生活。你将获得与传统瑜伽练习相同的益处，同时为调整、创新和乐趣留有余地。

　　力量瑜伽是一种运动、动态、现代风格的瑜伽，非常符合身体运动规律，因此能够快速产生效果。在本书中，你将学习到相关的体式、练习和健康理念，以及增强专注效果的方法，获得制定自己练习计划的相关技能，从而为身体和生活带来益处。

　　瑜伽在梵语中是"连接""联合""集合"和"关系"的意思。瑜伽是一种将所有事物融合到一起的方法。从身体层面讲，瑜伽教会我们如何有意识地、协调地运动。瑜伽体式是让你关注身体整体性的练习，不会让你身体的某一部位练习过度而忽略身体的其他部位或在练习过程中忘记自我。这种练习让你跟随身体的内在韵律（呼吸）而动，巧妙地使用特殊的方式展现身体（瑜伽体式），集中精力并建立你的生命之力——你的力量。

　　瑜伽作用于人体全身，而不是身体的某一组成部分，因此它非常有效。瑜伽将身体与呼吸、运动与思想、动作与技巧全部结合在一起，由此形成一种简单而连贯的过程，这种过程任何人都能做到，并且会对健康、幸福和心灵产生深远的影响。

## 力量瑜伽简介

　　力量瑜伽于20世纪90年代在美国出现。巴伦·巴普蒂斯特、贝丽尔·本德·伯奇和布赖恩·凯斯特都学习了传统瑜伽，并将自己的练习经验和研究相融合，致力于使瑜

## 导　师

　　以下4位导师对现代瑜伽产生了非常大的影响。很多导师都对现代瑜伽做出过贡献，但大部分都受教于这4位导师的理论。

　　**克里希那玛查雅**被誉为对现代瑜伽影响最大的瑜伽先驱者。他首次强调了身体上的练习，开创了哈他瑜伽。克里希那玛查雅通过他最著名的3位学生对全球的瑜伽产生了影响：艾扬格、帕塔比·乔伊斯和德斯卡·查尔。

　　**B.K.S.艾扬格**创建了艾扬格瑜伽，这种瑜伽主要关注每个体式的解剖学特性、精确度和标准。艾扬格的著作《瑜伽之光》于1966年出版，至今仍被认为是对现代瑜伽影响最大的著作之一。

　　**帕塔比·乔伊斯**是阿斯汤加瑜伽之父，这种动态瑜伽将呼吸与运动结合起来。阿斯汤加瑜伽是力量瑜伽和其他现代风格瑜伽的基础。乔伊斯于1975年首次在美国分享了阿斯汤加瑜伽。

　　**德斯卡·查尔**开创了维尼瑜伽，这种瑜伽根据学员独特的身体条件、年龄、背景和兴趣对练习进行调整，强调瑜伽的治疗作用。

伽的受众群体变得更为广泛。他们均使用"力量瑜伽"这一术语，这种瑜伽让人们自由地从瑜伽传统和经典体式中汲取灵感，创造出新的内容。他们均保留了运动强度与运动能力，远离严格的序列，并加入了自己的理解和表达。

这种锻炼创造并专注于新的练习方法，具有广泛的吸引力，力量瑜伽因此进入了健身房，此后，人们才开始将瑜伽当作一种锻炼方式。目前在全世界任何地方的瑜伽工作室和健身房都能看到力量瑜伽。热量——来自动态锻炼的汗水——是将力量瑜伽与其他瑜伽区分开来的主要因素。它会将你带到自己的极限，让你挑战自己的极限。

# 如何使用本书

本书着重介绍在现代社会如何进行身体练习，如何建立自己的力量瑜伽练习。了解瑜伽的基础会让你充分利用好你的练习。基于瑜伽5000年的传统，力量瑜伽是一种极具挑战性的身体锻炼方式，不仅能塑造你的体形，还能强化你的精神。

我建议你先通读全书。在第2章中，你将会学习到如何设定你的意图。无论你以前是否尝试过力量瑜伽，我都建议你针对力量瑜伽设定你的意图。了解自己的动机便会有巨大的力量。

接下来通读整本书，对所有元素有一个初步的了解，将意图牢记于脑海。每一章都介绍了相应主题对瑜伽生活和练习的重要性。这些章的内容将帮助你学习基础知识，让你能够将自己的28天力量瑜伽计划付诸实践。在阅读本书期间，如果某个练习或技术激发了你的兴趣，就可以试一试，并从你最感兴趣的部分开始练习。阅读至最后一章时，你已经获得了所需的基础知识，能够开启你的28天力量瑜伽计划了。你可以在这项计划中量身定制自己的力量瑜伽练习，我也为你提供了专业的每周练习指导。

阅读完本书，你不仅能学习到力量瑜伽的历史，还能了解到这项练习为何、如何会为你带来益处以及如何创建一项让你感觉良好并受益终身的练习。当你准备好开始自己的计划后，应当以起始体式和拜日式开始每节课程，然后过渡到力量体式，并根据情况选择更具挑战的顶峰体式，最后以放松式收尾。挑战的水平和强度取决于你自己，所有练习和体式都可以根据你的个人需求和目标进行调整。如果你喜欢其中的某些序列，完全可以再重复，从中获得更多益处；如果某些序列不适合你，可以暂时不进行这个序列。你应当以使自己感觉良好且适合自己的方式进行练习。

　　要从练习中获得最多收益，就要完全投入这个28天计划。坚持执行完28天力量瑜伽计划，你会从自己的身体、思想及生活的方方面面看到成果。请将本书作为一生练习之旅的指导源泉。

　　记住，如果你选择探索练习，那么要确保每一次练习都有所收获，成功的关键在于要让练习适合你。力量来自练习，让我们开始吧。

## 第 1 章

# 瑜伽的力量

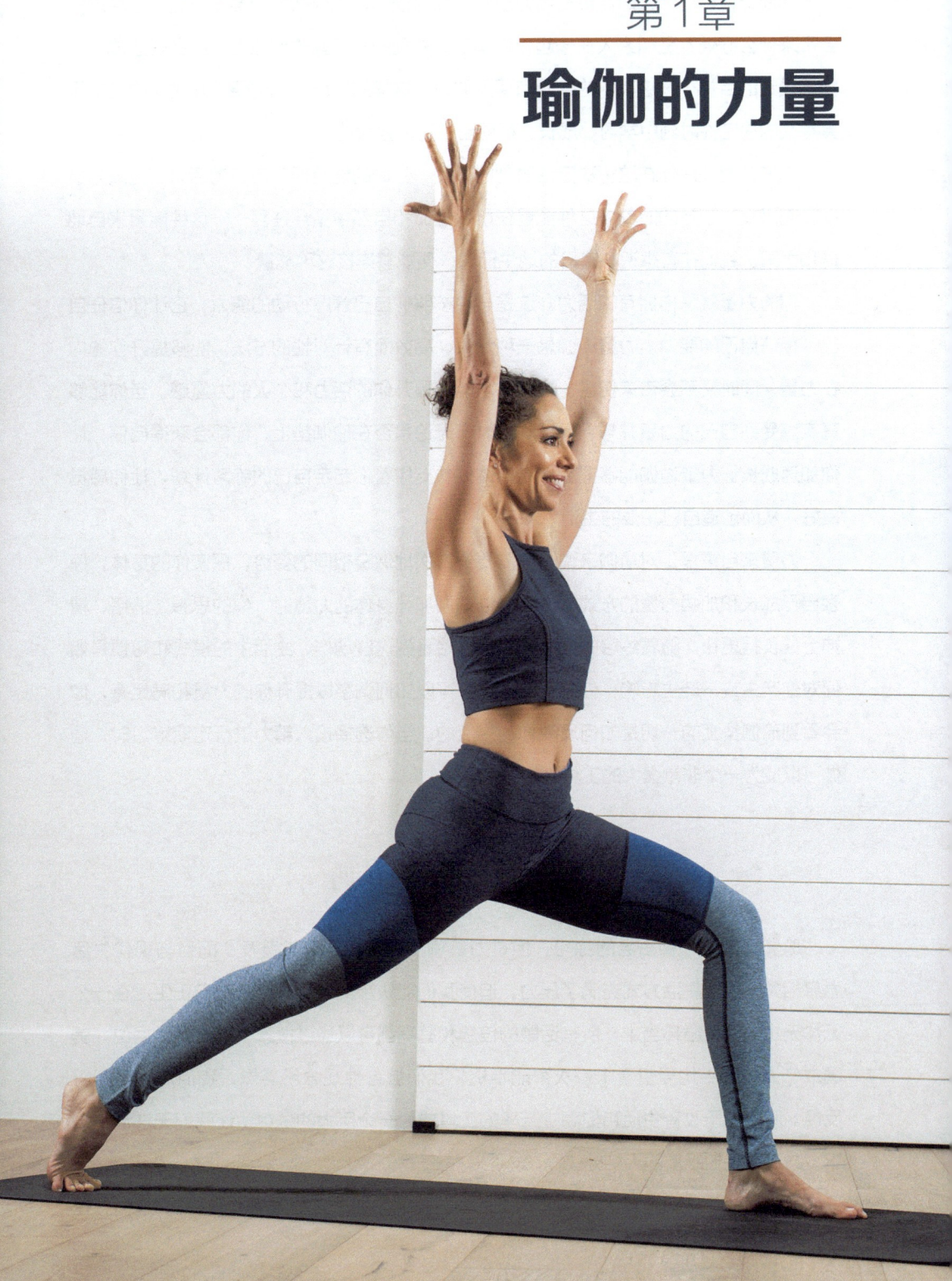

你还记得自己什么时候最充满力量吗？那时候你在做什么？和谁在一起？这种感觉会带来什么好处？是和家人在一起，还是在你教授的第一堂瑜伽课上，或者是达成了为自己设定的目标……这其中的共同点便是你有过这样的经历。我们便是在生命中这些极具意义的决定性时刻中学习、成长，帮助自己更加强大的。

本书主要关注你在这种决定性时刻的感受：生命的能量便来自充满活力、充满力量以及充满良好感觉的时刻。这种能量在所有生命和自然中循环往复——这种能量来自地球和太阳。我们在有意识、有目的地生活时，便能够连接这种能量。

你的力量就是你拥有的活力。这是一种按照你自己意愿行动的能力，它让你信任自己、相信自己的能力。力量瑜伽是一种惊人、高效而有针对性的方法，能够提升你的内在力量，同时又不会带来伤害。这种练习能够提升你的活力和个人的力量感。当你能够真实感受到自己的力量并与它保持联系时，无论是否在瑜伽垫上，你都会获得自信，让你加速成长。力量瑜伽能够锻炼你的身体，并支撑着你制定自己的练习计划，让你感觉良好，从而创造自己想要的生活。

力量来自重复。对瑜伽来说，你需要一次次地做着相同的姿势，探索你的身体，探索自己成长和加强力量的方式。当你通过瑜伽加强身体的力量时，你的思想、情绪、精神会成长得更快。随着练习的推进，你会开始看到这些动作、生活中的模式和习惯是如何对你产生或不产生影响，你会开始看到你可以如何调整以提升你的力量和满足感，你会看到瑜伽垫上的一切是如何反映你的生活的。当你选择投入精力进行定期练习时，瑜伽可以成为一个非常强大的工具。

# 现代生活的瑜伽

瑜伽虽然是一种古老的练习，但是力量瑜伽现在已经非常普及，而且与现代生活息息相关。现代生活方式充满了压力，迫使我们加快步伐跟上进度。我们正生活在一个无休无止的信息循环当中，所有话题的信息和答案都可以通过搜索引擎查到。据说，美国成年人每天平均要查看150次智能手机！我们被各种观念所轰炸，我们沉溺于即时反馈。原本用于改善生活和提高生产率的工具成为一个巨大的诱饵，让我们无法活在当下，与近在我们眼前的人相处。

在生产过度、负荷过大的快节奏生活中，我们习惯于向外寻求"更多"。我们总在寻找下一次的快速解决方案——最好的餐食、合适的搭档、完美的工作，或者其他让我们感觉更好的东西。向外搜寻让我们很容易失去与自己身体和目的的连接。当今繁忙的生活使我们的身体变得僵硬，思绪无休无止，我们的力量也停滞不前。这种生活方式是新的，是由现代科技带来的，但我们的身体和精神仍渴望稳定而扎实的生活方式，因为我们的祖先就是这样生活的，我们的身体也是为这种生活方式而生长的。

瑜伽教会我们向内寻求答案，从内在觉醒，而非从外向内。当你的内在变得清晰、获得力量时，你便会开始从方方面面闪耀自己的光芒。专注投入瑜伽这种古老的练习中，它带给你诸多受当今时代认可的益处：减少压力、提升能量、获得对于当下生活的力量感。投入瑜伽练习能够带来以下好处。

- 提升身体力量。
- 提高耐性。
- 思路清晰。
- 使自己与他人产生连接。
- 身体与思想灵活。
- 提高适应性。
- 全身心的健康和幸福。

## 力量瑜伽

力量瑜伽是基于健康的瑜伽练习，是一位美国瑜伽导师对阿斯汤加瑜伽的解读。它的好处和很多基础而又有活力的传统练习相同，能够产生内在热量，提升力量、耐力、专注力和柔韧性，培养冥想呼吸并减少压力。

这种有效的练习本身就是一项完整的锻炼，也能作为其他锻炼和健身项目的补充（与其他练习相结合能够获得巨大的好处）。除了提升力量，力量瑜伽还能在保持整体健康状况的同时发展专注力、平衡性。练习的精确度和节奏有利于对全身进行调理和清洁，促进循环并刺激淋巴流动。随着朝各方向移动、伸展、扭转及弯曲身体，你会点燃身体主要的能量中心，感知能量流动的路径，让你的活力流动起来。然后通过呼吸、排汗，刺激器官排除体内的垃圾和多余之物，从而进行排毒。当你排除了体内多余的毒素，原本就存在于体内的能量和力量便会更多，并充盈全身。

通过流汗排除毒素，燃烧多余的能量，在身体层面释放神经递质，你便清除了身体的杂质。摆脱掉陈旧事物后，身体便为新事物留出了空间，并唤醒当下能够获得的事物。

当你寄托于瑜伽这种古老的智慧练习，并将其调整适应于当今生活时，你便可以释放自己的能量，从而信任自己、放松自己。在能量得到释放的同时，你就不必再控制自身。你可以跟随这项流传了 5000 年的课程，跟随着在你之前走过这条路的老师和练习者们，从他们的尝试与错误、失败与突破中学习。只需要简单地进行练习，相信同样如此实践过的瑜伽练习者、勤勉的学生以及老师们的智慧，通过这传统而久经时间考验的练习，你就能将它应用到现代生活中来，静待花开。

瑜伽为更加丰富的当今生活绘制出了路线图，因为作为传统的一部分，它本身就是具有力量的。瑜伽的仪式和重复充满能量，这些课程是永恒而普遍的。力量瑜伽不是要做对、做到，也不是要你跟随一条狭窄的道路前行。它是将瑜伽古老的系统作为当今的工具，让当下变得有所不同，这一点与你的水平或者能力无关。

相信练习，相信这些历经考验的过程，并根据自身情况进行调整，使其对你有效。

## 现在的力量

《瑜伽经》是瑜伽导师、哲学家帕坦伽利写于公元前 300 年的瑜伽基础文献。这部文献由 196 条经典语句或段落组成，阐述了瑜伽的基础，其中第一条是：从现在开始瑜伽练习。

现在，便是开始练习瑜伽的时候，也是瑜伽每一次练习开始的时候。我们立刻学习到了“现在”，也就是当下的重要性。这一条对事实的简单描述说明我们唯一具有力量的时刻就是当下。

曾经已经发生——它已经过去，仅仅是记忆。未来还未发生，它仅仅是对可能会发生的事情的幻想。第一段可以说是瑜伽文献中最重要的部分——对“现在”的强调，就是唤醒我们行动起来，活在当下。

只有我们生活着的此时此地才是我们能够触及真正力量之处。当心中谨记这一事实，我们便可将其作为一个锚点，将我们牵引回当下。

瑜伽能够将我们深入地带回当下。通过有意识地呼吸，你会让自己的身体变得更加充盈。当你通过感官进行身体和思想互动时，你的大脑便会释放出多巴胺，多巴胺是一种神经递质，可通过挑战提升愉悦感、积极性、适应力和毅力。

　　掌握你当下的身体，便是紧握生命，拥有现在。瑜伽练习提供了一种方法，让你能够在脑海之外获得更多。当你活在当下，你便能够获得除头脑之外更多的来自全身的力量与智慧；当你活在当下，你对周围的反应便不止在行为上，而是在各方面，你选择的这种生活方式能激发出你的最大潜力。现在，便是你能够触及这种力量的唯一时刻。

　　力量瑜伽是能够给身体、思想与心灵带来巨变的一个媒介。只有你自己能做到，只有现在能做到。现在便是你解锁自身力量的时刻，是找到更加强大的自己的时刻。拥抱现在的力量能带来一项美丽的益处：你会得到自由，会认识到现在发生在你身上的一切恰恰是此刻的你正需要的。

　　正是这样。它包含着所有的挣扎、困难、起伏、对错，以及身体、思想和精神上完全的失败。一切都被设计得如此完美，让你到达此时此刻的境地。我知道让你完全信任使你到达此境地的这条路非常有难度，甚至比让你短时间内相信你已经拥有一切更难——是的，一切——你现在需要更进一步。但这正是这项古老练习的动人之处。你能够快速得到在你之前的瑜伽先贤们的智慧，相信瑜伽理论的力量，并在现代生活中应用它。相信将你引入你生命当时当地的一切，相信这本书，相信你对想要练习力量瑜伽的渴求，正是这条路注定将要带你走入的目的地。开始时，要着重理解万物在当下都是完整的、完美的、已完成的，没什么是需要被修复或者改变的。你已经具备了开始所需的一切。你不需要等到塑形成功后，或者辞职以后，或者找到新工作后，再或者完成现在手头的项目以后才开始。现在就开始。

　　通过力量瑜伽练习，你能够增强身体力量，但你能得到的远比这些多得多。你还会获得早已存在于自己潜能当中的力量，这种力量将完全显现并伴随你当下的生命。甚至在世事变迁、挑战出现之时，你仍会与现在一样，拥有对抗生命中出现的任何意外的力量。这种力量让你认识到不管怎样，万物都将安好，你知道你可以、你将会通过自己的方法安然面对一切。拥有这种力量，你便会沉着应对所发生的任何事，而不是逃避、闪躲或自欺欺人。拥有这种力量，你可以将发生之事为己所用。

　　这可能与你的现实情况完全不同，但随着你利用瑜伽练习增强自己的体力和精神力量，时刻谨记目标，知道当下便是充分展示自己的时机，那么大部分力量便会自我显现。

## 建立教学前的仪式

创建一套自己的仪式，在每次踏入教室开始教学前，净化自己、投入当下、立足现在。进行瑜伽教学是莫大的荣耀，因此请你从忙碌的日子中脱离出来，为他人腾出空间。尝试为你自己设计一个仪式，净化自己、投入当下——闭上眼睛或做几次深呼吸。这个仪式可以使人平静和专注，完全投入现在就是你能给予学生最好的礼物。你可以通过以下几种方式让自己投入当下。

- 深呼吸。
- 闭上眼睛。
- 双手放在心脏前。
- 感受双脚踩在地上的感觉。
- 让你的头触碰地面。
- 设定意图。

### 瑜伽的放下

我们常说瑜伽与我们平时学习的一些事物相比，不像学习的过程。瑜伽让我们摆脱过剩的、陈旧的和不自然的事物，回归到自我和我们的内在智慧——通过生活在当下、回归自然获得能量和信念。因此这种学习不仅要放下你所拥有的，也要放下你没有的。在这种舍弃状态下，你的智慧与力量便可以展现出来。

瑜伽根据我们身体的具体情况对我们的身体产生影响，让我们有机会面对并充分投入到现在正在发生的事情当中。你在瑜伽垫上体验到的感觉很可能在其他方面也能体会到，因此，请把你的瑜伽垫看作一面镜子。

力量瑜伽把你的方方面面整合在一起，形成一个整体的感受。它是一种将你的身体、思想和精神统一起来的方法，教会你如何呼吸、平衡、观察。当你能够将瑜伽垫上的感受和生活中的感受联系起来时，便会开始注意到你的内在力量最和谐的时刻。你会开始看到你能在何处改变自己的习惯或调整人际关系，使自己更加强大，更加有目的性。

## 身体练习

传统来讲，瑜伽的身体练习是为进行更深层的冥想而做的准备，它让你能够与优渥的资源和生活中的精神标准产生连接。本书将会探索力量瑜伽身体练习部分的方法，这些方法使你可以获得瑜伽练习所带来的益处，但其最终的目的都是让你觉醒，变得更加充盈、强大，与当下的生活产生连接。有些人选择使用冥想和日常静坐来进行反思，有些人通过艺术和创作，而有些人通过献身于更高阶的力量找到内在觉醒。

力量瑜伽将你的身体重置，将身体内陈旧、多余的能量清除出去，生成并引入新的能量。当你每天练习对体力要求较高的一系列瑜伽序列时——排汗、呼吸、全身投入——你便开始改变。毋庸置疑，一分耕耘，一分收获。瑜伽将会从内而外地对你产生影响，由此带来改变，你的饮食和习惯也会随之改变，以支撑你的身体和力量瑜伽练习的需要。

规律而有目的地运动能将你生活中的能量从曾经的体验转化为现在可用的能量。如果不运动，你的能量便会停滞，在体内产生障碍和紧张感，这些会形成情绪、思想和精神上的障碍。

## 身体

你所说、所做、所吃、所感受到的一切都会在你的身体上留下印记。在一次充满压力的对话发生之前、期间和之后，你的胸口、脖子和脉搏都能感受到压力。相反，在经历一晚亲密的交谈和接触后，第二天你会感到很受鼓舞、有连接并且很放松。这已经超出了精神影响。家里做的一顿含有蔬菜配蛋白质的晚餐和一顿含有香浓奶酪的意面、肉类配红酒的晚餐，第二天带给你的感受也会有所不同。我们的生活方式、饮食食谱、思考内容以及如何行动，都会产生我们所体验的能量。

我们的身体是为感受和经历体验，然后将其释放而生的。而人们常常会抓着陈旧的回忆和情绪不放手，不仅我们的大脑会这样做，我们的细胞也会。瑜伽中常说的一句话是："你的身体组织有问题！"我们都会遇到这种情况，如果不运动，这些问题就会改变我们的生活，因为我们在书桌前、电脑前和汽车里消耗了太多时间。

当你不运动，或者持续重复一些动作时，比如整天坐在电脑前，那么陈旧、过剩的能量就会以相同的模式流动。这种模式会使能量卡在你的身体组织里，产生堵塞。若这种停滞的能量持续存在，便会在你体内流转的力量。使你体重增加、肌肉萎缩、沮丧、皮肤暗沉或发炎、疲劳、头脑迷糊等。久而久之，这会导致不平衡、疼痛及不适，或是更糟的情况。如果身体发出的这些警告信号没有被处理，那么便会很快发展为压抑、缺乏连接、损伤及疾病。

如果你想要有不同的感受，好消息是你有能力这么做。你的身体不是静止的，身体会对你每日的活动和重复做的动作做出反应。你对身体做了什么，你的健康和日常生活就会返还给你什么。

正因为人人都能做瑜伽，所以健康护理专家常使用它来帮助缓解高血压、糖尿病、肥胖症、多动症、失眠症、自身免疫疾病和焦虑所带来的问题。随着我们的生活方式越来越有压力且缺少变化，这些问题已经愈加严重。

你怎样生活、你的工作是什么以及你缺乏什么，你的身体都会做出即时反馈并随着时间的推移给出进度报告。身体不会撒谎，所以你应当把自己的身体当成你的最佳顾问和朋友，要知道，忽视它的代价将会很大。当你与身体之间建立起可信任的关系，你就能学会现在应该如何以最佳的方式利用身体和能量，从而过上更好的生活。改变你的习惯，改善你的生活。

## 身体沟通

我们的身体会以感觉的语言来说话。这些感觉可能是紧张的拉伸感、疼痛感、刺痛感、扩张感、放松感或者是你的直觉。在瑜伽中，你能够关注内在，随时随地倾听身体向你发出的沟通信息。规律的瑜伽练习能够提高你的敏感度，你会更加敏锐，理解力更强，能更好地与自己的身体沟通。

你的身体始终都会向你告以事实。它知道什么是对你好的，它具有如何被感受到的智慧。你的身体一直都在与你沟通，向你发送为你特殊定制的信号和信息。要倾听这些，你必须慢下来，在瑜伽练习和生活中让自己有余力倾听和感受你的身体。你可以从心脏跳动的韵律、呼吸的节奏和深度、肌肉的紧张和放松度、运动的流畅性等方面倾听自己的身体。

想一想瑜伽以外的生活。当你正在对一个朋友说话，而这个朋友正走在一条繁忙的街道上，一边回复着邮件一边跟你说话，你认为他听到你说的内容了吗？你会感到这时候是敞开心扉分享的好时机吗？不！身体也是这样，要倾听和感受你的身体，就必须尊重它、为它考虑。你必须投入时间，努力建立起连接，就像你在其他关系中努力建立起连接一样。身体瑜伽练习能让你充分感受自己的内心和身体，并建立起这种连接。

每一次练习力量瑜伽的时候，都要把生活中其他的事情暂且放下，怀着敬畏之心与内在产生连接。不要让你的头脑掌控你的生活，你可以挖掘出自身内在的智慧，倾听身体内在的指引，使用全身心的力量，而不仅仅是头脑的力量。利用起你独有的感官信号，你的内在感知让你开启最强大的自我。想象生活在这个空间里，在你的全部力量中，你能够得到什么。

梵文"svadhyaya"的意思是"自我学习"。在力量瑜伽中探索身体姿势和思想定位的时候，你便是在由内而外地学习。你在建立自己的力量瑜伽练习模式时，就会强化和转化你的身体及思想。

## 坚持

大多数投资成功的关键在于坚持。练习瑜伽，或者进行任何一项常规健康运动时，都是在为生活引入练习。现如今，你可以阅读关于瑜伽哲学和传统的书籍，观看在线视频，并且在众多瑜伽博客上阅读冥想的益处。通过这一方法，你能获得很多信息。但是这样你只能了解瑜伽。要想获得瑜伽转变的力量，只有通过练习。简而言之，瑜伽是体验式学习，而不是信息式学习。

要让力量瑜伽在你的体内生根发芽，就必须行动起来，并且要保持行动。瑜伽是一种练习，是一种渐进式而非竞技式的练习。通过持续的练习，你会开始培养起力量、清晰的头脑、自我了解、身体和精神的灵活度、适应性以及活力——这些都意味着能让你现在的生活压力降低，生活变得更加轻松并更有力量。

在瑜伽垫上一次次地重复相同的体式需要自律性。在我们之前的瑜伽练习者们为了练习要付出很多，每天都要严谨而深刻地遵守传统。这就是为什么几个世纪以来瑜伽都非常独特，仅在少部分愿意完全投入这些传统和神圣之路的人之间传播。现如今，从这项非凡的练习中获益的机会十分多。但我们与先前的练习者至少有一个共通点：要达成目标，我们必须行动起来，练习、完成这项工作。

任何一项新练习刚开始的时候都会让人有点难受。瑜伽练习要求你的身体和头脑重新建立起沟通。即使你是一名每天都在锻炼身体的运动员，力量瑜伽也与你平时的运动不同。作为一名成年人的你，会用手支撑身体并维持一个小时左右吗？规律练习能够为你的成长和需求提供帮助。要相信你在重复做出同一种姿势时，你的身体也会开始做出反应。你将会开始从每次练习和每个体式中找出更加开放、有力、平静和内在的智慧。

持续的练习会产生并建立起能量。你重复什么，你就会成为什么。通过瑜伽中进行的项目，你会开始注意到自身的转变。当你每天在瑜伽中挑战身体极限时，毫无疑问地会感受到变化。首先你的饮食和习惯会开始变化，这是运动改善身体的一个自然结果，这会帮助你以更加有力量的方式生活。当你的练习开始渗透到与你生活相关的其他各个方面，每天努力与你的感受保持一致并付诸行动，最终会让你找回自我，而不仅仅是你做了什么。在瑜伽垫上、工作中、家庭中和生活中，你都将会更加得心应手。练习越多，收获也会越多。

每日练习的内容对每个人来说可能都有些不同。有时候我坚持每天早起练习传统的阿斯汤加瑜伽，经过努力后我的身体力量得到很大提升。还有一些时候我需要离开瑜伽垫，让身体（有时是精神）痊愈并得到休息，这对我来说才是最有力量的事情。有时候你一天只能做20分钟拜日式，也有时候可以每周在瑜伽室上很多课。

没有哪一种方法是正确的。在这项练习中体验4周你便能探索出自己的日常练习方式。随着练习的进行，请注意你什么时候感觉最有力量，什么动作对你最切实有效。你可以调整力量瑜伽的概念和原则及本书中的任何内容，让它们适应你的生活。力量瑜伽会给你提供坚持练习的具体实践方法。从这里开始，你将会建立自己的练习模式，让它服务你的生活，你可以决定最终效果。

## 教学建议

# 全身心当一名好学生

我的一位老师常说："老师和学生是一枚硬币的两面。"要当一名好老师，就必须先当一名好学生，二者是相辅相成的。你在瑜伽垫上和日常生活中的瑜伽练习都会影响你向他人分享练习的方法。因此，时刻保持学习的状态，去课堂和瑜伽室体验其他老师的课程，让自己得以成长，这是非常有必要的。瑜伽没有终点，因此你永远不会只当老师不当学生——没人能够这样。瑜伽是运动、自我学习和投入的练习，它永远在进步。我坚信如果要做高效的老师，就必须让自己投入到学生的身份中去。每一堂课都是一次学习和服务的机会。你的生活方式、练习经验和瑜伽如何帮助你塑造和增强力量，关于这些你研究得越多，就越能够与他人分享其中的收益。

　　力量瑜伽适合每一个人。你需要的只是对成长的渴望以及自由的呼吸。我常听到有人说他们不做瑜伽是因为自己不够灵活。然而，开始进行瑜伽练习时并不需要身体柔软或强壮。瑜伽的各种体式是探索开发你的能量的契机，因此并非把身体扭成"麻花"或者用头倒立才能从练习中获益。

　　你可以充分利用身体和呼吸，按照自然预期的方式运动，因此结果是不固定的。你可以激活自己的肌肉，当肌肉变得更加强壮时，便有助于促进新陈代谢，燃烧更多的脂肪。力量瑜伽结合了力量培养、心脑血管健康、稳定性、柔韧性、专注力和内在的平静，这是一项集众多方面于一体的练习。

　　力量瑜伽非常适合作为首次探索身体内部的人的入门练习，适用于向着健康目标再次奋斗，或达到其他运动目标。有些瑜伽体式适合所有人，无论是精英运动员还是刚开始进行身体锻炼的人。书中配有几百张彩色照片，将各个体式一步步进行分解，讲解其益处，并提供改编和强化的调整方法，无论你正处于练习的哪个阶段，都能满足你的需求和目标。如果你还没有开始力量瑜伽练习，那这本书将会是一个绝妙的开始！本书使用简单清晰的词汇讲述瑜伽，让每个人都能从力量瑜伽练习中获益。

　　不要仅仅把你的练习固定成一系列序列，而要把它看作能够让你在自身水平上更加自由灵活，并让你更加接近自己目标和意图的运动。我们不会使用硬性的规定，而是会用瑜伽导师的引导，以及在我们之前就已经被研究证明，并用于现代生活的通用法则。有的适用，有的不适用，因此你需要从中选取你所需要的，摒弃无用的，以建立起适合你的练习。你就是掌控练习的人。

　　力量瑜伽会提升你的健康水平和个人力量感。通过在整体练习中整合和校准身体，不仅能够使思想和精神达到锻炼的目的，你还能获得更多的力量。这种练习不仅能锻炼你的身体，还能帮助你培养一些习惯，让你在生活的其他方面感觉更加良好、富有动力。

　　虽然力量瑜伽对身体有诸多益处，且身体排列恰当和体式的结构是必要的，但是我们在体式中的感觉（无论是如何做到这个体式，还是如何应对其结果）也非常重要。瑜伽的目的之一是使大脑清静，让你在每时每刻都保持最佳的状态。身体练习是进入这项体验的大门，是我们可利用的工具，让我们能够集中于内在，探索当下正在体验的内容，并让我们在每时每刻都表现出最佳状态。力量瑜伽是有目的的练习，能成为创造出非凡成果的载体。强大的力量就存在于练习之中，力量瑜伽是力量、汗水与精神的完美结合。

## 开始练习时的建议

在你开始力量瑜伽练习之初，准备工作非常重要。以下是关于开始练习时的建议，它能够让花时间在瑜伽垫上的你收到最大回报。

- 每天至少练习20分钟。选择一个你能持续练习的时间。最理想的时间便是刚起床，准备开启你的一天之前。

- 把练习安排进日程表并执行!

- 尽量找远离混杂和不容易使你分心的地方。确保有足够的空间铺下瑜伽垫，这个空间要能让你朝各个方向伸展手臂和腿。

- 准备一些辅助练习的工具，如1张瑜伽垫、2块瑜伽砖以及伸展带。

- 练习期间关闭手机。

- 练习前2小时避免进食。练习最好是在相对空腹的状态下进行，以便进行深度扭转、倒置和核心练习。

- 补充水分，尤其是在练习后。

- 穿着不会束缚和妨碍练习的服装。练习中有很多手部动作，因此最好穿合身的上衣，这样你在出汗的时候也能保持舒适，衣服也不会滑落到脸上，妨碍呼吸。

- 不需要柔韧性。相比你看起来怎样，瑜伽体式更关注你的感受怎样。

- 享受其中的乐趣。放松心情和放开头脑对这项终身练习非常重要。

# 第 2 章

# 意图

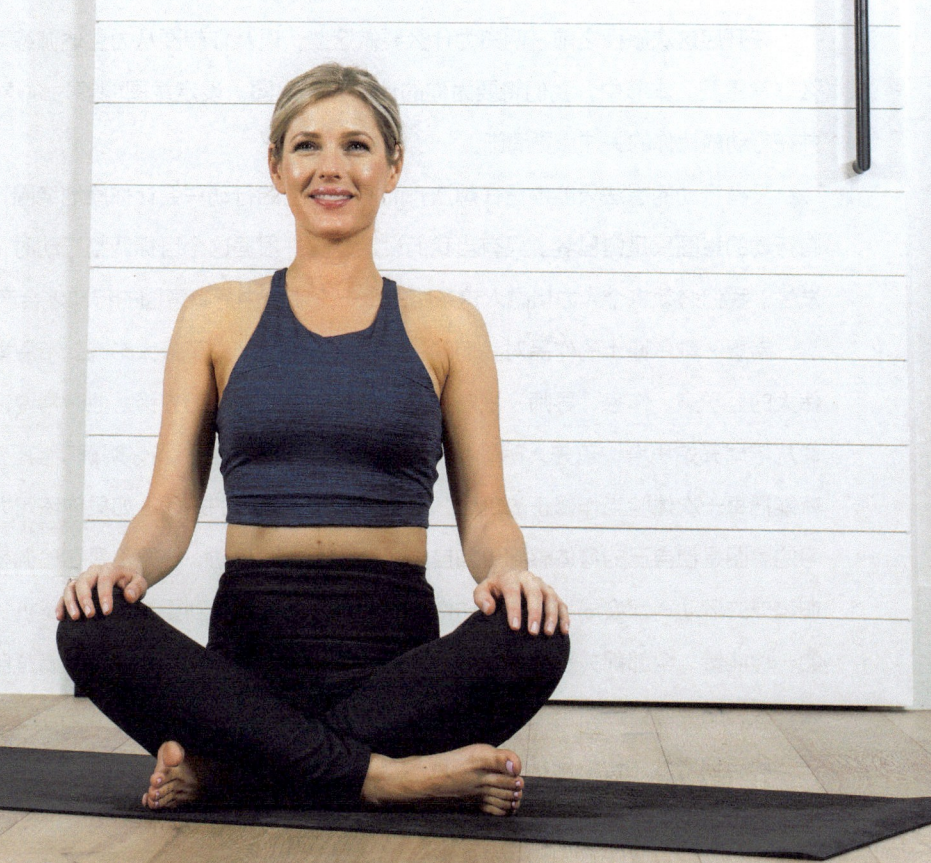

我们生活在一个过度关注外在结果、成就和成功的快节奏世界中。持续关注外在和他人会让你失去与重要事情之间的连接：你与自己、与自己的力量以及精神的连接。

瑜伽、冥想和设定清晰的意图能让你与最重要的事情产生连接。当你产生了内在标准时，你的行动、关系和语言便会由内在引导系统驱动，由此你便能够为感受而生活，而不是受外在影响，或是依循一直以来的轨迹而生活。

本章将探索帮助你清晰意图、培养专注力的练习。当你为自己的呼吸和瑜伽垫上的动作注入更深刻的意义时，你便可以创造能量和拥有你想要的体验。你的骨骼和你的肌肉中都具有这种能量，你能够在任何你愿意的时候使用它。你可以把瑜伽和冥想练习当作一个训练场或实验室，创造生活中随处想要的产物和体验。意图让你能够使用这种具有创造性的力量，而不只是重复熟悉的知识和机械化的动作。

# 设定你的意图

在开启这次旅程之前，明白为什么要做这些，以及你想要从力量瑜伽练习中获得什么非常重要。本节中，我们将要为你的计划设定意图。设定意图能够为你建立起目标，并在行动前让你的关注点更清晰。

没有行动的想法只能停留在想法，而没有意图的行动只会让你原地绕圈，同样，没有行动的意图只是白日梦。只有当我们设定意图并根据这个目标调整行动时，奇迹才会发生。我们必须将个人力量融入这条路的每一个步骤中。有意图的行动才会产生效力。

韦恩·戴尔博士的作品对我们的生活和个人练习产生了极大影响。韦恩博士是美国伟大的哲学家、作家、导师，是自我成长和精神成长领域的先锋。他时常说设定意图就像从结尾开始思考。首先，明确和清晰地看到你想要什么。当你明确了自己想要什么，就能把每一次体验当作修正的机会，创造出对你最重要的东西。如果你练习力量瑜伽练习的意图是使自己的身体感到更加自由，那么所有的互动——无论是在瑜伽垫上还是瑜伽垫外的运动，都会成为让你的动作、思想和人际关系感到更加自由的契机。这是同样的一种能量，全部都关乎感受。这种方式需要信仰上的一次飞跃，你越清楚自己想要什么，就越能创造它。

认清你内心渴望、向前行动达成最高目标。当你用自己的行动来表达这种渴望时，你便不再隐藏，而是开始生活在自己的理念或是在神圣的生活目标下。你的意图让你扎根于目标，并与你的力量连接。

## 向更高的愿景看齐

我们之所以会感到困顿或与自身力量失去连接，是因为我们没有创建出自己期望的清晰的愿景。在日复一日的生活中，我们很容易毫不迟疑地做出反应，而没有考虑自己真正想要的结果和想要的感受。这种缺乏连接或缺乏更高的愿景、更高的目标的状态会很容易产生不确定感，不确定你正在为什么而努力，好像只是为了行动而行动。这会让你感到困顿、孤单、被淹没、焦虑、没有兴趣，或者是你想让事情朝向另一个方向发展，但你又不确定这是如何发生的，以及为什么会发生。

更高的愿景能够让你更上一个台阶，点亮你的道路，它能帮助你确定重点在哪里。把它看作一个净化的工具：它能帮助你更好地驱动自己，让自己感觉良好，并指引你远离那些损耗你能量的事物。无论是在瑜伽垫上、你的事业里，还是在与本地商店员工或你的家人的关系中，更高的愿景、你的意图，都会让你的行动具有目标和力量。这意味着当你决定寻找更高级的和能够将我们统一的事物时，需要重新连接你的头脑，看向更高的愿景，将它重新整合入每一步。

在阅读本书和每一次踏上瑜伽垫时，都要让你的意图做引导。反馈可以帮助你清晰表达自己的目标。当你开始迷茫或者产生怀疑时，在下一步中重新集中于自己的意图，并重新靠近你想要感受到的能量。当你把意图注入行动时，你做的所有事都会成为有意识地向你想要的方向前进的契机。设定清晰的目标会让你的生活更少地受到习惯影响，让你生活得更有意义。

## 用反思引导你的意图

拿出一张纸或者笔记本，或者其他能写字的东西，回答以下开放式问题，找到你练习力量瑜伽的意图。当你清晰地看到想要创造的结果时，就会努力向满足你需求的能量靠近。

在深入力量瑜伽练习时，让你的意图做引导。读本书时，可以时不时返回来看看你的答案，集中于你的意图，向更高的愿景看齐并付诸行动，用你的答案作为你前行道路上的指引。

基于你现在的生活，请你考虑以下问题。

你认为自己在生活中哪些方面完全投入了？

你在何处感到最有力量？

你的哪些日常习惯能够让你保持最佳状态？

你想让力量瑜伽练习对你生活中的哪些方面起到帮助作用？

你希望早上醒来后有什么样的感觉？

你希望一天中有什么感觉？

你希望晚上睡觉前有什么感觉？

你希望与谁相处的时间更多一些？

日常生活中什么事情会让你感到精力消耗较大？

你在何处会感到有更多资源可用？

你在生活或关系中的何处会感到缺乏中心和失去方向？

你在何处会感到难以前行？

你在何处会感到困顿？

你代表什么？

你希望力量瑜伽练习如何为你的生活提供帮助？

你希望读完本书后获得什么？

花些时间反思你的答案。从这些问题中，你看出了什么？有没有看出主题？反思和记录能帮助你揭露潜意识或习惯受限模式，以及你内心深层的渴望，还有未被开发的能量。当你注意到那些引起你的注意或是耗尽你能量的事物时，你就可以开始采取有目的的行动，并以更高的要求进行更好的调整。你每日状态的简单变化都能为你的身体、思想和精神带来巨大变化。

## 用冥想设定意图

瑜伽体式是为冥想而设计的。无论过去还是现在，瑜伽姿势都是用于释放多余能量、让头脑恢复平静、舒缓神经系统的。体式练习之后，你可以轻松地静坐，进行冥想。简单来说，冥想是安静的，是一种沉思。冥想是片刻的静止，观察内在，回到你自己的中心。它非常简单，只是有意识地深呼吸，清理思绪，让思路更加清晰。

几千年来，人们一直知晓冥想的好处，并将其作为一项传统进行沿袭。现在它变得愈加主流：从公司高层到小学生都能体验到冥想的效果。通过冥想，你可以练习如何让大脑保持平静，由此使大脑对压力产生不同的反应。你可能会走神，各种想法也可能会把你引向别处，但只要你努力返回到一个集中点，如自然呼吸或意图，你便对思维进行了训练，让大脑更加平静。当你建立起这种肌肉记忆后，便可以将其应用于任何事物，尤其是在你感觉受到挑战时。

冥想是摆脱分心之物，是走向正确方向的工具。在冥想中，我们暂时摆脱了生活中的聒噪和喋喋不休，从科技、刺激和思绪纷乱的"忙碌"中逃离出来。慢下来，有意识地停下，你会感受到自己内在发生的变化：你的中心、你的精神、你的力量。请根据以下步骤为冥想做准备。

❶ 使用瑜伽砖作为你冥想的座位，坐在瑜伽砖面积最大的一面上，让两侧坐骨同时支撑身体。你可以随时增加辅助练习的工具，如再加一块瑜伽砖、一条毯子或者一个靠垫，让自己感到舒适，让身体感到有支撑。我建议从以下两种坐姿中选择——简易坐式，即双腿交叉的姿势（见图2.1a）；或英雄式，即跪坐姿势（见图2.1b）。从中选择适合你的姿势即可。

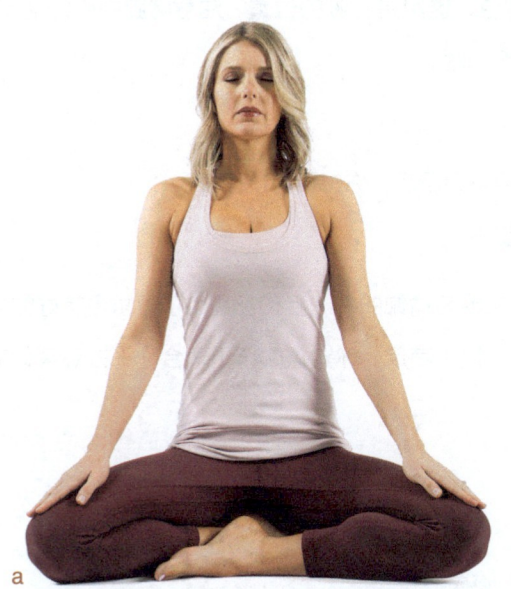
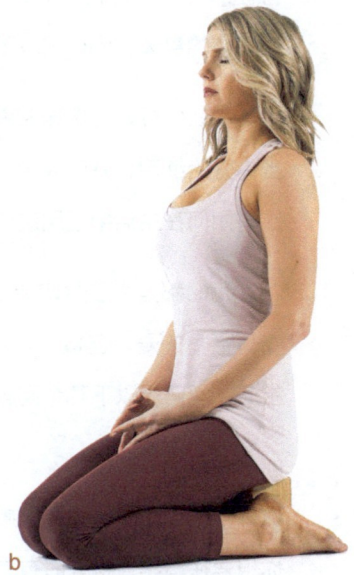

图2.1　冥想姿势：a. 简易坐式；b. 英雄式

❷ 将你的坐骨向下压实，让下半身变得沉重。双手放在双腿上，手掌向下能让你更加平静，手掌向上能让你更加具有能量。你也可以采用你喜欢的其他手位，例如我喜欢让手指尖相连，把手放在膝盖上，然后头部向上抬升，尽量坐直，闭上双眼。

❸ 用你的鼻子吸气，嘴巴呼气，深深地呼吸3次，让身体稳定下来。闭上嘴巴，把你的意识带回到自然的呼吸之中，随着你的呼吸产生平和的节奏。用鼻子吸气和用嘴巴呼气时，去除每一次呼吸周期中，吸气到呼气过程中的不顺畅部分。

❹ 将你的意识转移至脊柱的底部。现在，沿着你的脊柱向上直到头顶，感受脊柱的空间和脊柱能量。这是你身体内的连接之处，是你身体左侧和右侧的统一所在。将意识集中在脊柱，集中在其中线上，聚焦并感受整个身体。注意你的身体从内向外的感受，感受体内的一切紧张和收缩、舒缓和放松，找寻身体的压力范围和轻松、舒适的身体模式。呼吸10次或更多。

❺ 将你的意识拉回到中心，把注意力放在眉骨中间的位置，这里是一个主要的能量中心。将注意力上升到这个点的同时，注意自己的感受。密切关注你的呼吸。

❻ 将你的意识转而向下，来到胸腔，这里是心脏的位置。注意胸腔中心的能量。倾听你的身体，问自己以下几个问题。

是什么让你开始力量瑜伽练习？

当你开始练习，并向体内引入更多力量后，你想要创造什么？

你将如何在生活中运用这个力量？

　　我们都是为了寻求更多才来练习瑜伽的——我们都是为了寻求更美好的事物：更多的爱、连接、灵活、放松、满足。你觉得哪个更适合你？去观察你的生活，问自己以下几个问题。

你想要有怎样的感觉？

你想要在工作中有怎样的感觉？

你想要在与亲人相处时有怎样的感觉？

你想要在独处时有怎样的感觉？

你想让其他人在你面前有怎样的感觉？

❼ 倾听你胸腔中心和内在的智慧，找寻你答案中的主旋律，并将这些要点连接起来。你是否能将这些感觉和意图凝结成一个能够包含你所有期望和感受的词语？安静地倾听，直到你听到身体给你的回应。当你有了那个能够涵盖所有答案的词语，请在胸前双手合十，对自己重复3次这个词语，感受它带给你的力量。这时，你的身体有什么感觉？它与你产生了怎样的共鸣？

❽ 通过自我询问而得出的这个词语可以作为你的意图，或是你意图的开端，用于你的力量瑜伽练习。当你每次踏上瑜伽垫时，它都可以作为你的意图。有了意图驱动，你在瑜伽垫上或其他地方都可以创造出对你有意义的结果。

❾ 结束时，将下颌内收向胸部靠近，手掌放到大腿上。轻合双眼再睁开，抬头凝视前方。恭喜你，你已经完成了一次冥想！

# 培养专注力

梵文"Drishti"指"专注力"。专注力是人们在瑜伽垫上产生力量的根本。凝视点是身体上的凝视，也是练习的意图或专注力。

从身体层面来说，当你凝视于一点，你的神经便开始平静下来，专注思考当下的本质，并从内在唤醒自身的洞察力。这让你能够与内在同步，跟随内在的指引，而不被周围时刻产生的各种刺激分散注意力。

凝视的质量与能量非常重要。要明确你正在专注的事物的重点，而不要把目光一直固定在一个范围。将注意力集中在一个点上，然后模糊这个点周围的事物，但要保持对这个点周围的清晰意识，这样你才能敞开胸怀接受更大的场合、生活以及你周围的人。当你能够稳定视线时，便开始能够稳定身体。

从能量层面上看，专注力或凝视点在你每次踏上瑜伽垫时都会给予你自我纠正的机会，每一个体式都可以成为练习中助你一臂之力的契机。将你的注意力放在你想要发生的事情上，你便可以做到。它包含着你的力量瑜伽练习、你的教学和生活中方方面面的真理。

## 重组当下

如果你感到迷惘或者与意图失去连接，可以花30秒的时间重组你的意图。随处可做！

❶ 闭上双眼，深深吸一口气，让身体变得充盈。然后张开嘴巴，呼气，将气体从你的身体中排出。

❷ 闭上双眼继续呼吸，将你的意识带回到心脏中心，问问自己想要有什么感受。

❸ 抬起双肩尽力靠近耳朵，双肩向后滚动，扩展胸部。

❹ 调整你的身体和能量。让你的身体（体式）反映出你的意图，从而表现出你的力量。

❺ 坐直，或者站直，打开胸腔，问自己：我想要有什么感受？

❻ 听到答案后，睁开双眼，带着明确的目标前行。

　　瑜伽和凝视练习教会我们将注意力从我们不想要的和想改变的事物上移开，因为关注某些情况无法改变的事物只会让这个事物扩大和加强，你的能量和注意力也会随之而至，结果是你会得到更多不想要的。

　　在瑜伽练习中，如果你持续关注身体做不到的事情，关注在你面前的瑜伽垫上的那个人正在做着你永远都做不到的姿势，或者是关注一个体式中感觉不好的那部分，那么你的练习便会让自己感到艰难而且耗费精力。关注缺陷之处会非常耗人心神、令人沮丧，因为把注意力集中在无效的事物上不会产生能量。

　　相反，我们应当寻找契机，把你的视线转向有效的、你希望发生的和你想要前往的方向上去。当你探寻一个瑜伽体式怎样能让你感觉更好时，那么你将感受到体验中的整体能量、你能达到的最大呼吸，以及如何在努力和轻松之间达到平衡，同一个瑜伽体式就能够在这些方面给你完全不同的体验。这不是体式造成的，而是你所专注的、所创造的能量产生的。当你找寻机会时，你便做出了积极向上的选择——你选择了能量更多的一方。

　　让你的凝视点看向有能量之处，专注你能够获得力量的地方，去看对你有益而非束缚你的方面。只要你想这么做，总是有机会的。当你把目光转向你想要发生的事物、你想要的感受以及你能做到的事情上时，你便为自己和他人赋予了这种思维、行动和能量。

这个简单的练习能体现凝视的力量及其对整体专注力的影响。请注意观察自己何时感到最有力量。当你的专注力开始减弱时感受你的身体和精神上的感觉。

1. 坐在舒适的位置上，双手抬起至胸前合十，将你的目光转向指尖（见图2.2a）。

2. 将专注力集中在你指尖的曲线和手掌的连接上。当你把注意力保持在这一个点的同时，开始关注你周围的事物。注意你合十手前方的地板，注意你大腿的轮廓、衣服的颜色，最终的注意力保持在你的指尖上。要知道，你在关注一点的同时也要对所有点都有意识。

3. 继续看着你的指尖，慢慢开始将两个手掌分开几厘米（见图2.2b）。

4. 将你的注意力，即你的凝视点保持在指尖。你知道前方有一块地板从你双手缝隙之间进入了你的视线，但你仍将注意力保持在指尖。

5. 现在慢慢地让手掌分开更远。

6. 直到凝视点无法保持在双手指尖时停止。这时双手指尖的距离太远了，你的注意力没办法变得更宽，此时你已经失去了凝视点。

7. 慢慢将双手靠近，看向指尖，重新获得专注力。当双手距离约5厘米时停止。

8. 感受手掌之间的能量和张力。双手穿过这些能量，重新合十，过程中看向你的指尖。

9. 双手回到胸前，做3次深呼吸，双手合十。

10. 双手轻轻放至大腿上，凝视前方。

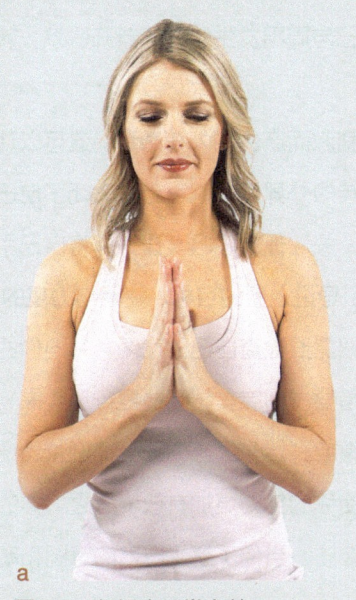
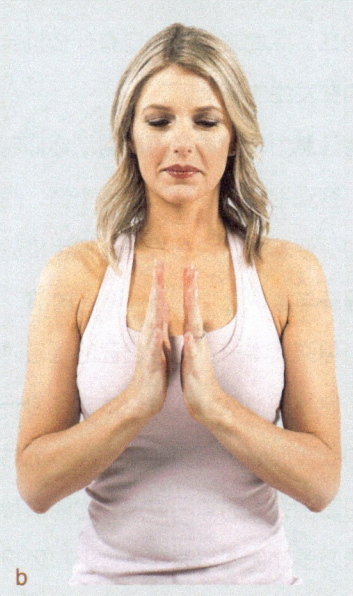

a          b

**图2.2**　凝视点手掌交替

在瑜伽垫之外，凝视力是你的更高愿景。这意味着你要以瑜伽练习者的身份设定目标，将意图融入你做的每一件事，无论是在瑜伽中还是在瑜伽以外。如果你感到迷惘，或者在练习中迷失，那就停下来，找回意图和凝视点。凝视点会帮助我们将注意力保持在可能的事物上。

实践过"找寻你的专注力"练习之后，你便有了设定或失去凝视点（或焦点）的体验。在瑜伽中和瑜伽外都一样，当你尝试做太多事情，所有事情都会变得模糊不堪。事物会混淆起来，我们的视线也会在多个关注点中前后跳跃，你便会真的失去平衡。关注点过多会导致混乱、疲惫甚至不知所措。无论在瑜伽中还是瑜伽外遇到这种情况，都可以通过设定凝视点重建目标，将视线设定在一个稳定的点上。一旦设定了凝视点，便开始从下至上建立你的体式，以便更加稳定、平衡和平静。

看清楚你面前有什么，以及你想要在练习和生活中创造什么，这本身就蕴藏着能量和力量——将你的注意力集中于你想要的事物上以获得能量，再通过你所做的一切将这些力量编织在一起。

## 将注意力转向内在

瑜伽练习让我们有机会从内在学习，而不是不断对外在发生的事情做出反应。当你踏上瑜伽垫，便可以把生活中的其他事情暂时搁置一边，暂时停下来可以让你有机会专注于内在。除此之外，你还有什么机会能让自己与周围发生的一切断开联系，转而关注自己内在发生的事情呢？

将注意力转向内在可以帮助你抑制由外界刺激而产生的外在感受。这可以让你回归自我，客观地观察内在发生的事情，而不被运转的外界所影响。当你关闭了自己的外在注意力，便唤醒了内在视觉。把手机放在一边，关注你的呼吸，让身体将自己引入更深层的理解与意识之中。当你看向内部，便会被引导进入新的目标、智慧与力量的层次。

当你阅读本书、创建自己的练习时，请根据需要检查自己的意图，并向你的更高愿景看齐。凝视力练习与每个体式练习一样，不是要做到完美，而是要行动起来，感受每一时刻心灵层面的真实，让你在消沉与迷茫时重新开始。每当你踏上瑜伽垫，便让身体与练习瑜伽强大的意图统一，它能够帮助你，使你的努力更加有效。总之，你的意图和更高的愿景让你练习时在身体上和思想上都更专注。当你了解了自己的意图和动力，那么方法也就简单而自然。

# 用正确的方法努力

力量瑜伽中的每个部分都遵循着这样的智慧：明确目标，并做出正确的努力以得到期望的结果。在力量瑜伽练习中，你能通过每一时刻愿意接受的强度使身体和精神得到强化，并建立起你的能量储备。肌肉开始颤抖时，你可以选择停留在这个姿势，也可以选择休息；你可以选择与不适感对抗，也可以选择妥协；你可以选择向自己挑战，从而磨炼自己。

如果不确定你的目标和投入练习的努力，那么你很快便会放弃瑜伽。但如果每一次呼吸，你都能向内探寻，并以最适合你的方式深入练习，那么练习会将你的意图和行动整合。你的意图，你高阶振动的思想和你寻找美好事物的决定都是获取力量的最佳工具，而这些工具只要你转换注意力便能随时得到。

## 创建你自己的练习

我们每个人踏上瑜伽垫练习力量瑜伽的背后都有自己的意图，我们每个人的感觉、

### 练习感恩

感恩是认可、感谢，并向你生活中所有积极的、进展良好的事物靠近。这是将你的凝视力付诸行动的最快方法之一，它能带给你的比你想要的还多。通过这个简单的练习，让自己每天醒来便选择关注生活中美好的事物，你会在注意力集中、心怀感恩和关注积极事物之中开启这一天。早上醒来之后，下床之前是练习感恩的最佳时间，因为这样你会在双脚踩到地面之前就开始与你的最佳意图保持一致。以下步骤可以帮助你达到目的。

❶ 醒来的第一时刻，保持闭眼，做几次深呼吸，问问自己，我今天要感谢什么？

❷ 在脑海中列出一个清单（书面或口头清单），尽可能多地列举出所有你要感谢的事物，表达你的感激之情。把注意力放在进展顺利的事情上！

❸ 待清单自然完成时，再说一句谢谢。睁开双眼，让你的脚踩在地面上，在感恩中开始你的一天。

当你对人们和你生命中的美好事物表示感激时，就会有更多这样的人和这样美好的事物到来。找寻这样的契机，无论是大还是小，表达感激之情，并让它成为你日常练习中的部分。

挑战和力量都不同。你现在身体的感受是由你的整个生活决定的，因此你创建的每个瑜伽体式都是你自身习惯、骨骼形状、自身活跃度以及思考方式等的组合。

当你向着自己的练习目标靠近，并向每一个体式施加正确的能量时，创建体式的方法就不止一种。记住这一点很重要——你需要找到自己的方法。所有瑜伽体式都是探索扩大能量的机会，每个体式都是可调整的，可以使其更加松弛，也可以使其更加紧张。

每个人都是不同的，每个生命也都不同，因此每个瑜伽练习也不一样。顺位法则和练习能帮助你保持积极并专注于体式，从而更加有力量和能量，这就意味着在力量瑜伽中我们可以不去考虑做得"对"还是"错"，只需去想怎样做对你的身体最健康。我已经找到我自身感到最有力量的练习，也见证了我的学生在追寻良好的感觉和优秀的表达时，做出突破并进入全新体验领域的过程。

教学建议

## 无须追求完美

教学和引导他人需要勇气与技巧。当你在教授力量瑜伽课时，目的是帮助学生产生和增强他们的能量，并产生和增强他们对身体和生活中可能发生的事情的认识。这些都是伟大的目标！如果你把能量耗费在担心在课堂上做错事、说错话，或者担心自己会忘记下一步该做什么，那你的注意力就放在了自己身上，而不是你的学生身上。释放你的能量，这样你才能全身心地与他人为伴，并在你的课堂上为他们做好展示。无须追求完美。我曾经教过很多课，我也有过做错、说错、指示错方向，或者在他们面前有过很尴尬的时刻，有时我会在全班面前形象全无。教学是一项练习，就像体式一样。有时你会顺利地完成动作，有时你会完成一个已经努力练习很久的动作，有时你会非常惊讶自己在这个过程中学习到了如此之多。教学与练习的共同之处就是必须检查，并知道持续犯错和不断改正是整个过程的一部分。有时你会感到寸步难行，有时会觉得顺畅无比。你越能放下判断对错的想法和尽力追求完美的尝试，就越能在每节课中学到更多，也越能与你的学生产生连接，越能让你的创造性和清晰性融入你的教学当中。另外，当你接受了自己的不完美，也就能够允许你的学生不完美。放下焦虑，享受乐趣！

当两个不同的人做同一个体式时，他们的体验、感觉和满意度都是不同的。以鹰式为例，很多传统瑜伽书和老师都告诉你要把抬起的一条腿缠绕到站立的腿上。这是最佳的体式，但对我的身体不适用。我因为多年的运动，腿上肌肉太多，脚踝也因为扭伤造成了组织受伤。我只有在很偶然的情况下能将一条腿缠绕到另一条腿上，但一旦这么做了，我的整个体式和感觉也会开始集中在下半身的腿和脚上。我的整个上半身会扭曲，呼吸会变得局促，因此我便不强求自己做到书本上描述的样子了。

然而，我发现了最适合我的鹰式体式，它能够与我独特的需求和我的体型相契合。我以传统的鹰式为指导，将站立的脚向下压，两条腿缠绕在一起，拥抱我的中心线，然后谨慎地把脚趾放在站立腿的外侧以保持稳定。这样，每次踏上瑜伽垫时，我便能以这种适合我的方法更加深入地进行练习。我能够加深呼吸，可以让我的肩部与髋部对齐，并且感觉非常轻松，这种轻松是模仿别人的姿势时无法达到的。这种调整让我有了更加整体性的体验，这种体验就是瑜伽的目的。

我可以为你提供我学习鹰式时所有身体顺位的提示，但这些标准并不完全适用于你。我只能告诉你一个体式看起来和感觉应该是什么样的，这是非常有限的，接下来就要靠你根据别人的经验去找寻自己的目标了。或者，我也可以向你分享顺位的一般原则，你便可以利用这些原则去确定这些感觉或结果是否适合你。

我能给你一些指导，让你利用这些指导，让体式形象和动作意图得以实现，你就在这个基础上创建自己的练习。这是体验式学习，而非信息式学习。利用瑜伽体式去连接，去创造你想要感受的，而不是只进行体式练习。毕竟，我们所做的全都是尝试，都是可以调整的。这些体式给予你机会，让你探索何处能够让自己最有力量，而不是让你做到正确。从内在探寻什么最合适你，从而创造外在的形式——你自己的动作。

## 找到你的极限

在瑜伽垫上，通过把身体置于一系列体式挑战中，你会感到压力和不适感。你学习单脚站立、将手臂拧在一起、弓步保持一定的时间、把身体扭转到新姿势时打开胸部和手臂……这些可能在一开始并不容易也不舒服，但你能学会怎样在轻松做到的同时保持呼吸。在瑜伽垫上感到不适时，你可以训练自己的大脑和身体，让你在瑜伽之外遇到压力时也保持轻松。由此，你能与压力建立起一种关系，这种关系是来自主动选择而不是被动反应。

你的极限就是你的成长空间，是你最有效的点，是过多和不足之间的空间。你自己独有的极限在每一次瑜伽练习时都会改变——它会随着你的变化而变化。你必须走出自己的舒适区和习惯，去触及你的极限。

然而，你的极限不是用蛮力或者强求达到的。我们必须放慢速度，让自己成长，看着自己如何进行练习，看看在瑜伽垫上的自己到底是谁。我们是不是不断在各种姿势中伤害自己，挑战自己的极限？用力过猛和挑战过度会产生我们不想要的结果：运动过度、刺激过度、损伤以及压力。我们应该一步步走到极限，但是不要超过极限，这是力量瑜伽练习的一个关键点。

对于有些人来说，这个极限是灵活的；对于有些人来说，这个极限会产生力量。有时候进展会变得艰难，但只要持续产生热量，你的极限就会出现。当你开始感到阻力时——身体上或者精神上的，这就是你身体给你发出的信号，告诉你已经接近极限或感受到了限制，这时候就要依靠并听从你的内在指导。向你的更高目标靠近时，应朝正确的方向做出努力。

## 第 3 章

# 力量法则

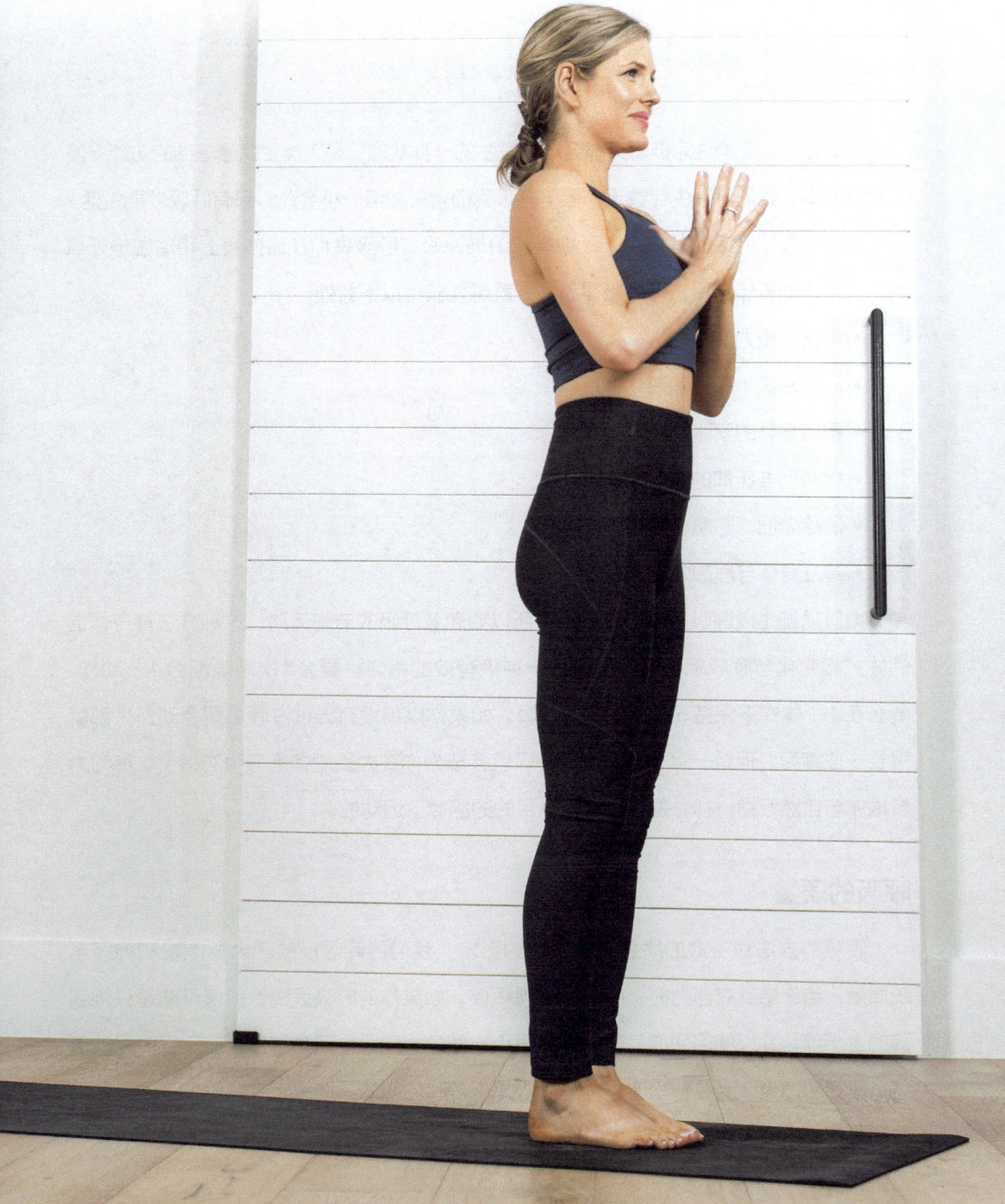

本章我们将探索构建力量的法则，并阐述力量瑜伽的理论。我们将分解瑜伽呼吸、所有体式的基础和动作、在练习中产生的内在清洁热量，并将呼吸与动作相连接。这些法则是这项古老练习的基础，当你把它们融入你的练习当中时，你就把健身上升成为具有变革性的体验。

# 呼　吸

呼吸是我们无须注意但每天都会自然发生的一种状态，是人类生命最基础的功能。没有食物和水，我们可以生存数天，但不呼吸我们就只能活一小会儿：只有呼吸才能生活。

瑜伽创造了呼吸时的意识，让你有意识地呼吸。呼吸是你在瑜伽垫上和瑜伽垫外点燃个人力量的最佳工具。你呼吸得越多，就越能获得以下益处。

- 增强免疫力。
- 改善呼吸、循环和消化。
- 缓解身体的紧张和压力。
- 接触到被压抑的感受和情绪。
- 清除老旧、陈腐和多余的能量。
- 建立身体与思想之间的桥梁。

力量瑜伽是以呼吸为中心的练习，所以要随着呼吸的节奏运动。这种方法将身体上的体式和变化与呼吸相结合，创造出一种极有效的练习。要么1次呼吸配合1个动作，要么在1个体式下保持5次或更多次呼吸。如果你以前没有尝试过呼吸配合动作，那就需要一些练习。但是一旦你适应了，呼吸就会成为你在力量瑜伽练习中的指引。练习力量瑜伽与自然万物一样，是在优美而有目的的韵律下运动的。

## 呼吸的质量

呼吸的方法对生命的质量有着长远的影响，我们的呼吸反映了内在能量和神经系统质量。当你感到有压力时，呼吸会变得短促。如果你的呼吸很浅，那很可能是只用到肺的上半部，并只使用到你身体能量的很小一部分，同时也只为身体供应了很有限的氧气、能量和力量。当你放松时，你的呼吸是平静和平衡的。调整呼吸的质量，注意到身体和内在能量的反馈并让它自内向外引导你，这本身就具有力量。

当你建立起对呼吸的控制力，也就能控制思绪的波动。第2章中，我们明白了瑜伽和冥想能够让思绪平静。通过调整呼吸的质量和身体的感受，你便可以从头脑里奔涌的思潮中分辨出身体形态，并能明白你不是你的想法。当你能够让自己繁杂的思绪平静下来时，你便可以听到身体发出的提示和自己的感知。你可以做出选择，根据观察和理解采取行动，而非根据原始的反应和情绪行动。你的每一次呼吸都对你有独特的意义，如你的思想、身体和精神合而为一，是因为呼吸将它们凝结在一起。

你可以利用呼吸，让自己可以在演出、赛跑和比赛前等任何紧张或肾上腺素飙升的时刻，都感到更加平静和精力集中。只要做几次深呼吸，你就能够触及自己的中心，在那里你将感到扎实有力。很多运动员都有给自己身体鼓劲的流程，这些流程常包含将注意力转向内在，并做几次深呼吸。如果你不仅把这些流程用在比赛前，也将其用在健身时或者日常生活中，会发生什么呢？

呼吸能让你投入当下。当你关注自己的呼吸，你便自然而然地关注到自己的身体。呼吸是意识的基础，它能在外在世界和内在发生事物之间建造起一座桥梁。当你与自己的身体保持一致时，就可以像现在一样保持对生命的投入。你能获得整个身体的力量与智慧，而不仅是获得头脑中的思想。让你的呼吸将纷扰心神之事去除，点燃你的投入之情。

呼吸是你在进行体式练习时度量身体的工具。当你发现呼吸变得懒惰或无意识，那是身体在提醒你要在每一次呼吸中注入更多的意图和力量。如果你的呼吸变得不自然或者紧张，那是身体在提醒你要从内在放轻松，此时可以做婴儿体式——暂停练习，回到你的中心来。在瑜伽练习中要注意你的思想有需求的时刻，并利用呼吸发出的信号和感觉来回到自己的身体，投入当下正在做的事情。你可以利用这种连接训练自己的身心，让自己在力量瑜伽练习中配合呼吸。

我在进行上一份事业时，睡觉时手机都放在身边。我的头脑总是时刻保持警惕，24小时不停地看新闻，关注这些我自身以外发生的事情。后来我开始练习力量瑜伽，它让我深入体内，要求我与自己的呼吸保持连接，要求我停留在自己体内、停留在当下。这种积极配合呼吸的转变是改变我整个世界的关键点！它让我走上了一条由内在指引，而不是由外在刺激和要求驱动的路。我的呼吸引领我找到了力量。

呼吸配合运动的方法有很多，本书主要介绍喉式呼吸。这种呼吸从内部产生了可转化的热量，通过给血液充氧为身体供应能量，并产生深沉而有节奏感的声音，让思想和身体集中。在下文的练习中，我们描述了如何进行喉式呼吸。

## 扩张与收缩

在力量瑜伽中，我们让呼吸与有目的的运动相结合，从而深度清洁身体并更新能量。在每一个呼吸周期中，你都会制造出身体上的扩张和收缩，唤醒整个身体。呼吸为你的身体运动创造了一条通路。

### 练习：喉式呼吸

进行喉式呼吸，就要用鼻子呼吸，其节奏为吸入时数3~4下，呼出时数3~4下。我们在整个力量瑜伽练习中都使用这种呼吸方法。无论是你正大汗淋漓、费力地进行一个序列，还是在进行恢复练习，呼吸都是一样的。以下为喉式呼吸的呼吸方式。

1. 以简易坐式或英雄式舒适地坐下。

2. 将右手食指、中指和无名指并拢，放在肚脐下端。

3. 无名指下端所在的位置便是腹部核心锁的接合点，你可以从这里牵引自己的核心向内、向上。这个点叫作腹部锁。

4. 呼气时，轻柔向后拉小腹，向后侧肋骨底部提起。下腹部的激活更像是一种主动参与，而不是负力强为之。

5. 吸气时，让呼吸从肋骨下方开始向上提升，使其上升越过锁骨。感觉整个呼吸充盈至全身。

6. 继续保持这种平衡的呼吸，吸气和呼气时分别数3~4下。

7. 左手举到嘴前，像是一面镜子。

8. 用鼻子吸气，感受肋骨朝各个方向扩张。

9. 呼气，张开嘴将气吐出，好像在往镜子上哈气一样。

10. 再一次用鼻子吸气，让身体充盈。

11. 张开嘴，以同样方式呼气，同时把肚脐向后向上收。

12. 再进行3次"朝镜子上哈气"的呼吸。

13. 第4次呼吸时，用鼻子深深吸气，闭住嘴，用鼻子把气呼出，好像要用鼻子往镜子上哈气。嘴巴放松闭合，持续用鼻子呼吸。

14. 收紧喉咙后侧的肌肉，在每一次呼吸时发出海浪声。这种声音将成为一个节拍器，让你持续投入自己的身体，与呼吸同步。与核心部位的主动投入一样，喉式呼吸的声音和喉咙收紧的感觉很微妙，不是勉强而为的。

呼出所有废气，把所有杂物和紧张感都从身体里清除出去。伴随每一次呼吸，你都将身体的外围拉向中心，即你的核心。当你把体内的空气排空，便打扫干净了身体，为新的空气留出了空间，为下一次吸入做好准备。

当你从内向外扩张你的胸廓时，会为吸气创造空间，这时从身体中心开始空气会向你身体内部的各个方向扩散，你将崭新的生命力量带入你的身体和大脑。吸气是更新的开始，当你将意识与其结合，你就为每次呼吸注入了更多的能量和目的。

瑜伽正是要让你的身体尽可能地呼吸。当你能够熟练使用喉式呼吸，并利用好扩张与收缩的周期时，你就释放出了体内的潜力，并让能量充满全身。

力量瑜伽中，我们将注意力集中在通过增加意图、行动和目的来获得力量上，这一自动功能能使呼吸保持专注。每一次呼吸都是创造目的的机会，每一次吸气，你都可以扩张、引入、向内牵引并重新开始。每一次呼气，你都能够清除、释放并以新的基础重新开始。当我们向内探寻，将法则引入练习时，练习就会非常简单。它可能不会立刻就发生，但随着时间的流逝，意图的加强，你便会开始产生你想要的能量。

在第2章的第一次冥想中，你为自己的力量瑜伽练习设定了意图。回想一下概括你意图的那个词语——你的凝视点。当你在各种动作和练习中时，让它成为指引你的那座灯塔。当你用呼吸增强意识时，应持续地把注意力放在你想要发生的事情上，不要理会无用的事物。意图和呼吸是同时作用的。当你专注于更高目标时，每一次呼吸都会成为你培养力量的机会。

## 生命能量

梵语"Prana"的意思是"生命的能量"。瑜伽体式与呼吸相连，可以清除和清洁能量通道，这样能量和力量才能流遍全身。这就是为什么我们在练习瑜伽之后感觉很好——因为它增大了生命能量的总量。

生命能量和呼吸的关系就像骑手与马。呼吸就像是马，它承载着能量，即骑手，使能量能够环绕全身。有意识的深呼吸能让新鲜的能量在全身循环，从而唤醒新的能量，并且净化你的身体和头脑。呼吸与运动的结合能帮助你积蓄力量、提升柔韧性并找到焦点。扩张呼吸就是扩大自己的能量。呼吸是能量的通道，也是精神的载体。

# 以呼吸为引导

力量瑜伽练习的开始是呼吸练习。如果不配合呼吸，那就不算在做瑜伽。鼓励你的学生，让他们在每一个体式中都使用全新的方式呼吸，从呼吸开始进行体式练习。你可以先说吸气或者呼气，然后再说体式的名称及发力和排列的细节，利用呼吸引导学生进入下一个动作。

## 呼吸再连接

如果你感到失去连接或者感到迷惘，那么一次大大的深呼吸就能轻松让你靠近当下的力量。吸气时，将新的能量引入身体，与自己的目标重新连接。使用以下步骤能够让你达到连接状态。

1. 无论你正在做什么，都暂停下来。感受双脚正踏实地踏在地面上。张开嘴，彻底吐气。

2. 闭上嘴，用鼻子吸一大口气。当气体充满整个肺部时，屏住呼吸，让呼吸冲刷身体的内部，同时你会充满新的能量。

3. 数3~5下，张开嘴完全吐气。

大大的深呼吸就像给自己补充了一剂生命能量！想要更进一步吗？这次来进行以下步骤。

1. 暂停下来，闭上双眼，问问自己想要什么样的感觉。

2. 得到答案后，做一次大大的深呼吸，在吸气中引入这种能量或感觉，用你的呼吸创造你想要的能量。

3. 呼气时，释放掉所有与你意图不一致，使你感觉不好的东西，用这次呼气清除掉堵塞你力量道路的事物。

4. 根据自己的需要重复。只需要几秒钟就能重新与呼吸保持一致，只要你选择这么做，就会得到更多。当你感到失去连接或失去平衡时，就向呼吸中增加意图、目的与力量。

# 根 基

体式的根基是指在体式中接触地面的任何部位。站立体式中，双脚就是根基；倒立体式中，双手、手臂或者头部构成你的根基；在其他体式中，你的根基可能是腹部、背部或者臀部。要将每个瑜伽体式中的能量最大化，首先要建立强有力的身体根基。只有根基稳定，你才可以进行体式中的其他动作。

自然界的万物都由地面向上生长。在瑜伽体式中，我们模仿自然界中的万物，从地面朝向天空构建姿势。当你由地面向上建立体式时，压力、失衡感和僵硬感都会随之消失，你会开始朝向新的方向伸展。你无须过多费力就能控制身体姿势，因为你有坚实的根基做支撑。你会有更多能够让你获得更多力量、创造力和流的姿势。从地面开始，你会成长为你应当成为的样子。

根基，简单地说就是扎根。当你在自己的身体里扎根，你就能完全投入当下；当你建立起身体上的根基，你就能点燃你的力量。扎根并投入，使你能够靠近并实现身体、情感和精神上的更宏大的意图。坚实的根基能把你带入新的高度。大部分力量瑜伽体式都建立在双脚双手的根基上，让我们在每个具体的体式中使力量最大化。

## 足位和手位

无论是否接触地面，明确双脚双手的正确位置都是建立强有力体式的本质所在。足位决定了你双腿与骨盆之间的关系，以及对你双膝、下背部等部位的影响。手上的姿势也是一样——手位决定了肩部和上背部的扭转，激活这里的肌肉，则骨骼也会校准以配合能量的流转。如果你的根基不稳或不标准，你的身体就会失衡、感到摇晃或缺乏力量。如果你在体式中任何时候感到不稳定或沮丧，则应当尝试从头开始重建体式。所有体式都是从根基开始的。

要在站立体式中建立坚固的根基，就要确保你的双脚平行，双脚大脚趾指向12点钟方向，脚下四角牢牢踩实。脚下四角指的是大脚趾球、小脚趾球、内脚跟和外脚跟（见图3.1）。

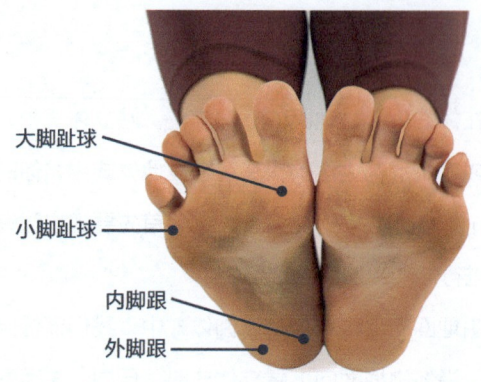

大脚趾球

小脚趾球

内脚跟

外脚跟

**图3.1**　脚下四角

　　双脚对齐是基本目标，因为脚的形状不同，所以要找到让你感到最有力量的位置。从你的脚开始，双脚的四角牢牢扎根。向下踩实地面，足弓拱起，将力量提升至核心部位。再从你的核心向后、向下，通过双脚的四角压至地面。我喜欢把它想象成插头插入具有能量的插座——将能量从地面向上牵引，再把它向下压入插座。这种连接为你的体式建立了一个稳定的根基，为你的进步提供了平台。

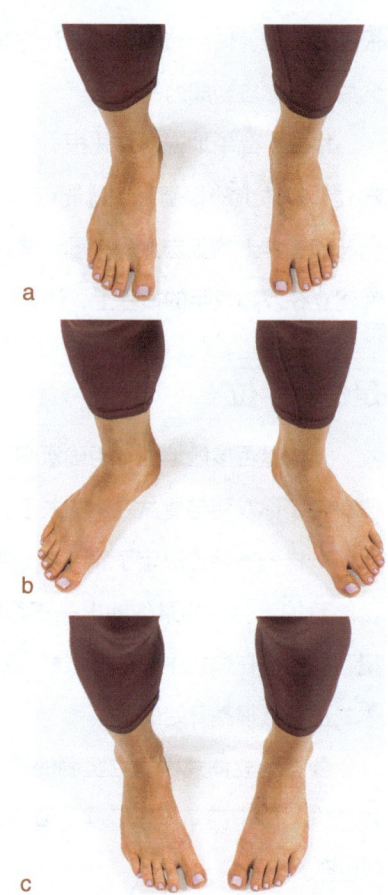

**图3.2**　足位：a. 中立位，双脚脚趾指向12点钟方向；b. 脚趾向外，脚跟向内；c. 脚趾向内，脚跟向外

❶ 双脚平行站在瑜伽垫一端，双脚指向12点钟方向（见图3.2a）。可以双脚并拢站立，也可以将双脚分开与髋同宽。与髋同宽大概就是双脚之间为两个拳头的距离。一般双脚距离越宽根基越稳定，尤其是刚开始练习的时候。

❷ 脚趾抬起离开瑜伽垫，尽量让它们彼此分开，然后再压入地面。脚趾间的距离越远越好。关注你的感受，并注意如何能让双腿发力，在什么位置下你感觉最有力量。关注你的核心和呼吸流之间的联系。注意

如果双脚足弓塌陷，那么你的感受就会主要落在双膝上。脚趾张开，让双脚发力，让四角扎得更深。

③ 现在来检验你的根基是否排列恰当。脚趾向外转，脚跟向内转，膝盖朝向瑜伽垫外边缘（见图3.2b）。双脚的四角向下压，力量上提来到核心处。进行5~10次深呼吸，注意下背部、双膝和呼吸的感受。有什么不同？你是觉得力量增加了还是减少了？

④ 接下来，把脚趾向内转，脚跟向外，让双膝转向内在相对，朝向瑜伽垫的中心（见图3.2c）。扎根向下，进行5~10次深呼吸。关注你现在的感受，包括你的下背部、双膝、呼吸和力量。

⑤ 最后，回到双脚平行的中立位。关注你现在的感受。

你在哪种位置下感到最有力量？哪种调整能让你的身体感觉最好，产生最适合你的效果？利用这些信息为你的站立体式建立最有力量的根基。

现在，在下犬式中对你的双手进行测试。找到让你感觉最好的姿势。

① 首先来到下犬式，双手与肩同宽，或者更宽一点。双手食指伸直指向12点钟方向（见图3.3a）。手掌在地面上张开，所有指节向下扎根，尤其是食指关节，好像一棵巨大的橡树要把根深深地扎在泥土中一样。双手下压瑜伽垫的主要发力点在食指关节。关节开始向上抬起是身体给你的一个好的反馈，这说明有更多的根基可用。现在，双手向下压，激活并绷紧手臂上的肌肉，肩胛骨向后拉伸，下压、抬起，并进行5~10次深呼吸。注意自己的感受及肩部、颈部、背部和呼吸受到什么影响。

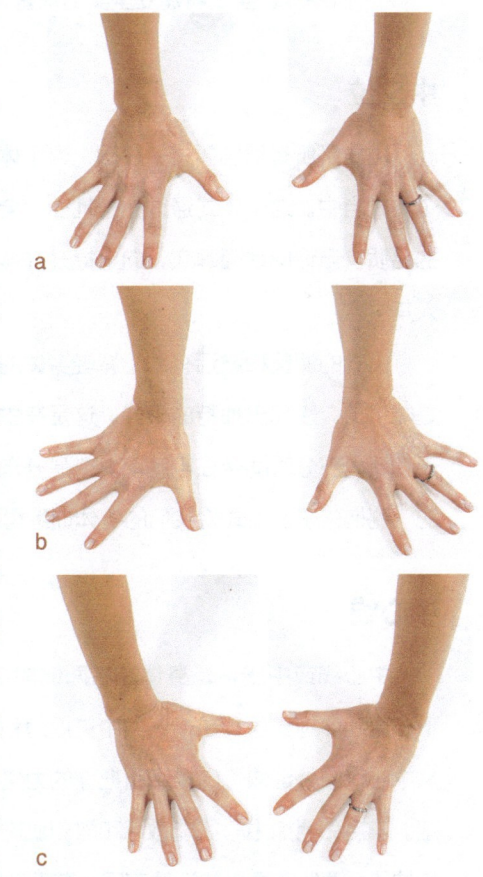

图3.3 手位：a. 中立位，指尖指向12点钟方向；b. 食指向外；c. 食指向内

❷ 接下来，食指转向外侧，指向瑜伽垫上角（见图3.3b）。下压双手，激活手臂。深深地呼吸，关注自己现在的感受。手腕和手肘现在有什么感觉？注意你双腿和双臂现在的发力方式。脊柱如何延伸？在何处会让你感到最有力量？注意对呼吸的影响。

❸ 现在食指指向瑜伽垫中心，让手肘朝向瑜伽垫外边缘（见图3.3c）。手掌下压，进行5~10次深呼吸。注意你现在的感受。对你的手腕、肩部和颈部有什么影响？你的体重是均匀分布在双手双脚还是更偏重在某一个区域？

❹ 最后，调整你的体式，建立起最适合你的姿势。例如，就我的身体部位而言，我的肩部较宽，同时也很紧张，因此我喜欢多给自己一点空间。我把双手分开比肩稍宽，并让食指稍向外。这能让我在做下犬式和串联体式时有更多的空间和自由度，尝试着建立坚实的根基，使自己稳定、有力并且灵活。

## 中立位

山式是所有瑜伽体式的基础。这个体式建立了整个身体的中立位，其根基存在于每个体式当中。这个体式通过扎根地面，全身发力表现出力量和坚定，并体现了宏伟山脉的品质。当你向地面踩实，向上提升并伸展全身时，你的身体便打开，让更多的力量流入其中。

山式的调整和激活有助于减轻身体的压力和失衡。我们的身体——无论是身体上还是能量上，表现出独特的模式。这是在生活中，经过长期重复的动作而形成的，比如每天花费大部分时间坐在电脑前，或是开车，年复一年进行相同的运动，或者总是用身体的一侧抱孩子。山式将我们的身体训练得挺直、开放、有力量。

## 中心线

中心线或中线，是身体左右两侧的结合处。这是脊柱结构和能量所在之处，从脚下一直延伸到头顶，是瑜伽的中央通道和能量中心。所有体式中，你都环抱中心线或者从中心线向外延伸。向内牵引把你的力量拉回到中心，使全身成为整体并创造功能性稳定。连接和拥抱中心线能激活和雕刻肌肉。当你从中心开始向外运动，从全身向外伸展和拉伸，便能有更大的活动范围，随着呼吸向内靠近中心和向外扩张展开。

## 整体

根基与整体是身体通过下压、上抬和拉回产生的。所有的瑜伽体式都是从地面向上，由中心向外。当所有部位协同工作时，这些动作便产生了身体上的统一。随着身体的整合和激活你可以开始更加轻松而又自如地运动，思想和身体便可以协同工作了。

在力量瑜伽练习中，你要关注自己的身体模式或趋势。如果在某些体式或姿势下感到紧张或不稳定，说明你身体的一侧可能比另一侧力量更大。让每一个体式都成为你对身体的研究方式，在体式中将全身整合在一起，要把目标放在整个体式而不是某一部分上。当你的全身成为一个整体时，失衡的情况就会消失，你会变得更加协调而优雅。任何体式都没有终点——终点也是起点。

根基和整体是身体上的，也是能量和精神上的。生命的整体在于你言行一致之时。当你为自己的核心价值和意图而生活时，你的行动便会自然而和谐。当你受内心层面的某些事物驱动时，其他人也能够感觉到，你便能够与他人和更好的事物产生连接。当你的行为由自私或贪婪驱动时，人们也会感觉到，你缺失了什么东西，而且你通常会为了达到目的需要付出更多努力。有了纯洁的心灵和思想，你采取的行动便可以与你的身份和意图保持一致——这表现在方方面面，无论在瑜伽中还是瑜伽之外。

### 教学建议

## 先做身体指导

教授所有体式时都要先指明身体动作，用简单明了的语言让你的学生运用自己的身体做好这个体式，然后提示呼吸、根基、身体姿势、顺位和发力。当你深入地指导学生进行身体练习时，便是帮助他们从思绪中脱离出来，进入自己的身体，将他们引导至更好的感受中。有了这种具体体验和肌肉记忆后，他们便可以把瑜伽垫上的体会与自己生活中可能发生的事情连接起来。你的指引会立刻让学生在每个体式中感受到身体上的获益和更大的可能性。

如果你总是做不好足位，那么你可能是因为没有一个稳固的根基，所以一直感受到来自不同方向的拉扯。例如，如果你不确定自己想要做什么工作，就容易在当前的工作中感到困难或心不在焉。工作的动机和目标为你提供努力的方向。

对我来说，在瑜伽垫上进行身体练习会让我感受到生活中的美好并集中精力。我曾有过一段焦虑的时光。我变得思想迟钝，毛手毛脚。对我来说回归身体才是最适合我的。当我没有时间练习时，我会在生活中其他领域表现出很大不同：我的身体上会感觉不够安定、没有目标，注意力也无法集中，在做决定时也没办法全神贯注，并开始健忘。另外，我发现自己变得被动且精神紧张——我感到能量不足。

我进行基本的日常练习，让头脑清醒，感觉更加平衡，并扎根在自己的力量之中。我的日常练习包括静坐、专注呼吸、运动、与伴侣保持连接、吃有助于增加能量和保持健康的食物。当我这么做时，我便可以投入到指导学生的工作中去，并能全身心地爱我的伴侣和家人，这都是帮助我充满活力的基础。总之，把重要的、能为你构建强大的基础的事物排在优先位置，构建你的生活和瑜伽练习，让自己到达最佳状态。

## 平衡动作

《瑜伽经》中有这样一条：姿势应当是稳定而舒适的，意思是每一个瑜伽体式都应该建立起平衡的动作或培养起力量与放松之间的平衡。

你可以通过练习瑜伽获得力量。当你加强身体某部位的力量时，就是让其他部位放松。力量和放松都是必要的。在每个体式中，我们都是让某些肌肉发力，让其他肌肉放松。你使用全身来创造力量，所有的这些部位让你成为一个整体，把所有部分都纳入一个整体，纳入这个平衡的练习。

例如，山式中，如果你感到双脚不稳定或者肌肉无法发力牵引至中心，你就会感到整个身体在摇晃。肌肉过于放松或柔软，都会让力量和姿势产生错误。反之，如果一个体式过于僵硬或者用力过大，你会伤到自己，动作也会起伏不定或者过于紧张和僵硬，让你无法呼吸或者让能量无法流动，使你的身体进入另一种状态。当一种能量在你身体或生命中占主导地位时，你就可以在力量瑜伽练习中引入相反的力量来培养平衡感。

瑜伽体式中，你可以兼顾动力和发力，又可保持敏锐。每一个瑜伽体式中都有增强力量和学习在适当的时候要放手的机会，这是学习尊重身体存在局限的机会，也是学习在成长的不适中保持舒适方法的机会。这种持续的沟通对每个人、每次练习和每次呼吸都是不同的。我们都会遇到不同的因素，使得当天的灵活度、清晰度和力量不同。在力量瑜伽练习中，你可以在极端之间找寻极限，真正找到适合你的平衡。重要的不是你能把这个体式做到多么标准，重要的是你是谁、你在这个体式中能够创造多少能量。

## 为能量而吃

吃什么很重要，你吃的东西会为瑜伽练习和生活提供燃料。吃健康而富有营养的食物会让你感觉良好，也是你爱惜自己身体的一种方式。

绿色蔬菜是具有力量的食物。每餐都加入绿色食物能够清洁你的身体，并为你充满活力的健康打下基础。你吃的东西会成为你身体中的细胞，成为你生活中使用的能量。

绿色蔬菜就像是能量的源泉，大部分绿色蔬菜都含有18种以上的维生素和矿物质，能够强健骨骼、提供植物蛋白，将能量直接从土地运送到你的身体和细胞里。简单地在饮食中加入绿色蔬菜就能为你的身体带来巨大而明显的改善效果。这种具有生命力的食物能够构建你的基础。请根据以下建议进食。

- 清晨，在你的鸡蛋上加一把菠菜。
- 在吃午餐时把薯条换成一份蔬菜。
- 晚餐前吃一份绿色蔬菜沙拉。
- 可以吃一大份蔬菜沙拉当午餐。
- 喝一杯绿色果蔬汁或者蔬菜奶昔当作下午茶。
- 晚餐里的土豆或者面包可以用菠菜来代替。

我们总是在寻找平衡——在工作中、关系中和身体中。通过在每个瑜伽体式中练习平衡动作，你能够更好地了解如何在生活中的其他领域建立平衡。例如，在瑜伽之外，过多的放松会导致拖延、浮躁或健忘，或者导致缺乏方向或目的。如果放松的能量在你的生活中占主导，你就需要加入一些结构性的东西，培养稳定性，并扎根于能量。可以是在你的时间表中加入日常瑜伽练习，或者是在自己的28天力量瑜伽计划中让自己持续加强力量。

稳定为主导可能看起来像是事情必须按照计划进行，事无巨细，规定你的健身或者饮食，或者要有固定的位置，并且会坚持自己看待事情的观点。这种僵硬刚直的能量会损耗身体，让人处于压力、紧张和无法冷静的状态。我们应当增加一些顺从性和放松性的练习，像本书中的放松序列或者冥想练习，这样你才能够更加快乐、自由和放松。

## 扎根于当下

根据你所处的环境、你正在进行的瑜伽体式，在瑜伽垫上或之外的不同位置，每一时刻的根基看起来都不一样。建立你的根基是一项随状态的变化而变化的艺术。

以下两个问题能够帮助你建立根基，并在下一步骤中获得更多能量。

到底发生了什么？

什么姿势能立即赋予你力量？

记住，现在就是瑜伽开始的时刻，现在是我们唯一能够获得力量的时刻。当你能够明白什么是真实的，明白在运动和情绪之下到底发生了什么，你就能清楚地知道接下来的步骤会将你带到哪里。我们要努力搞清楚什么是真实的，并了解事实。

让我们更加深入地看一下这些问题，思考这些问题在瑜伽当中会怎样出现。站立平衡体式是建立坚实根基的绝好机会。我们使用舞王式和两个常用方法来为你重新建立根基。

如果你以左脚站立时总是向左倒，那么你的身体正在努力为你提供信息，告诉你根基发生了什么。要保持稳定，我们就要让左脚大脚趾球再努力向下踩实，用站立的脚向下压，让左腿胫骨外侧靠近中心线。

同样的体式，还是用左脚保持平衡，也可能会发生相反的情况。如果你总是朝右边倒，可能是因为抬起的右腿过于向外向右倾斜，把身体带离了中心。你只需要将抬起的腿收回，让重心靠近中心线即可。

## 反思：根基

拿出你的笔记本和笔，反思以下几个关于瑜伽练习和生活中的根基问题。

你在什么时候觉得扎根最深？在哪里？和谁在一起？

你在哪个瑜伽体式中感觉最稳定？

什么体式会让你觉得失衡？

是什么让你感觉集中？你需要什么才能使自己感到深深扎根？需要什么能让自己感到有力量？

你现在如何让自己回到中心状态？如何重新找回自己的力量？

你在生活中如何与他人培养更好的连接？

你会使用何种日常练习、程序或者习惯来建立根基，让自己达到最佳状态？

当你观察到根基发生变化时，就能发现具体情况和身体给你的直接反馈。提出这两个问题：到底发生了什么？怎样的姿势会使你具有力量？这个方法可以让你快速找到当下重要之处并扎根于自己的力量。这些问题通常是针对身体的，但有时候也会针对能量和情绪。

例如，在我练习力量瑜伽的前5年，每次我的老师说出鹰式的时候，我都会想："天哪。我讨厌这个体式，我不想做这个体式，这个体式让我感到很紧张。"结果，我做这个体式的整个过程就变得非常艰难——10次呼吸的过程就好像一生一世那么长。

在进行这个体式之前，恐惧、焦虑和愤怒就涌了上来。它们把我本该充满能量的空间全都占满了——在身体做到这个体式之前就已经产生了阻力。稳定占据了主导，而我又拒绝了轻松，拒绝了这个体式以及自然感受这次体验的轻松。

其实我需要在做鹰式时给自己一个清静的空间，我需要将体内和思想中的杂乱事务清理出去，以便接受这个体式带来的益处。当我将这个体式调整为适合我自己的身体时、用我的方式让它更加平衡时，我才发现一直以来我都在拒绝这个体式为我带来的益处。我用了5年的时间才认识到自己才是阻碍鹰式正确进行的障碍。

同样的问题，同样的反思，让我得到这样的领悟——我必须听从身体内发生的，调整我在练习中的身份和方法，让自己达到目的。我们在瑜伽体式中会有很多来自身体的直接反馈，当我们靠近去倾听时就可以在瑜伽中得到经验，并将这些认知扩展，应用到生活中去。

# 热 量

力量瑜伽练习中的热量是起到加强、清洁和净化作用的。热量是力量瑜伽和其他瑜伽的主要区别所在。在瑜伽垫上，我们主要关注产生热量的体式和序列，比如拜日式、站立、扭转等都是能够让你内部"火焰"更加旺盛、让你感到更有活力的体式。热量能够软化组织和肌肉，加强身体的可塑性。玻璃冷却时，我们无法重塑它，但如果向玻璃施加热量，你就能把它重塑成为任何崭新、美丽的东西。只有将热量带入玻璃才能产生这种魔力，身体也一样。当你把热量带入身体，就能以新的方式塑造身体，这种方式可能是在你刚开始进行瑜伽练习时认为根本不可能做到的。热量能"熔化"身体与能量上、阻力中的膜和老旧的固有模式。在力量瑜伽中，我们主要用3种方式创造身体上的热量。

❶ 产生热量的呼吸（喉式呼吸）。

❷ 将呼吸与运动连接（串联体式）。

❸ 将瑜伽室的温度保持在29~35摄氏度。

通过呼吸和运动创造内在热量，你就能更加深入身体，与内在展开交流，理解从表面无法看到的事物。在温度较高的房间中练习瑜伽时，热量能够更快进入体内，让练习更加有效和高效。热量能软化组织和肌肉，让身体的接受性更强。接下来，你开始消融掉固有的模式、紧张和对身体局限的观念，爆发出新的力量、耐力和自信，以一种你曾经认为不可能的方式运动。

通过汗水进行排毒，这有益于我们的健康。当你开始流汗，肌肉就变得柔韧，帮助你更快地感受到练习的成果。如今我们生活在一个如此快节奏而又充满压力的环境当中，规律地进行一些排毒的练习非常重要。在高温瑜伽室中练习，一开始可能会不舒服，但一旦你开始感受到净化的力量就会感觉很好。身体总是在寻找体内平衡，因此当你开始进入清洁热量的练习流程中时，你会发现身体也开始享受这种流汗的练习，并开始回归到你的自然状态。

热量是生命之源，有再生和重生的作用。太阳的热量给地球万物以生命，植物总是朝向光明生长。瑜伽练习能够帮助去除老旧习惯，减少执念、恐惧、阻碍、多余的重量、陈旧的关系以及生活中产生的杂质或残余等对你不利的事物。

通过坚持不懈和严于律己的瑜伽练习，你能够释放出惊人的能量。当你每天踏上瑜伽垫时，便开始创造力量，开始相信你的潜力；当你感受到身体内的舒畅时，你的信心便在瑜伽中和瑜伽外一同飞扬，压力和不适都开始消逝，你的个人力量也在猛长。

在日常生活中建立起纪律可以帮助铺就一条通往目标的道路，能够提升个人责任，让身体、思想和精神统一。这一点很简单，我们可以每天早上抽时间做瑜伽练习或者冥想，或者选择吃健康并且能产生能量的食物。当你开始进行对你有利的新练习以创造能量时，你就慢慢能看到结果。当你现在就对一种新方法说"是"的时候，你就开始抛掉不合时宜、不再需要的旧习惯或老方法，你就会感受到自己开始朝向光明生长，并且开始变得更加阳光。

刻苦练习是一种转变的工具，应当充满热情和承诺，而不是义务、内疚或限制。你想拥有让生命稳定和确定的热量，那么维持与呼吸、整体能量以及意图一致的平衡感就变得非常重要。过度和过快的热忱，都会导致精力耗尽，使人倦怠。

练习高温力量瑜伽不仅能帮助你更加深入治愈身体和心灵，还能将你推出舒适区。停留在舒适的生活中，躲避让人感觉不好的环境，这很容易。但在生活中的舒适区停留过久，会让能量停滞，让你与身体、思想和精神之间的生命力量失去连接。当你开始感受到拉伸、拉长或者热量升高时，你会展开新一级别的表达和成长。当你跨越我们预设的局限，进入新的领域时，你的精神便会成长。热量能帮助你瓦解事物固有的方法，发现你的极限，进入当下的能力范围。然而，一旦你离开舒适区，就要在另一个区域中停留一段时间，而不要退回到那个你已知的比较轻松的范围内，这一点很重要。当你挑战自己，让自己不舒服的时候，你会发生很大改变，这是成长的本质。例如，在高温瑜伽室中挑战用一只脚保持平衡，汗水顺着你的面颊流下来，你要强迫自己将注意力保持在凝视点上，并在这种不舒服的状态下保持呼吸。

刻苦练习教给我们如何在不适中坚持。这是一项在现代忙碌生活中不可思议的工具——当热浪袭来不要逃跑。当我们感到身体上的不适时，要继续挑战，建立起能量记忆和肌肉记忆，告诉我们这种不适没什么大不了。让身体重新连接并以新的方法看待事物是非常重要的，当你能够对事物泰然处之，不一定要对它们进行强行固定、细致管理和改变时，你就释放了能量。通过停留在非舒适区之内，并放任事物顺其自然，例如，在高温瑜伽室内练习60分钟，或进行长时间的开髋练习，你便能开始进行内在能量的深层挖掘。这对于你的工作、人际关系和力量瑜伽练习都有好处。

## 教学建议

# 燃起火焰

作为教师，需要把学生推出他们的舒适区。要建立新能量，就必须跨越常规的局限，这种压力是成长的关键。寻找学生现在所处位置和你知道他们所能做到的程度之间的差距，让你的学生跨越他们的极限，让他们的全身都散发出热量。每一个瑜伽体式都为你的学生提供探索极限、建立力量、学习如何在不适中保持成长的机会。请用坚定和热情引导学生，让他们知道在环境变得不适时应该如何有力地回应，如何不为逃避外在刺激而回到中心。

**反思：热量**

拿出你的笔记本和笔，写下这些开放式问题并作答，这些问题是关于你在练习和生活当中何处能够获得热量的力量。

你在生活中何处能感到热量燃起？

你现在的生活何处会让你感到最精疲力竭？

你生活中的哪些事物对你不再有用，你准备向它说再见？

什么能够给你动力并激励你？

你现在正致力于做什么？

你准备好做什么？

我在瑜伽中锻炼出这项技能，并把它应用在生活中，让自己在热量燃起时保持集中。当我经历艰难的交流或者生活中的转变，再或者在承受过多而感到无所适从时，在力量瑜伽中培养起来的清晰感能帮助我回归耐心和爱。当我开始愤怒或者被情绪吞噬时，我会失去力量，但我知道如果耐心地停留在情绪的火焰之中，反而会得到回报。

刻苦练习提醒我们万物都在改变，生命中没有任何事物是永恒的。较大的变化与试验，正是重生与转变的时机成熟之时。当你选择停留在不适和面临挑战的时候，正是引领你通往真理之路的决定性时刻。瑜伽教育我们相信过程——相信不适，相信挫折和低潮，并利用这些经验向光明看齐。我们只有经历对比和经验才能学习，如同要见到光明必须先经历黑暗。当你经受过生命中的巨大挑战，你就会知道你能够坚持什么、忍受什么，最终获得什么。当热量点燃，我们无须逃跑、无须躲藏，感受你感受到的，停留在"火焰"之中，看看会产生什么结果。

刻苦练习告诉我们力量在于坚持——坚持体式、坚持呼吸、坚持不断地练习。激活你利用刻苦练习治愈的力量，改变自己。

# 流

力量瑜伽中，瑜伽体式和呼吸相配合。呼吸与运动的结合让体内多余能量顺畅地流走，创造出充满意识的运动。串联体式在梵语中的意思是"流"，它能引导身体和精神上的紧张压力随着身体与呼吸的配合逐渐消失。流畅、平衡的动作产生使人平静的能量，并能减轻焦虑、沮丧和恐惧，使人注意力集中。

在你将精神能量注入呼吸和身体的过程中，你的练习就成了运动中的冥想。当你完全投入身体体验中，以平稳的呼吸节奏同步配合运动，你就能从一个体式无缝过渡到下一个体式，消除身体和思想中的阻力。

因为呼吸承载的能量贯穿全身，所以伴随着呼吸的运动能放大积极的结果。但是，如果你的运动与呼吸互不相配，或者你强行过度呼吸，便会在身体内产生阻碍、烦躁和紧张。这是违背身体本质、违背呼吸的做法。

流是水流顺畅的表现。水是地球上最强大的力量之一。水可以绕过或者穿过通行道路上的一切障碍，用柔和而坚定的力量通过石头、树枝等阻碍。它永远奔流向前，必要时又具有破坏力，任何事物都不能阻挡它流向目的地。水拥有力量与柔软之间的平衡。流就像水一样，是柔和与畅行无阻的化身。

流给我们一个更新和重置的机会。当我们在瑜伽垫上，远离生活的压力，我们可以开始潜入我们更深层次、含有更多治愈因素的内心，从而消除生活中的一些紧张和不安。

当你清晰自己的愿景（凝视点）、与你的呼吸保持一致、开放并接受生命中所发生的事物时，就会产生流。瑜伽帮助我们关注身体，更好地意识到我们体内产生的紧张和阻力。这些感受给我们发出信号，提示我们要放手才会更加轻松。当我们将固定在自己

## 保持水分的重要性

人体的组成成分大部分是水，这就是为什么水对于维持正常的器官功能、人体的代谢，整体健康和能量都非常重要。当你保持正常的水分状态时，你的肌肉和关节都处于润滑状态，你可以更长时间地进行力量瑜伽练习而不会受到阻碍。

身体系统通过水运输所有物质并排除毒素。当你的身体得到定期净化时，会有更多重要的能量帮助你的身体发挥力量。水能够运输氧气和其他重要的营养物质到细胞，并且能够改善血液流动；水也能够充盈皮肤细胞，使皮肤更加光滑、干净和柔嫩。

一条较好的经验法则是每天喝8杯甚至更多的水，这取决于你的运动量和练习瑜伽的时长。如果在力量瑜伽练习中排出了大量的汗，请记住在水中加入电解质，如柠檬。注意：如果你觉得渴，那就说明你已经轻度脱水了。

## 反思：流

拿出一张纸（或笔记本）和一支笔，写下并回答这些开放式问题，这些问题是关于你如何能获得更多的流。

你目前正在抗拒哪些变化？

你是否正在试图控制生活中的结果？如果是，是哪些方面？

你在何处会感到困顿？在瑜伽练习中的何处？工作中的何处？人际关系中的何处？

生活中何处会为你带来放松和流？

你在何时、何处感到最有能量有活力？

你在何处更容易放手？

的位置上，固守必须采取的方式，或者在水到渠成之前勉强为之，那我们便失去了流的能力。当我们抓得太紧、勉强支撑，或者强行得到结果时，我们便切断了能量的流——身体上、思想上、情感上和精神上的。这是堵塞了流，而不是疏导它。

当你感到自己需要控制局面，或者感到自己正在过度努力做某事，无论是在一段对话中还是在一个瑜伽体式中，这都说明还有另一种可能的方法，你应当去寻找那种更容易的方法。少一点努力意味着你能将更多的能量保留到对你、你的生活和你的目标更有利的方法中。

恢复你的流以及从中心出发是一种时刻在进行的练习，它来自放任事物按照应有的方式发展，接受事物本来的样子。

### 教学建议

## 保持快一拍

你的指令要始终比学生的动作快一拍，学生只有知道下一刻应当做什么，他们才能在身体上放轻松，使之流畅并有力量。如果他们等待着你的指令，就会在身体、能量和情绪上产生了停顿和不连贯。因此，让你的指令为他们的流开辟道路。

顺应流的感觉与精英运动员在自己项目中的体验类似——这时所有的力量凝聚在一起，在某一个方面合而为一。力量瑜伽是一项深入的身体练习，每次踏上瑜伽垫时，我们都能进入类似的区域（流）。随着我们对思想的放松，原本只能通过力量瑜伽练习才能获得的呼吸与身体的统一，现在通过我们自身便能做到。

瑜伽带来的体验让我们深切了解到身体与目标和内在力量一致时的感受。当你转向内在，看到自己没有与内在保持一致，也就是出现了阻力和障碍，并明白应当对其进行校正的时候，你的能量和结果就会最大化。每一次踏上瑜伽垫的时候，你的力量瑜伽练习都是磨炼自己的机会，是专注于生命中的方方面面想要产生结果的机会。用流把你的练习和生活捆绑到一起，再把这两者带入另一个领域，你便开始进入你的艺术、你的领域和你想要的生活现实中。与使你感到最有活力的事物保持一致时，你便是在顺应你的流。

对我来说，顺应我的流就是要在我所做的事情中保持从容和目的性。焦虑、愤怒和被情绪所控制是我不想感受的。因此，当这些感受不可避免地侵入我的生活中时，就是身体对我发出信号，告诉我要慢下来，要重新校准，回到我的中心。只有在这里，我才能回到自己的领域。在这个空间里，我选择回应，而不是反应。在我的流当中，我知道我是自己，不是别人，我能更加爱我的家人，我在工作中、在瑜伽课的课堂上或课堂下向学生分享瑜伽时能够充分展现我自己。

顺应你的流就是要在生活中与你的更高愿景保持一致，充分投入现在、投入你的力量中。这不是一次性的事情，而是要时刻练习，从而以强有力的方式生活。只有体现出水的性质，才能够让你在生命之舞中更好地展现自我。

第 4 章

# 热身体式与序列

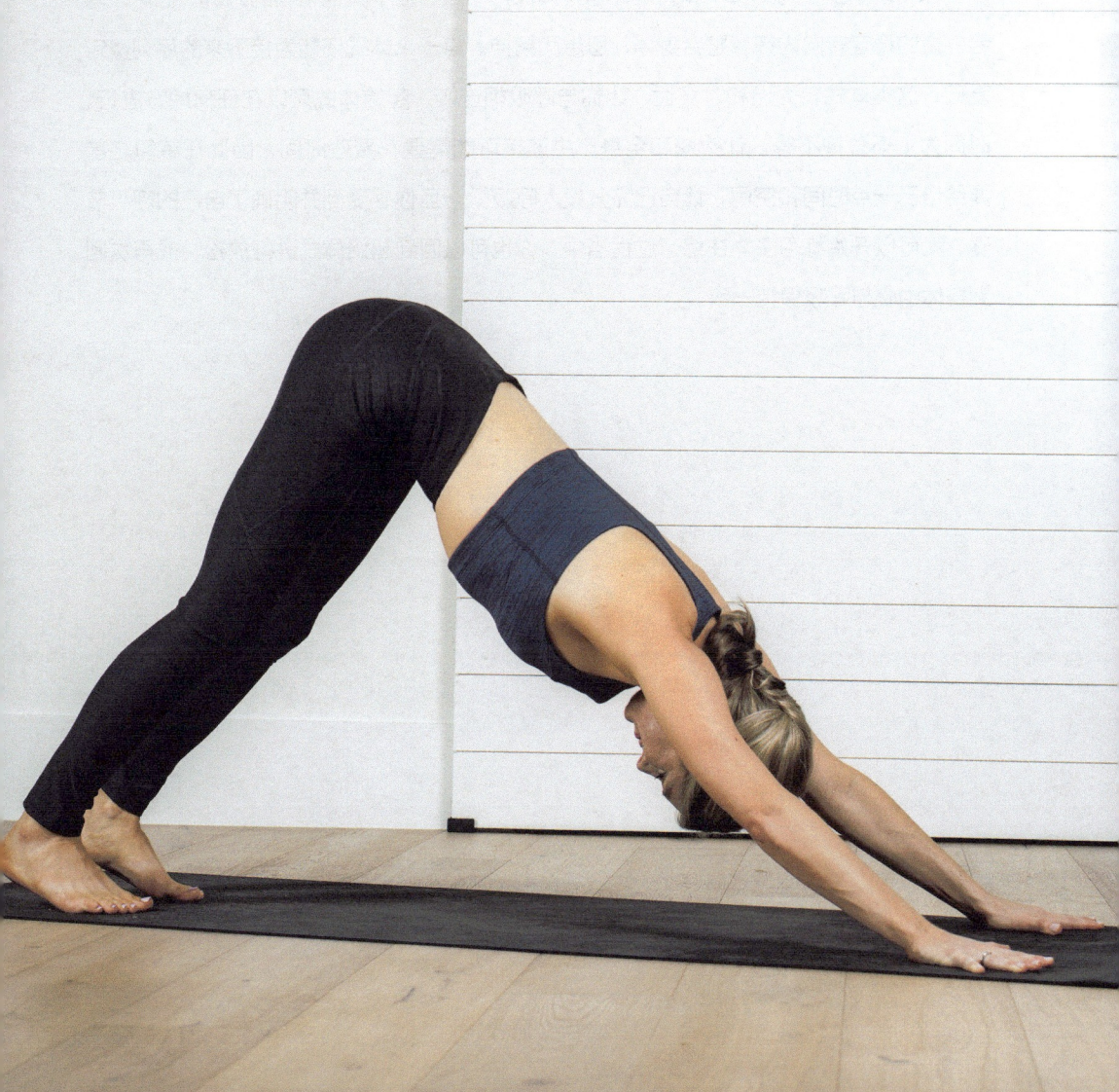

本章中，我们会讨论力量瑜伽的构建模块。我还会开始分享如何以起始体式、序列和拜日式开始每一次的力量瑜伽练习。

如何奠定开始体验的基调？第一个体式帮助你奠定基础、唤醒呼吸，并将意识转向内在；起始序列和拜日式能帮助你清醒思想并点燃内在之火，当你的身体和呼吸步调一致时，你就将所有能量带入了当下。你可以在一天的余下时间里放松，放下所有让你情绪低落的、降低你力量的事物，将注意力转移到你拥有的事物上，开始你的转变之旅。

# 起始体式

你在瑜伽垫上的第一个体式是你与身体保持一致、放下其他事物的时机。你可以随着能量的稳定转向内在，整合身体、思想和精神。第一个体式还能为接下来的序列奠定基础，这类体式较为温和、舒适，让你与呼吸相连接。起始体式可以在任何地方进行，时间为1~5分钟不等。让头脑和全身产生连接可能需要花费些时间，因此在练习之前要给自己一点时间和空间，让自己充分投入呼吸。一旦你感受到并明确了自己的呼吸节奏，就可以开始练习了。在练习过程当中，你也可以回到起始体式进行放松，或再次回到身体中心与呼吸保持一致。

# 婴儿式

## Balasana

## 体式信息

这一体式能够唤醒呼吸与身体之间的连接，并向所有肌肉发送使其镇静的能量。这个体式还能够通过唤醒呼吸让你扎根内在，避免烦乱的思绪进入身体。

婴儿式在练习中的任何时候都可以进行。如果你的呼吸因为过于用力而变得困难，或是因为分心而呼吸吃力，你就可以在练习中使用婴儿式重新与你的呼吸和意图产生连接；你也可以单纯地将其用作放松。

## 标准

- 在瑜伽垫后端，双脚大脚趾并拢。双膝分别指向瑜伽垫两侧，分开的宽度要足够让你的肋骨部位落在大腿之间。
- 臀部朝脚跟方向后压。双臂向前伸展，手指张开，指关节压向垫面。
- 前额放松地落在瑜伽垫上，并放松双肩。
- 每一次吸气都将肋骨之间的空隙填满。呼气完成时，将下腹部轻柔地向内、向上抬起。

## 改编与调整

- 拱起手背式。保持呼吸，将注意力带到你的双手。手指下压，抬起手掌心。通过从皮肤到肌肉再到骨骼的挤压来激活手臂肌肉，并将腋窝向上抬高。

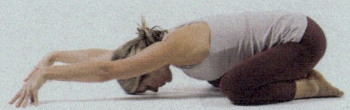

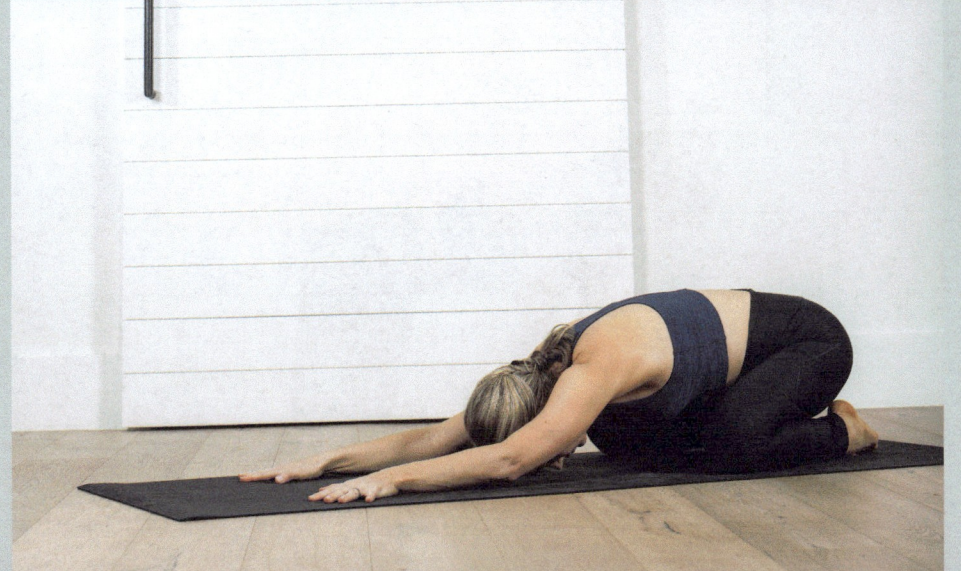

# 桌子式

## 体式信息

桌子式是用四肢完成的中立位体式，可以作为下犬式的变式，亦可作为放松体式或练习中的过渡动作。

## 标准

- 双手和双膝支撑在垫面上，肩部保持在手腕上方，髋部在膝盖上方。脚背朝瑜伽垫方向下压，或者用脚趾抵住瑜伽垫以获得更好的支撑。
- 集中思想，将尾骨朝瑜伽垫后方伸展，同时头部向前伸展。
- 将手掌根部朝膝盖方向拉近，膝盖朝手掌方向拉近，使核心部位发力，并使下腹部上提。

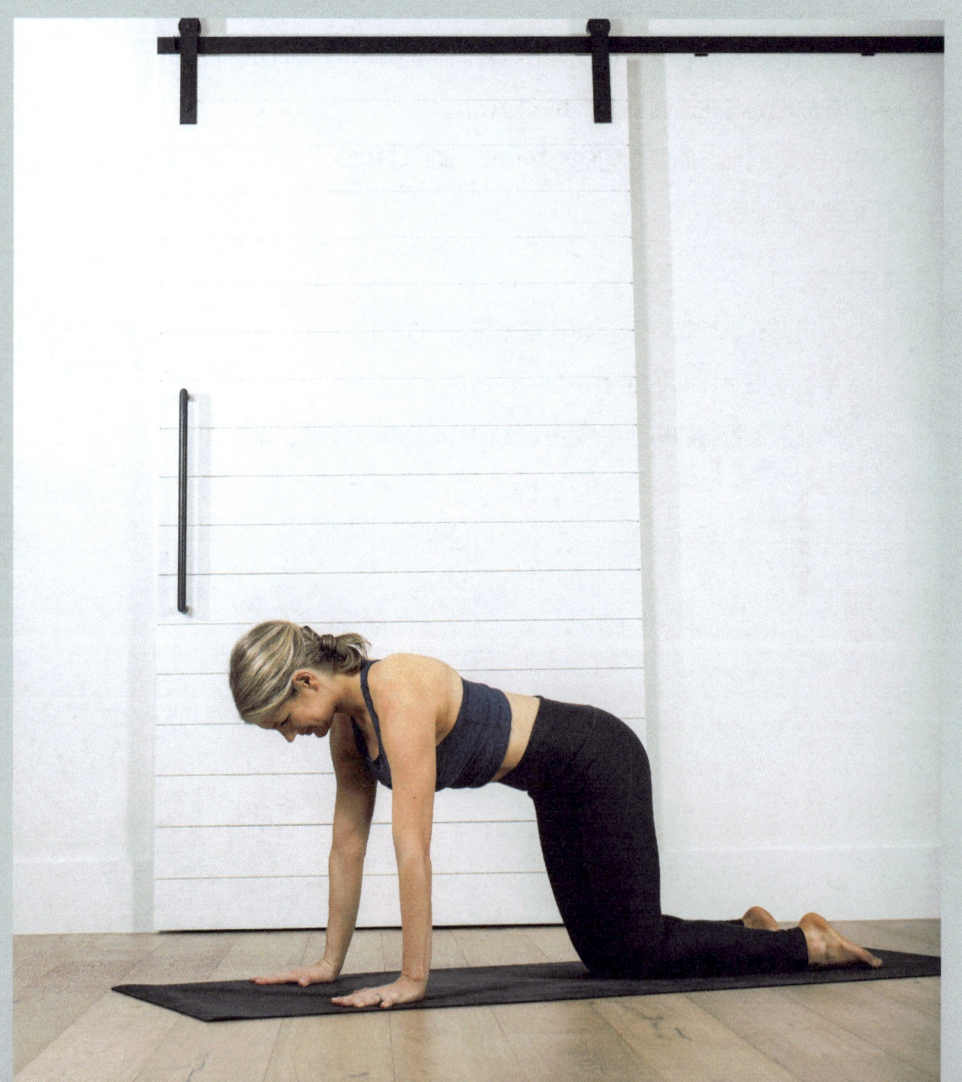

### 改编与调整

以下改编在桌子式的基础上加入了核心力量、平衡、臀肌力量和热量元素。

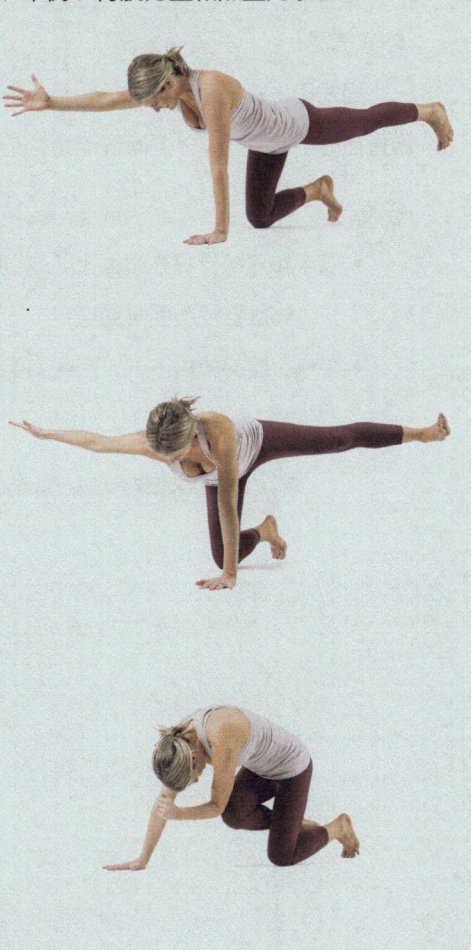

- 伸展桌子式。右脚脚趾抵住垫面以获得更加稳定的支撑，小腿外侧内收，核心部位抬起并发力。右臂与肩同高，向前伸展，拇指朝上，五指张开。左脚脚跟与髋同高，向后伸展，脚踝弯曲。保持5~10次呼吸，或增加其他力量强化元素。换另一侧重复。

- 翻转飞机式。下腹部再次发力，右臂朝向右侧伸展。右手掌心朝向垫面，从肩部开始向外伸直伸长。左脚脚跟保持与髋同高，脚趾尖指向瑜伽垫前端。臀部和背部抬起。保持5~10次深呼吸。回到桌子式然后换另一侧。

- 桌子卷腹式。这个桌子式变体配合猫式和牛式，强调呼吸，能够锻炼核心力量和平衡性。双手和双膝支撑在垫面上，来到桌子式。下腹部抬起，核心发力，背部伸长。吸气，身体伸展；呼气，用左肘触碰右膝。背部拱起来到猫式，提升核心部位。吸气，右臂向前、左腿向后伸展；呼气，回到卷腹。每个动作配合1次呼吸，重复5次或更多。回到桌子式。换另一侧重复。

# 猫式和牛式

Marjaryasana/Bitilasana

**体式信息**

猫式和牛式是两个体式的组合，其间配合呼吸。随着动作与呼吸的配合，该序列沿着脊柱轻柔地打开身体并唤醒能量。它能够加强脊柱、颈部和肩部的柔韧性。

**标准**

- 双手和双膝支撑在垫面上，来到桌子式，双手放在肩部正下方，双膝在髋部正下方。脚趾抵住垫面帮助稳定，下腹部向上向内回收。
- 吸气，腹部放松下沉，两侧肩胛骨拉近，打开胸部，眼睛正视前方，进入牛式。

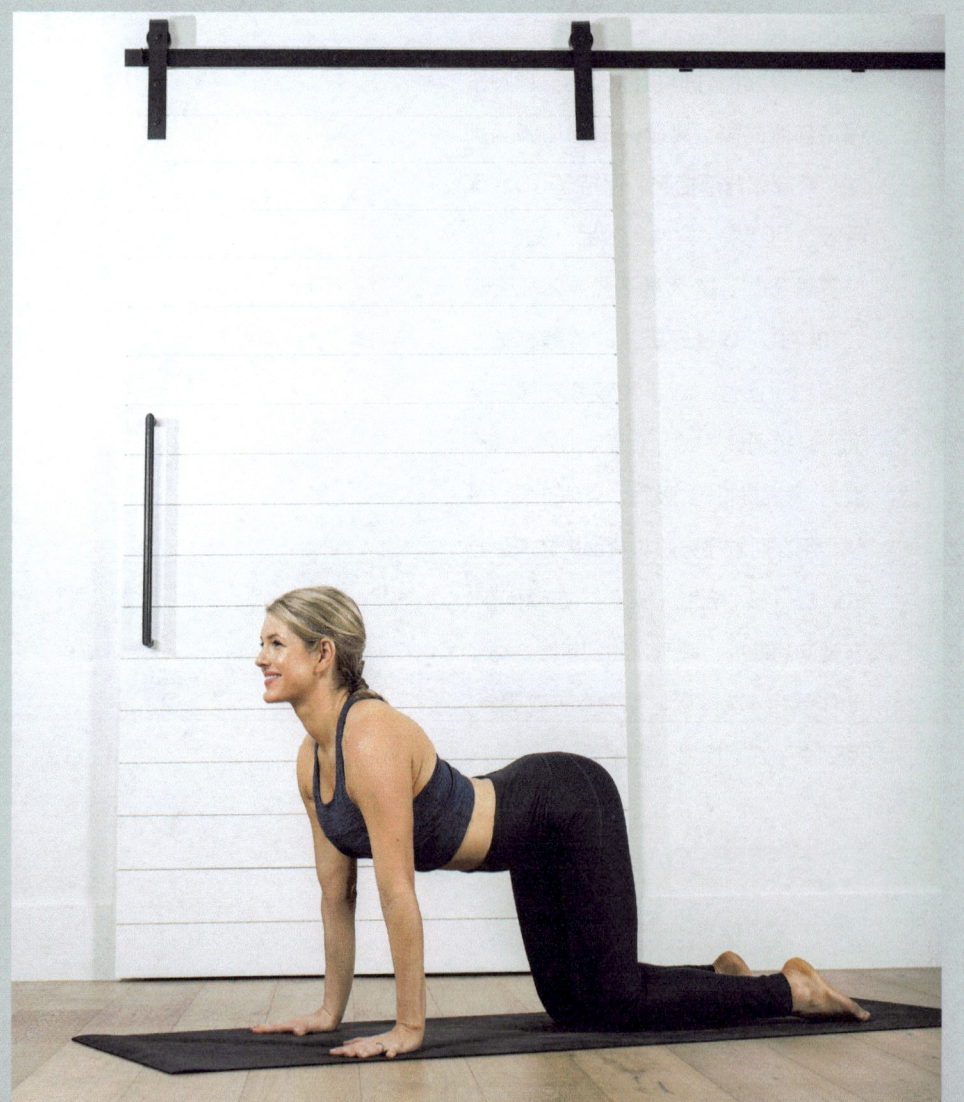

- 呼气，背部弯曲拱起，进入猫式。双手用力下压垫面，下颌内收向胸部靠近。
- 再次吸气进入牛式，呼气进入猫式。每组动作配合1次呼吸，重复10次或更多。回到桌子式。

### 改编与调整

在呼吸与运动的同时，注意身体的感受。如果感觉良好，你可以遵从自己的独特需求，随意添加任何动作，例如左右移动臀部。

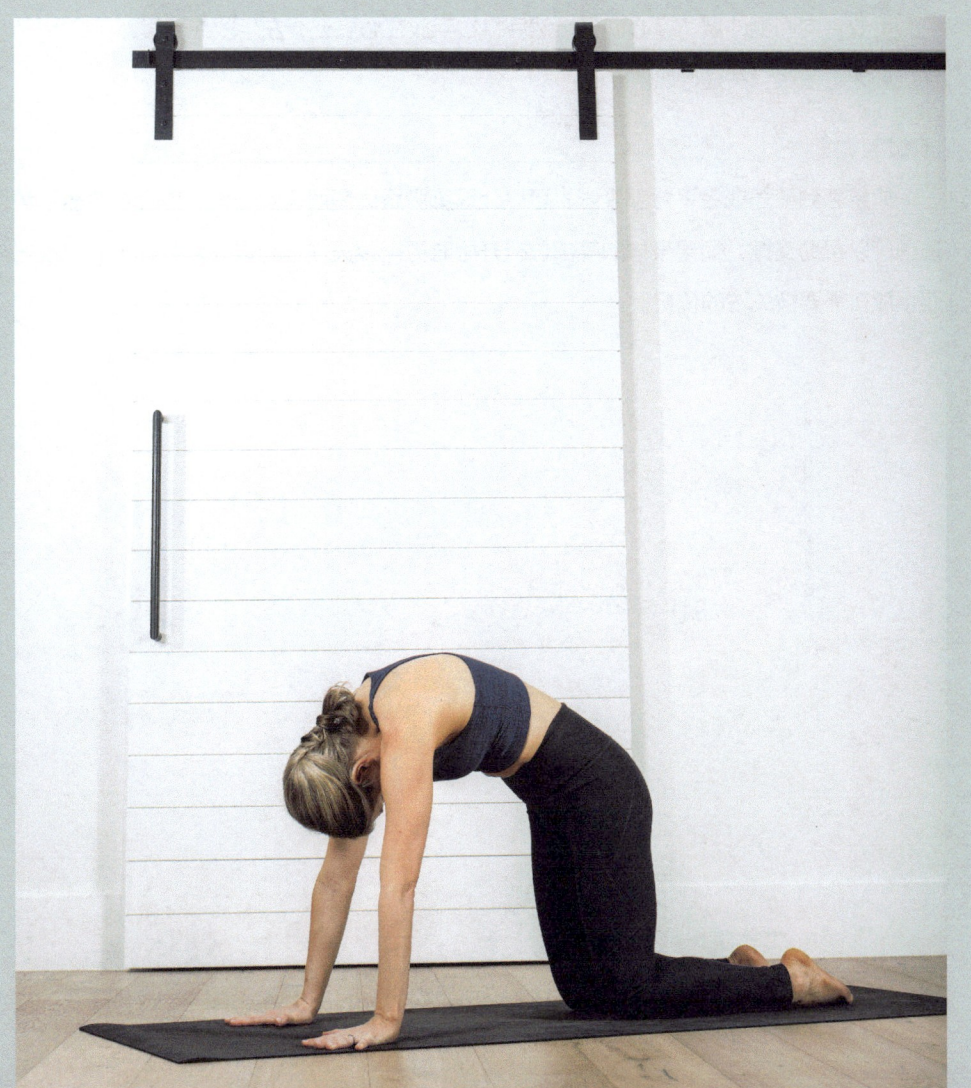

# 仰卧束角式

## Supta Baddha Konasana

### 体式信息

　　这是一个经典的恢复性中和体式，也称仰卧蝴蝶式，这个体式让身体仰卧在垫面上放松，能够平复神经系统。它能够打开和刺激腹部器官和心脏，拉伸大腿内侧和腹股沟。在开始练习时可以感受瑜伽垫支撑起你的整个身体，或者在课程进行中或练习结束时把这个体式用作放松体式。

### 标准

- 仰卧，双脚脚底并拢，膝盖向外打开。
- 尾骨朝向脚跟拉长，延伸并放松下背部。
- 双臂向两侧伸展，掌心向上，然后将右手放在心脏处，左手放在下腹部。
- 闭上双眼，关注呼吸。

### 改编与调整

　　如果感到膝盖或者下背部紧张，可以让双脚脚跟离腹股沟远一些，或者在膝盖下垫瑜伽砖以帮助支撑。如果身体的某部位在开始时更需要关注，可以在调整呼吸的时候把双手放在需要被关注的位置。

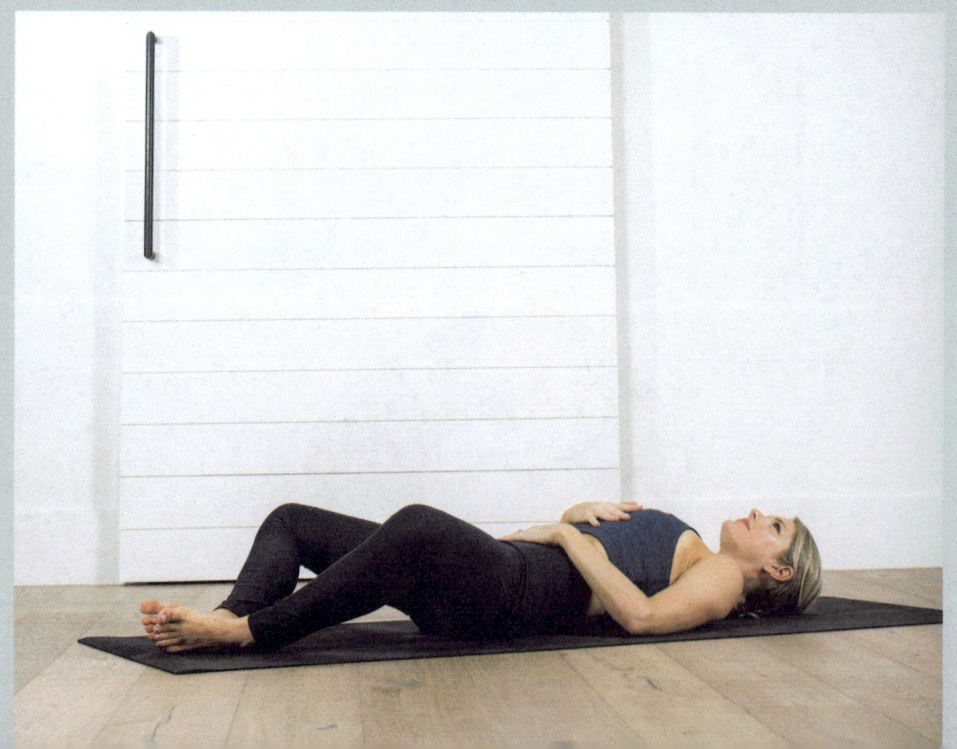

# 仰卧扭转式

## Jathara Parivartanasana

### 体式信息

在该体式中轻柔地扭转身体能够放松中、下背部，并加强这些部位的力量。它可以清洁上腹部内的器官，促进整体的身心健康。这是一个很好的起始体式和结束体式。

### 标准

- 仰卧，将左膝轻轻拉向胸前，右腿伸展，弯曲脚趾。
- 右手扶住左膝，将左膝扭转向瑜伽垫的另一侧。
- 左臂伸长，眼睛看向左肩方向。
- 吸气，拉长身体侧面。
- 呼气，牵引肚脐向后，朝向脊柱方向收回，从中心处开始扭转。
- 放松，回到中心位，另一侧重复。

### 改编与调整

- 鹰腿扭转式。仰卧，左腿绕过右腿大腿，形成鹰腿式。两条腿均向右扭转，眼睛看向左肩前方，左臂向外伸直。右手放在左腿上，帮助加深扭转。换到右侧重复。

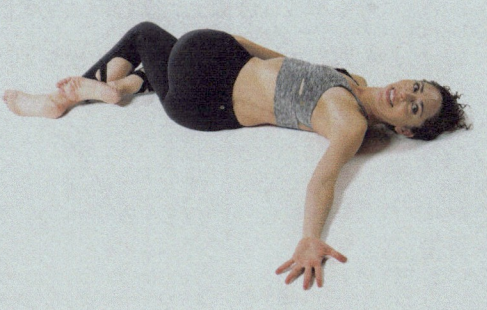

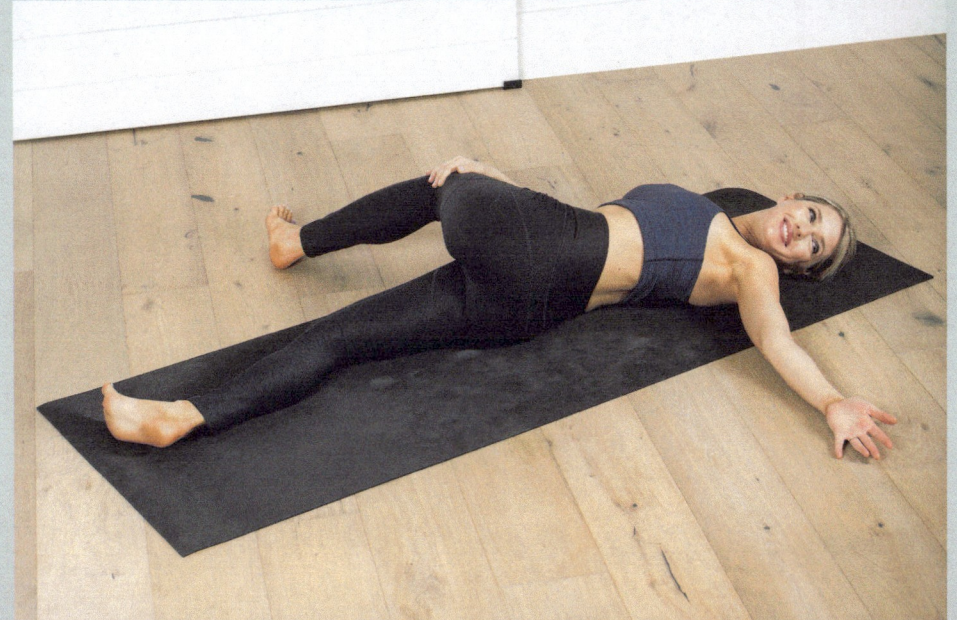

# 简易坐式
## Sukhasana

### 体式信息

简易坐式是开启练习的绝好体式，也是连接头脑思想与身体感受的纽带。它是坐姿冥想的主要体式。这个体式能够平静头脑、拉伸背部肌肉和加强脊柱的力量，打开髋部，拉伸膝关节和踝关节。在简易坐式中，坐骨向下压、胸部向上提，形成健康的整体姿势，从而让你产生牢牢扎根的感觉。

### 标准

- 坐在瑜伽垫、瑜伽砖或者毯子上。
- 小腿交叉，双膝向外打开，双脚分别放在对侧膝盖下方。双脚和骨盆之间保持舒适的距离。髋部向下压，下半身下沉、坐稳。
- 头顶向上延伸，拉长脊柱。
- 手掌放在膝盖上，掌心向上或者向下，也可另外选择自己喜欢的手位。
- 双肩放松，背部下沉，放松面部肌肉。

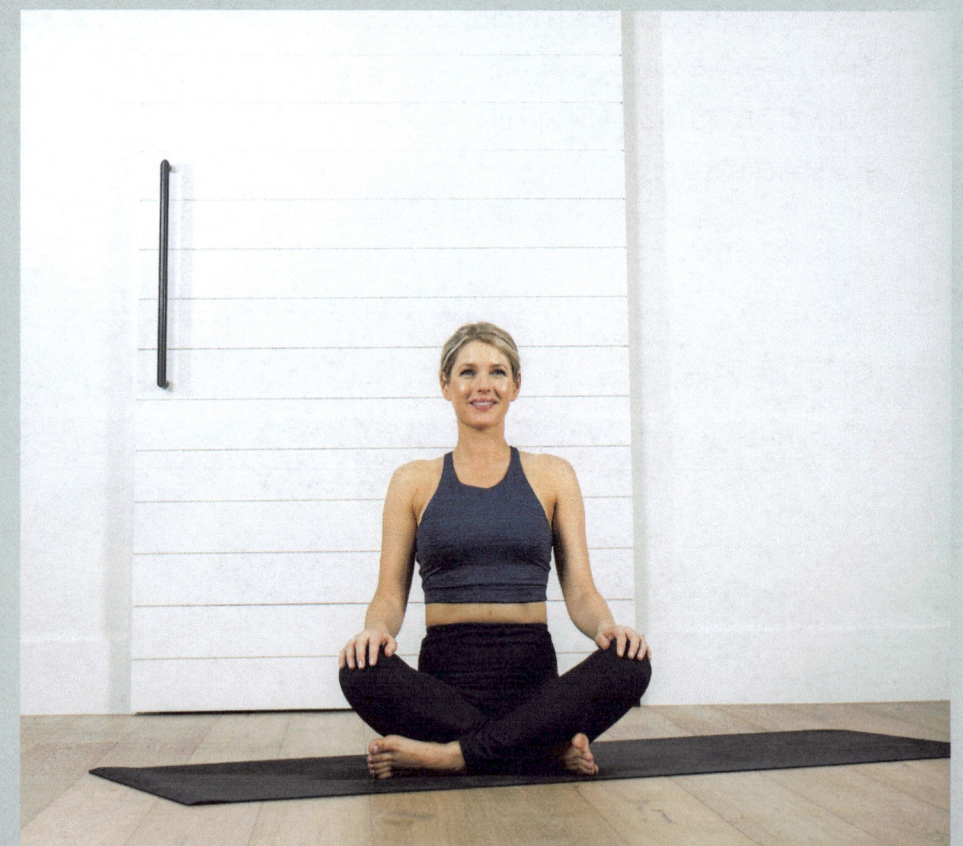

**改编与调整**

如果你长时间没有做过这个体式，或者感到不舒服，可以试着背靠墙坐，或者坐在靠近墙的地方，并在肩胛骨和墙之间放入一块瑜伽砖以帮助支撑。如果你的膝盖感到疼痛，可以在臀部下方垫一块瑜伽砖或者一条毯子，把髋部抬高。

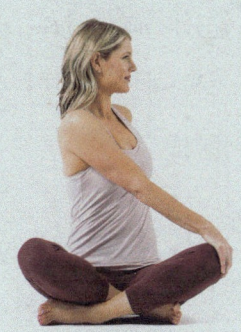

- 简易坐扭转式。右手抓住左膝。左手指尖放在骶骨之后。转动下巴，向左侧肩膀后方看去。伴随着每一次吸气，身体向上拉长，拉伸你的脊柱；伴随着每一次呼气，都将你的腹部内收，从核心处扭转。换右侧重复。

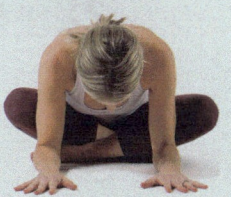

- 简易坐前屈式。小腿保持交叉，双手向前伸出，头部和前胸弯向垫面，上背部和中背部都参与呼吸。

# 穿针式

## Parsva Balasana

**体式信息**

　　穿针式是一种能够打开肩部、胸部和上背部的扭转动作。这个绝佳的体式可以用作起始序列中的动作，也可用作放松体式之后重新整合呼吸的动作，或是作为后弯体式和束角式的准备动作。

**标准**

- 回到桌子式，将右臂紧贴垫面向左侧伸出，右侧脸颊靠在瑜伽垫上。
- 左手稍向前伸出，手指支起，肩胛骨上部向脊柱方向收紧。
- 保持这个姿势，然后放松回到桌子式，换另一侧重复。

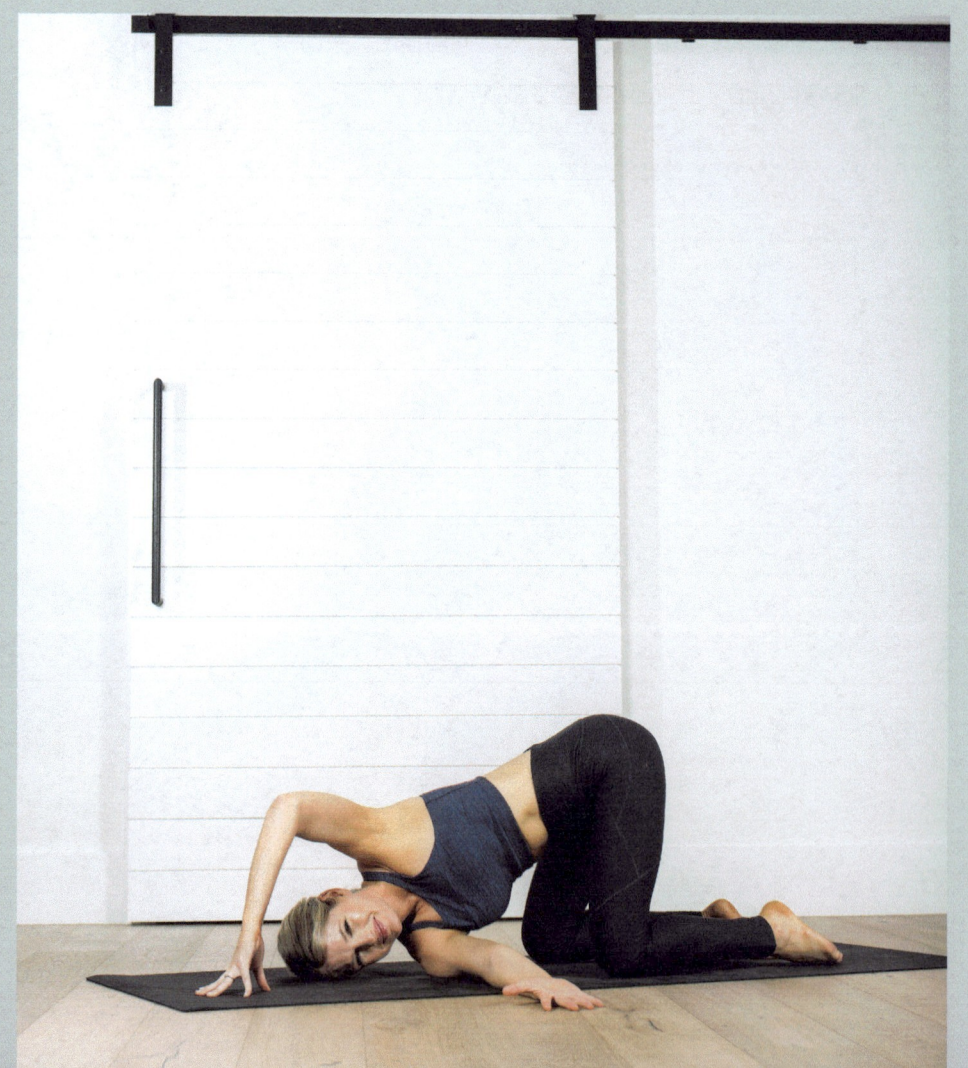

# 膝 胸 式
## Apanasana

## 体式信息

　　膝胸式是舒缓的过渡姿势，可以在练习中的任何时候使用。它能够为下背部创造出空间，帮助缓解消化压力。这个练习让你给自己大大的拥抱，提醒你练习爱自己。

## 标准

- 仰卧，双膝向胸部靠拢。
- 手臂环绕小腿，或在膝盖下方抱住大腿，将自己抱成一个球。
- 双脚勾起，激活脚趾。

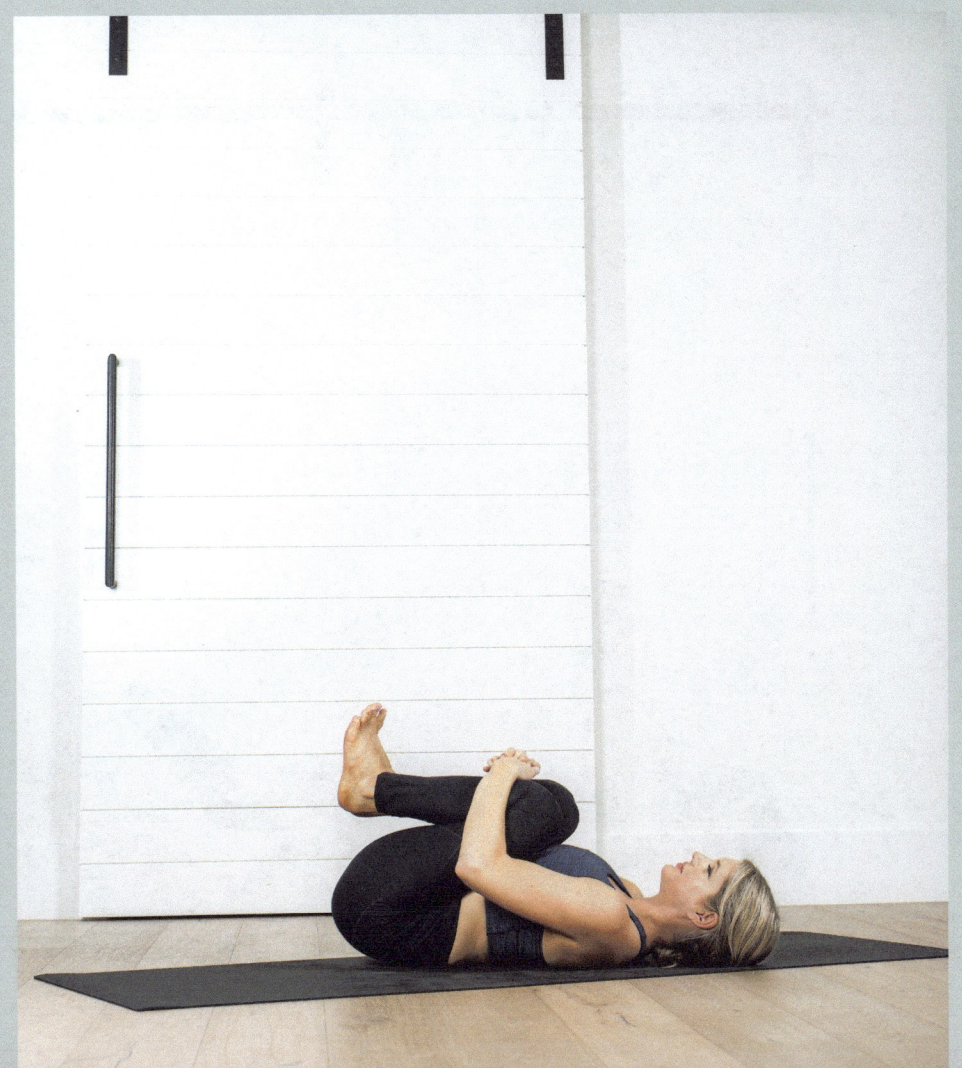

# 滚动式

### 体式信息

　　滚动式是锻炼核心的过渡体式，它能够用在练习当中的任何时刻，是从仰卧姿势起身的过渡练习。

### 标准

- 仰卧，双膝向胸部靠拢。
- 双脚勾起，激活脚趾。
- 在膝盖下方或者小腿前抱住双腿。
- 核心发力，进行从肩部到脚趾的前后滚动。

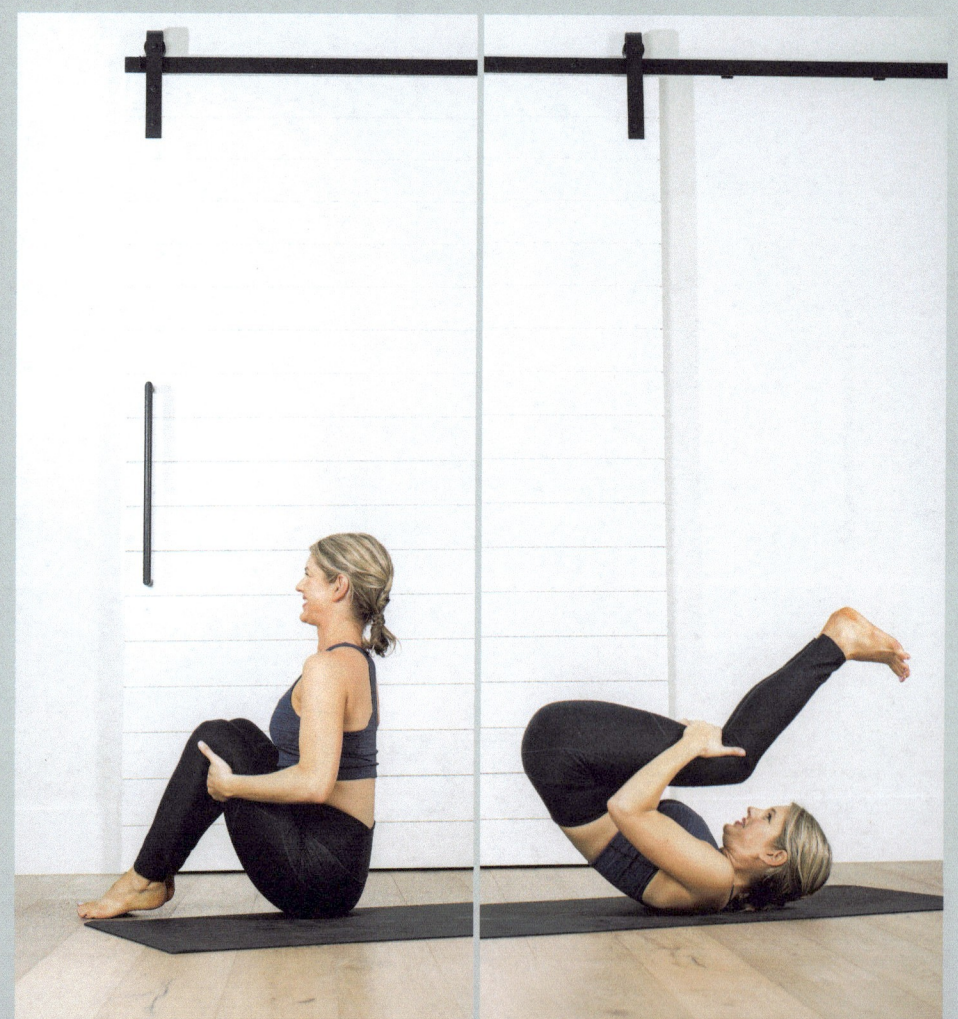

# 英雄式
## Virasana

## 体式信息

英雄式是坐姿冥想的简单替代体式，具有很多使人平静的效果。它能拉伸臀部、大腿、膝盖、双脚及脚踝，改善整个下半身的循环，缓解双腿的疲惫，加强脚部力量。

## 标准

- 膝盖着地，小腿平放在垫面上，脚面接触垫面，脚趾指向瑜伽垫后端，脚跟放在髋部两侧。
- 双脚脚跟之间放一块瑜伽砖、一个靠垫或一条折叠的毯子，坐在上面，抬高髋部，使之稍高于膝盖。确保坐骨坐实且骨盆中立。
- 双膝并拢。双手放在大腿上，掌心向上或者向下，也可根据自己的意愿使用其他手位。
- 抬起双肩靠近耳朵，肩膀向下、向后滚动，扩展胸部。尾骨向地面延伸。
- 眼睛正视前方，闭上双眼，调整呼吸。

## 改编与调整

根据你的需要使用瑜伽砖或毯子帮助抬高支撑面，改善腿部循环，确保膝盖不会疼痛。要想深入体式，可以去掉支撑物，直接坐在双脚之间的垫面上。

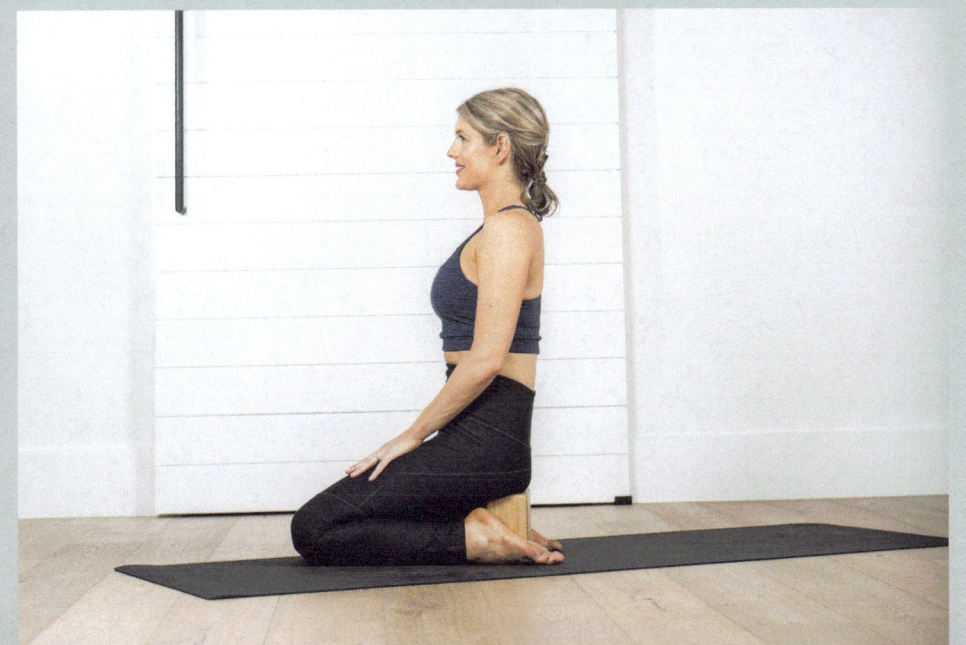

# 热身体式

　　热身体式是全身性的动态姿势，用于开始制造热量、聚焦注意力和产生流。热身体式由拜日式A、拜日式B及它们的变式组成。热身体式能够增强全身主要肌肉的力量，伸展全身的主要肌肉。当连续地进行此序列时，通过连接呼吸与动作，它们就能向全身散布能量。

# 山 式
## Tadasasana

**体式信息**

　　山式能够让你的身体从内而外焕发活力。当双脚向下踩实，脊柱到头顶向上抬升时，你就打开和点燃了身体，让体内的能量流最大化。山式能够打开上半身，如胸腔和双肩，并改善使用智能手机、久坐电脑前和开车等日常生活中的重复行为带来的圆肩问题。利用山式，你可以训练自己的身体，利用自身力量站得更稳。

　　山式是所有瑜伽体式的基础，所有体式都是在山式的基础上建立和优化而成，因此在瑜伽练习的所有体式中都可以找到山式结构。

**标准**

• 双脚并拢站在瑜伽垫前端，双脚大脚趾相互触碰，脚跟稍微分开（双脚分开大于肩宽的距离则为宽距山式）。

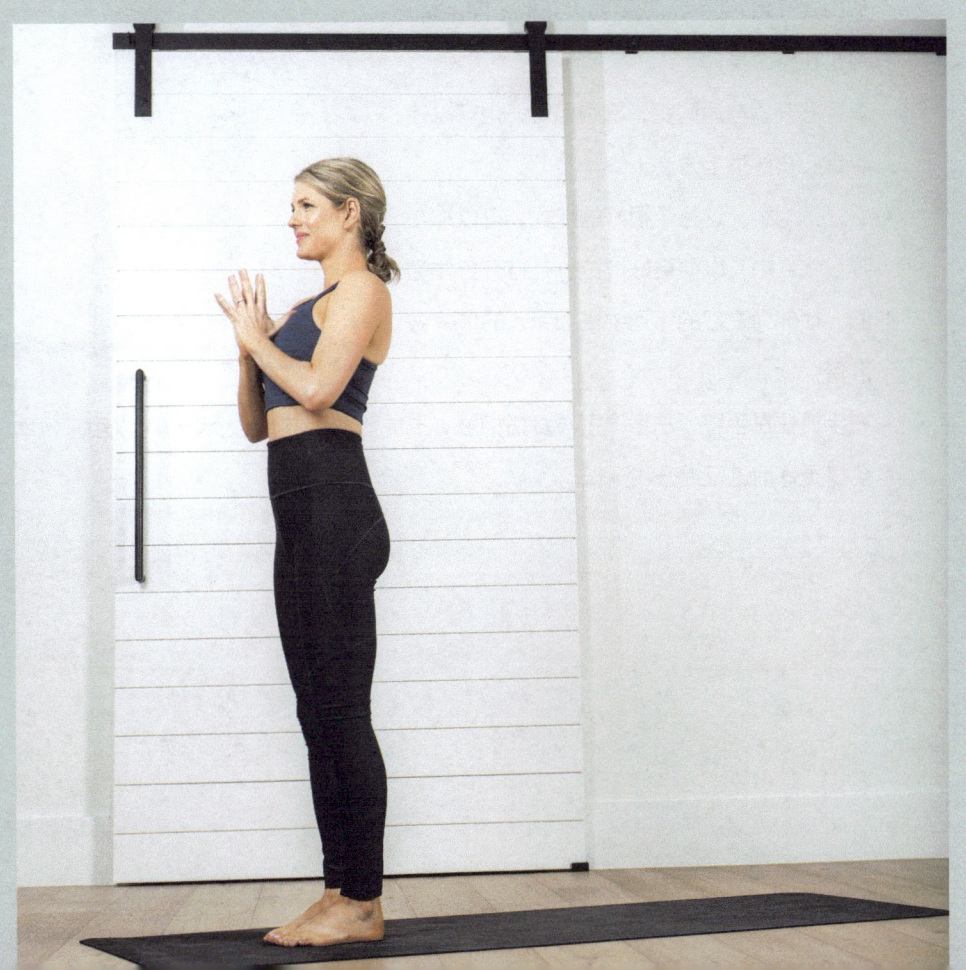

- 双脚的四角向下踩实，头顶向上朝天花板方向延伸。

- 抬起膝盖，股四头肌发力，小腿外侧向内扭转。

- 下腹部向内收紧上提，以核心的上提为起点，再压向垫面。前侧肋骨向内收，伸展中背部。

- 双臂在身体两侧，掌心转而向前或抬起双手，放在胸前，将掌心在胸前中心处并拢，双手合十，这样能加强你全身的连接。

- 眼睛正视前方，脖子伸长并保持中立位。如果双手合十，则将凝视点放在你的指尖。稳定你的呼吸，回到你的中心。

## 改编与调整

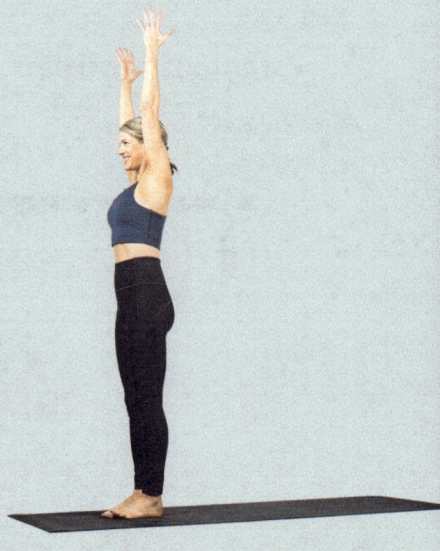

- 手臂上举式。手臂上举式是山式中双臂向上伸展的变式。双脚向下踩实，指尖向上延伸。手臂上举式是传统拜日式A中的一个体式。

- 从山式开始，吸气，双臂朝天花板方向上举，并延长整个身体。

- 双手分开，与肩同宽，掌心相对，也可以让手掌心在头顶上方合十。

- 山式侧弯式。这是个很好的变式，可以加在拜日式A中，以便更好地拉长并打开身体侧面，让你为之后的序列中更加深入的体式做准备。

- 右手抓住左手腕，左手拇指与食指相触，形成智慧手位。这个手位可以用来帮助全身更好地进行提升和延长。

- 呼气，上半身向右倾斜。双脚向下踩实，激活双腿，核心向上提升。左肋释放呼吸空间，同时髋部上提外展，向身体两侧延伸。

- 吸气，上半身回到中立位。双手换位抓握。

- 呼气，上半身向左弯曲。下腹部上提。激活双腿并提升、延长。

- 吸气时，回到手臂上举式。你可以让手掌心在头顶上方合十，让你的身体向上提。

- 开臂扭转式。这个站立扭转式是山式的一个变式。在拜日式中加入开臂扭转式能够激发你的核心并扩展胸部，为练习中的高级体式做准备。

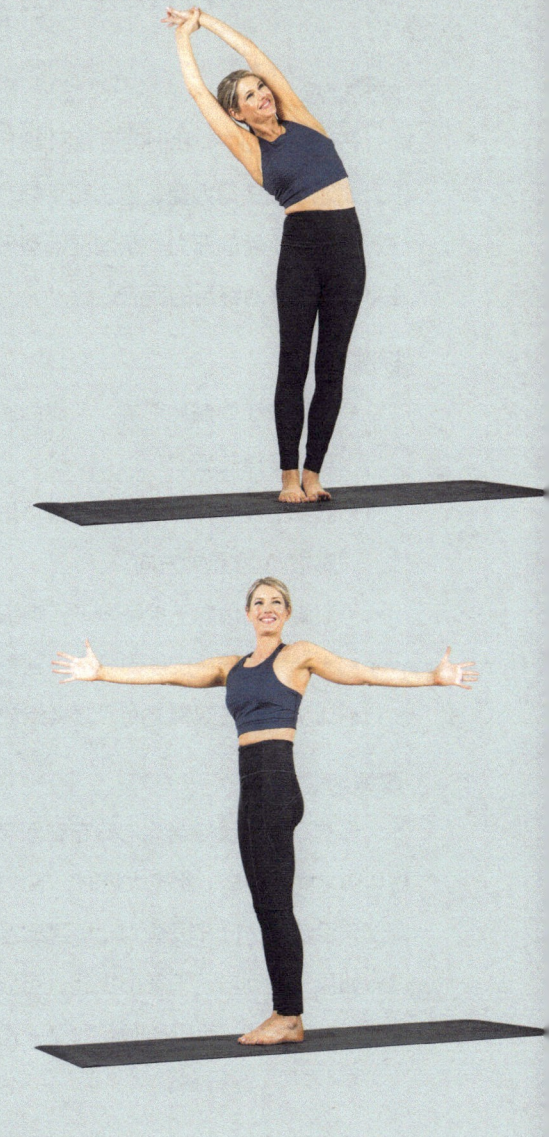

- 吸气，双臂伸展抬高，呼气时扭转上半身。左臂向前延伸，右臂朝向背后。肩膀向背部挤压，双手尽量打开。

- 吸气时，回到中心，双臂均抬高。

- 呼气时朝向另一方向扭转，右臂向前延伸，左臂向后。

- 吸气，回到中心，双臂向上延伸。

- 单腿山式。山式站立，身体一侧的膝盖抬起至髋部，用一只脚保持平衡。这个过渡体式用于力量序列站立和平衡体式之间的衔接。

# 下犬式

## Adho Mukha Svanasana

### 体式信息

在力量瑜伽中，我们会反复回到下犬式，这个体式可以看作是一个动态的基础体式。下犬式能让你获得力量、自由和平静。它能镇静神经系统，锻炼全身的灵活度，减轻脊柱、脚趾和手臂的压力，帮助腿部塑形，还能扩展双肩。当你每次回到这个体式时，应注意检查身体对练习的反应。

### 标准

- 双手放在瑜伽垫前端，与肩同宽或者更宽一点，五指张开，指关节向下压实，尤其是食指关节。
- 髋部上提，伸直双腿，让身体形成一个稳定的倒 V 字形。双脚分开与髋同宽，双脚指向 12 点钟方向。
- 双脚的四角向下接触垫子，脚跟用力朝瑜伽垫下压，股骨向后拉紧。
- 大腿和手臂从皮肤到肌肉再到骨骼，全部绷紧发力。
- 让头部悬在双臂之间。凝视点放在双脚脚踝之间。

### 改编与调整

你的身体重量应当均匀分布在双手和双脚之间，因此你可能需要根据需求加大或缩短手脚之间的距离。距离太近时，下犬式会让你感觉非常紧绷和约束，尤其是在肩部、下背部和手腕处。打开根基，加大手脚之间的距离能够让你更加有力量、更加自由和平静。

如果注意到自己下背部拱起，可以尝试弯曲膝盖，帮助伸长背部。如果需要调整下犬式或基础体式，可以随时回到桌子式或婴儿式。

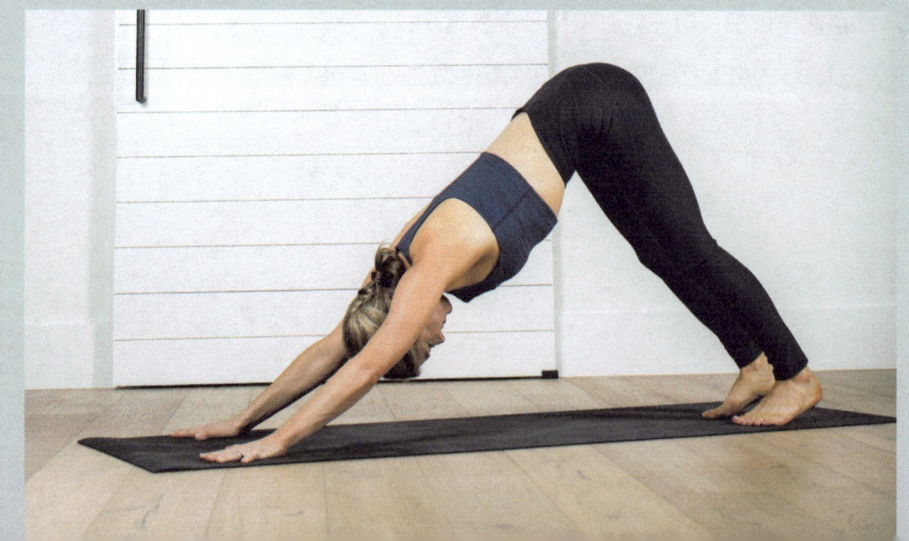

# 单腿下犬式

## 体式信息

单腿下犬式也叫下犬抬腿式，是下犬式的一个现代变式。它强调根基向下扎稳，并从底部向天花板方向伸长。这个体式常被添加于拜日式的变式中，或整合加入到新创串联体式中以加强吸气时的延伸。

## 标准

- 以下犬式开始，吸气时将右腿抬高。从右腿大腿内侧抬起，保持髋部两侧与垫面距离相同，并确保5个脚趾朝向垫面。
- 从核心而不要从外围发力。从右手腕到右脚踝延长。
- 换另一侧重复该动作，保持相同时间，或在每次吸气时增加一个流序列。

## 改编与调整

单腿下犬后弯腿式。如果要加强对四肢的拉伸，可以弯曲所抬腿的膝盖，让两侧髋关节上下堆叠。注意增加骨盆扭转的同时要保持肩部静止。

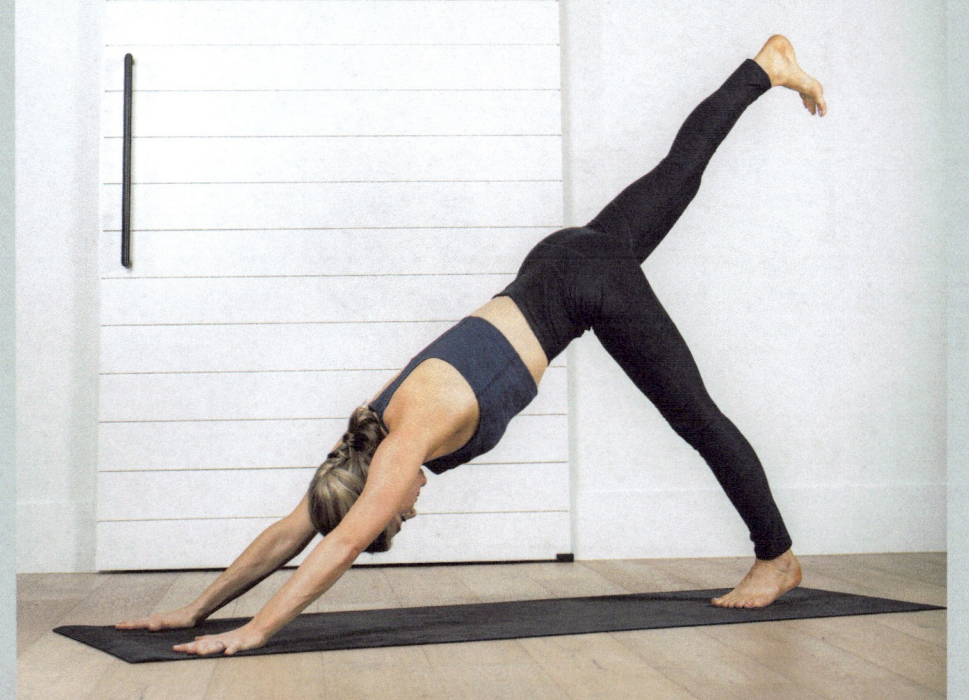

# 半起身式

## Ardha Uttanasana

### 体式信息

　　半起身式能够在进行前屈之前拉伸上半身。它能拉伸腘绳肌和下背部，协调和加强背部和腹部肌肉力量，改善整体姿势。

### 标准

- 从站立前屈式开始，弯曲双膝，手掌滑到小腿上，紧贴双腿。
- 头顶向上延伸，尾骨向后延伸，上半身与瑜伽垫平行。
- 肩胛骨朝背部方向牵引，打开胸腔。
- 眼睛看向垫面，让颈部保持中立位，与整个脊柱呈一条直线。

### 改编与调整

　　根据需要弯曲双膝，同时保持背部平直。如果你的背部或者肩部想要拱起，那就把膝盖多弯曲一点。

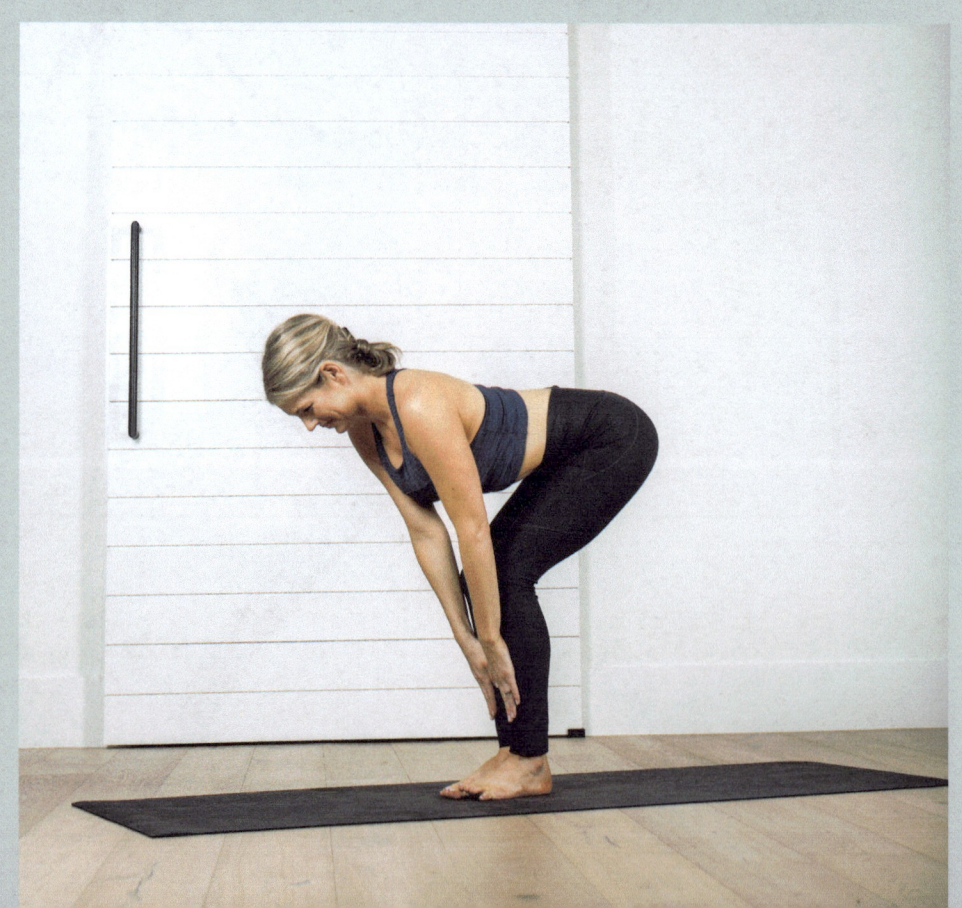

# 站立前屈式
## Uttanasana

**体式信息**

　　站立前屈式能拉伸腘绳肌、小腿和下背部。前屈和倒立动作都有助于为大脑注入新鲜能量和氧气，舒缓神经系统，使其恢复活力。当你放松头部和颈部肌肉时，你便舒缓了上背部和颈部的紧张感，为富含氧气的血液打开了通向大脑的道路。前屈动作能刺激并加强消化器官。抓握对侧手肘的同时保持膝盖略微弯曲的站立前屈式通常叫作布偶式。如果你在这个前屈体式中感到身体僵硬或紧绷，那么可以像在布偶式中一样，适当增加膝盖的弯曲程度，让自己能向下踩实的同时有更大伸展空间。双手十指在背部前方交叉且双臂伸直的站立前屈式叫作站立前屈夹背式。

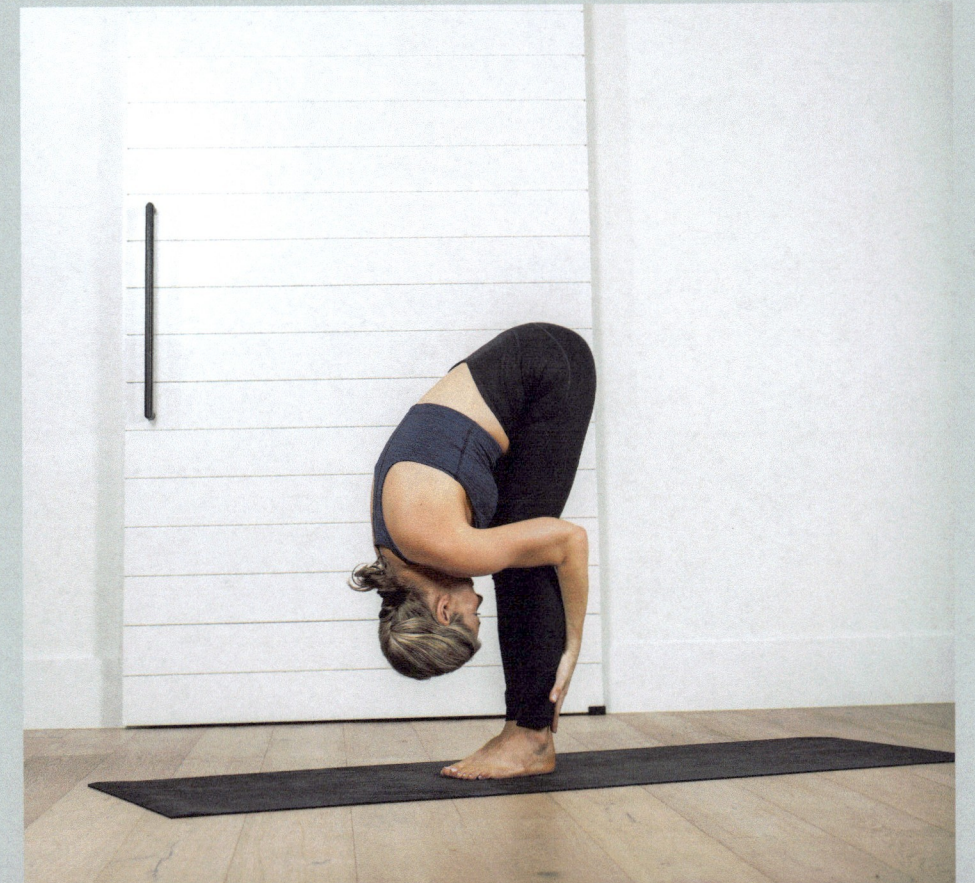

- 站立时可以双脚并拢，也可以分开双脚使其相互平行。双脚的四角向下踩实。

- 以髋关节为轴，让上半身折叠到大腿上，放松头部，向垫面方向自然垂落。肋骨前侧接触大腿。根据需要弯曲双膝以延长下背部。大腿内侧向后旋转。臀部向上伸展，并处在脚跟正上方。股四头肌发力，并提升下腹部。

- 双手放在自己感觉舒适的位置。可以抓住对侧手肘，也可以指尖放在垫面上，还可以十指交叉背在下背部。

- 放松头部，让颈部伸长。保持呼吸，感受空气充满肋骨内的空间。使用具有治愈性的、平衡的呼吸会让你的背部感到舒适。

### 改编与调整

弯曲双膝帮助延伸下背部，并让腿部肌肉加深锻炼。要想保持平衡和获得支撑，可以把指尖放在脚边的瑜伽砖上以帮助支撑。

# 斜 板 式

## Utthita Chaturanga Dandasana

### 体式信息

　　斜板式是一个能够激发活力的姿势，能够让人意识到身体的存在，使注意力集中并产生热量，从而点燃内心的"火焰"。它能建立全身的力量，并协调全身的整体性。斜板式是拜日式和串联体式（见第86页）中的一个体式，可单独用于加强核心力量，也可通过变式来增强强度。

### 标准

- 从下犬式向前移动，让肩部处在手腕正上方，双脚脚跟向瑜伽垫后侧延伸，呈直臂俯卧撑姿势。
- 头顶向前、脚跟向后延伸。
- 双手手掌和手指紧紧压向瑜伽垫，放松胸椎（上背部和中背部）。
- 拇指指向瑜伽垫中央，在锁骨下方展开。
- 尾骨朝脚跟方向延伸，下腹部向上向内提升。激活你的呼吸。

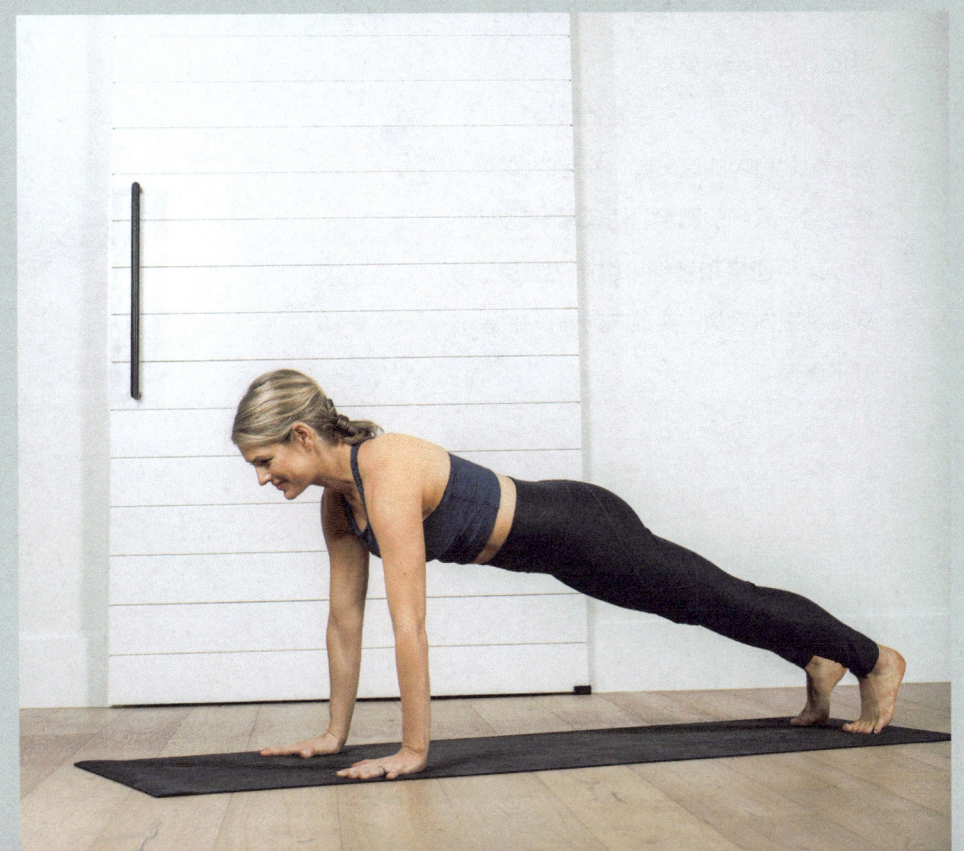

## 改编与调整

要降低斜板式的难度，可以让膝盖降低，靠近瑜伽垫，或者来到桌子式（第52页）。

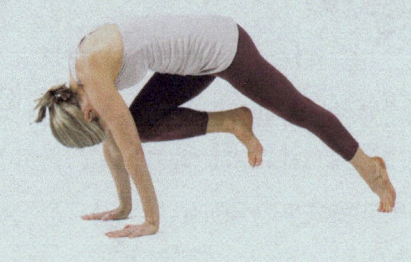

- 斜板卷腹式。在斜板式中呼气，抬起右脚，弯曲右膝靠近鼻子。肩膀保持在手腕上方，上背部拱起。脚跟向上拉起，提升下腹部，向中心挤压。你可以在这个姿势下保持几次呼吸，以产生热量并增强核心力量。吸气时回到斜板式或进入单腿下犬式。

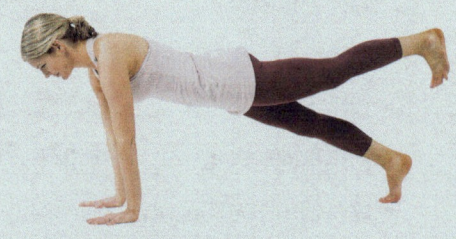

- 三点斜板式。从斜板式开始，一只脚抬离地面，与髋关节齐平。让脚跟踩在身后的墙上，勾起这只脚的脚趾，指向胸前方向。由腿部肌肉牵引骨骼发力，将大腿股骨向髋臼方向牵引。保持5次呼吸，或者将这个体式用于过渡。换另一侧重复。

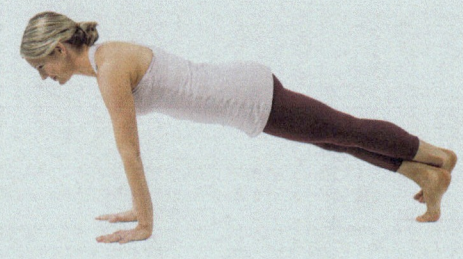

- 脚踝交叉斜板式。一条腿抬起与髋同高，勾起抬起的这只脚。抬起的脚踝绕过另一只脚的脚踝，两条腿一起发力。这种连接和缠绕可以产生力量。双脚脚跟向后蹬，头顶向前伸长并提升下腹部。

# 鳄鱼式
## Chaturanga Dandasana

### 体式信息

鳄鱼式也叫四柱式，能够加强全身整体性和协调性。

### 标准

- 从斜板式开始，双手拇指和食指的关节向下压，手掌伸平。
- 眼睛看向瑜伽垫前方，脚趾下压。呼气时，身体下降一半高度，让肩膀与手肘处于同一平面。
- 手肘处应当呈90度角。手臂夹紧身体，拉向背部，打开胸部。
- 下腹部发力，双腿收紧，让自身的重量均匀地分布在全身。
- 将尾骨朝脚跟方向下压。

### 改编与调整

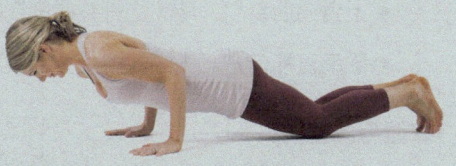

如果要对该体式进行改编，可将双膝落下放在瑜伽垫上。在鳄鱼式中，肩部通常会向前拱起，臀部也会向上抬起。这会让身体分解成上下两个部分，让你失去力量，并让肩部和肩袖承受巨大的压力。所以当你的膝盖落在瑜伽垫上时，保持胸腔打开、侧身延长。尾骨向下延长时，下腹部向上向内抬升。让全身作为一个整体运动时，降低身体高度进入改编的鳄鱼式，手肘弯曲约为90度角。你还可以把下半身降低落到瑜伽垫上，从而过渡至眼镜蛇式而非上犬式。

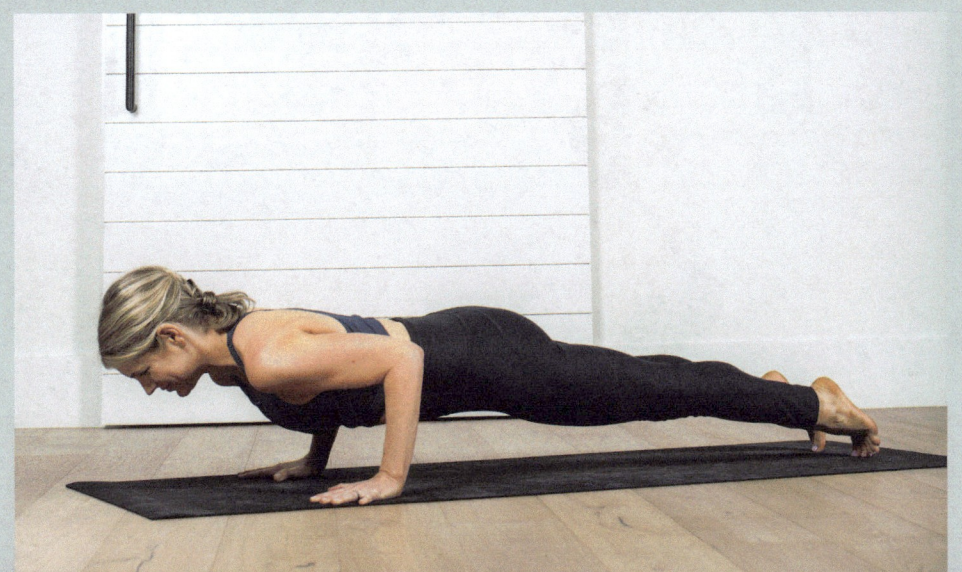

# 上犬式

Urdhva Mukha Svanasana

## 体式信息

上犬式是串联体式中的一个主动后弯体式，能够打开整个身体前侧，激活手臂、肩膀和背部的肌肉，让双腿发力。它还可以扩展胸部，使你能更加深入地呼吸，更好地促进流。

## 标准

- 以俯卧姿势开始。手掌按压在瑜伽垫上，拇指向后移动来到下部肋骨两侧，手肘位于手腕上方。双脚分开与髋同宽，脚背下压。在串联体式中，我们会从鳄鱼式过渡到上犬式。
- 手掌向下压实，伸直手臂，将上半身推离地面，让肩膀在手腕上方。
- 上臂向后牵引，胸部抬升并扩展胸腔。股四头肌和腹肌发力，将大腿抬离地面。
- 眼睛直视前方，下颌保持中立或眼睛看向天花板。

## 改编与调整

如果你的肩部向前耸起或者大腿下落到垫面上，则上犬式会使你感到紧张和束缚，因为你的身体不是打开的。调整时用力下压指关节，上臂骨骼向后拉，扩展胸腔。脚背下压，小腿外侧内转，将大腿抬离瑜伽垫。然后双手下压，伸直手臂，眼睛看向上方。

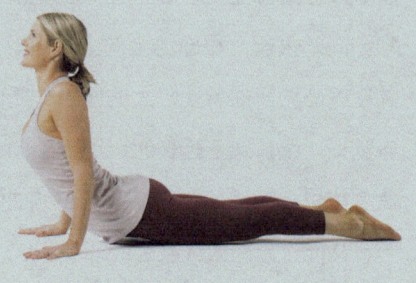

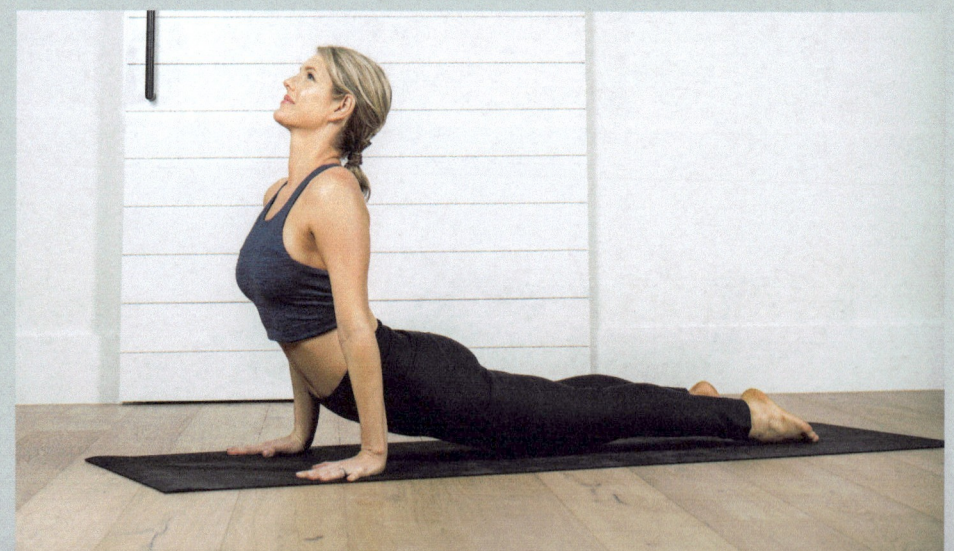

# 眼镜蛇式

## Bhujangasana

## 体式信息

眼镜蛇式帮助加强背部肌肉力量，建立上犬式所需的身体意识。如果你正处在上犬式中，想要将双腿放在垫面上放松，那么眼镜蛇式正是一个很好的变式，它能够在力量瑜伽的很多串联体式中让下背部和肩部健康。

## 标准

- 从斜板式开始，将整个身体下落到瑜伽垫上。
- 脚趾不再蹬地面，脚背和脚趾下压，使腿部肌肉绷紧。
- 手掌向后移动，让拇指对齐肋骨下端。
- 吸气时身体背部发力，胸部卷起向上。
- 眼睛看向瑜伽垫的前端，脖子保持中立。

## 改编与调整

要改编该体式并提升上背部力量，请将手掌抬离垫面，肩胛骨朝脊柱方向挤压。

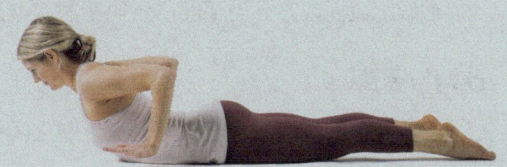

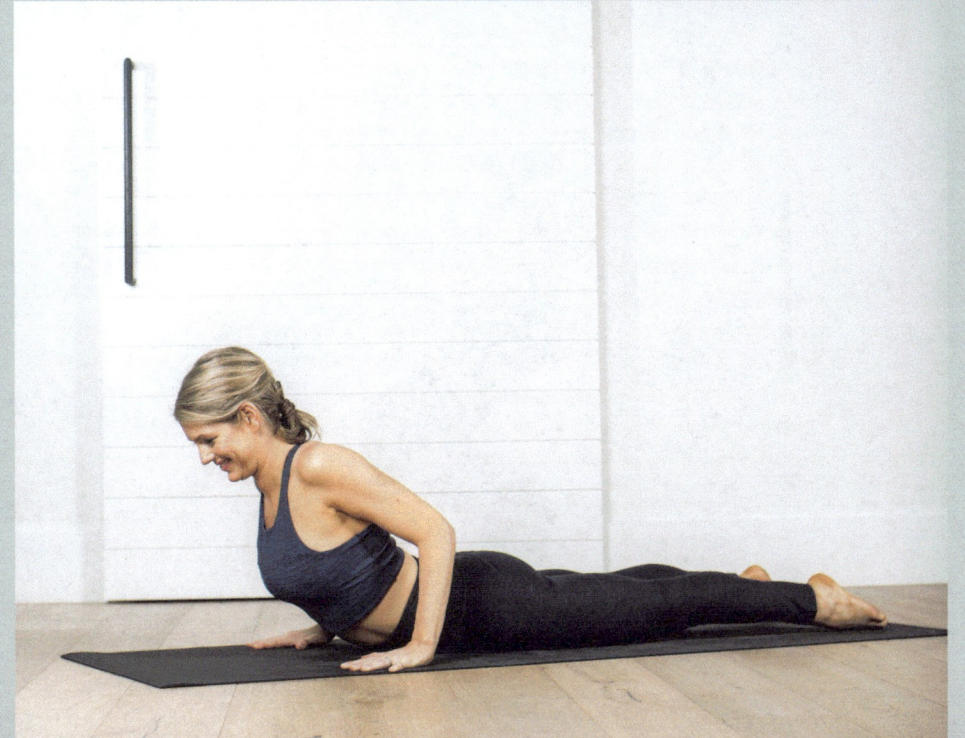

# 幻椅式

## Utkatasana

### 体式信息

　　幻椅式用于塑造腿部和臀部肌肉，从而产生内在热量和耐力。该体式能够促进新陈代谢，提升心率。幻椅式非常强大，使我们学会在紧张中放松，并以稳定和饱满的呼吸面对压力。

### 标准

- 从站立前屈式开始，双脚并拢，双脚大脚趾在瑜伽垫上相互接触。深度弯曲膝盖，好像坐在一把椅子上。
- 双脚的四角牢牢踩实地面。吸气时提升胸部，手臂伸向天花板。
- 双手分开，与肩同宽，轻微扭转，让双手的手掌相对，从而让上背部更加伸展，让肩膀放松向下。
- 眼睛直视前方。当腿部产生热量时，继续保持稳定、平衡的呼吸。

### 改编与调整

　　要加强腿部和核心力量，可以在大腿之间夹一块瑜伽砖，使全身向中心线收紧。

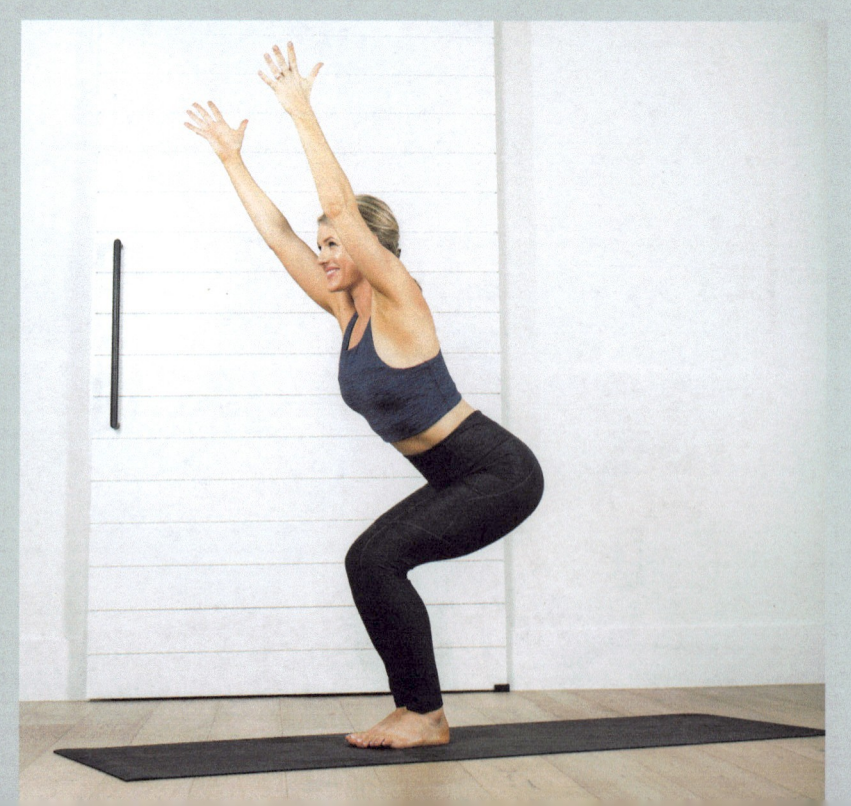

# 战士一式

## Virabhadrasana I

### 体式信息

这个动态体式能够加强全身整体性，激活全身。它能加强双腿力量、打开髋部，为其他练习做准备。战士一式给予你一个机会，让你展示生活中所有用于支撑的事物。在力量中发展自己的呼吸和空间。

### 标准

- 从下犬式开始，呼气的同时，利用核心力量，左脚向前踏出一步。
- 右脚脚跟转向瑜伽垫后方，脚外缘在垫面上踩实。双脚脚跟向一条直线靠近，激活双腿。吸气，抬升胸部，手臂举过头顶。
- 前膝深深弯曲，让膝盖停在脚踝上方。
- 从髋部到双脚发力，向垫面方向踩实。

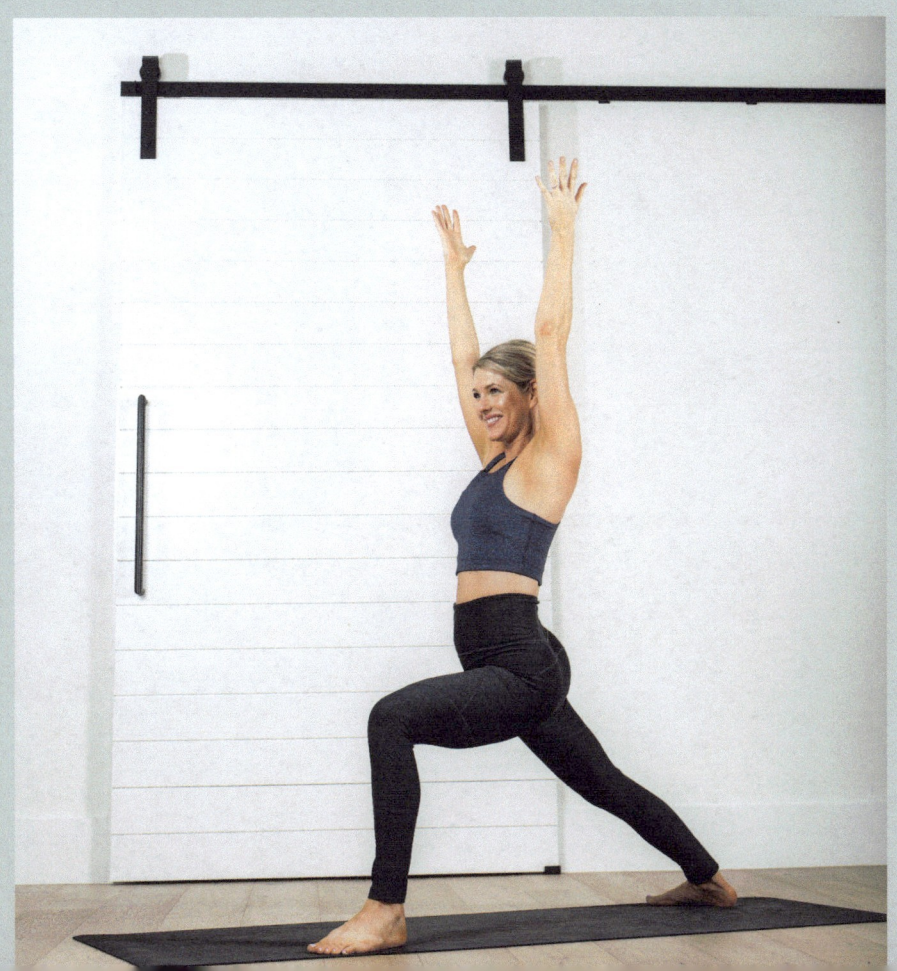

- 努力使髋骨和肋骨向前。尾骨下沉，下腹部向上向内提升。

- 从腰部开始向上拉伸，直至指尖。

- 将力量注入这个动态体式的同时深深地呼吸。换另一侧重复。

### 改编与调整

调整后脚，探索最适合你的角度。尝试着让脚趾指向瑜伽垫外侧，与之呈90度，并注意感受。然后尝试60度和45度，哪个角度最能让你感受到连接和后腿上的力量，就使用那个最让你充满力量的姿势。

如果髋部感到紧张，可以试着让双脚脚跟分别靠近瑜伽垫外侧，增大脚跟之间的距离。脚跟分开更宽可以加深扭转，让你的髋部前倾。记住，标准提示能帮助你创造让自己感觉最有力量的姿势。

# 起始序列

　　起始序列可以是一个体式，也可以是连在一起的几个简单体式。起始序列能通过增加简单的动作轻柔地打开身体，让你进一步与呼吸连接。在练习开始时每组体式都可用于帮助你回归中心，让身体和思想做好准备。这些体式不仅可以在课程开始时使用，还能被整合入练习过程中的其他部分，或将其用于放松和恢复。所有序列均应先从右侧开始，然后在左侧重复。起始序列收尾时应当站在瑜伽垫前端进行山式，将双手放在胸前。

　　起始序列能够引入精妙姿势和动作，它们可以整合进你整个的练习。开始时，全神贯注地让你的身体和呼吸合为一体，并在拜日式和动态序列之前唤醒你的身体。练习刚开始时并不是冲刺或者强迫自己做任何事情的时候。想要让整个练习的收益最大，你就需要在开始时让身体和思想产生连接。否则，瑜伽就成为你可以从清单上划掉的一项事情了。身体和呼吸的协同能够让你在这项练习中全神贯注，回归当下。

　　我们从头顶开始进行起始序列，然后延伸至全身。练习的时间长度根据你的需要而定，目标是让你的身体、精神和思想合而为一。我建议进行 1~5 分钟起始序列，起始序列中的每个体式保持 10 次呼吸或更多。以下起始序列只是指导，因此你可在时间允许的情况下根据自己的需要对其进行改编。

## 起始序列示例1

这个起始序列能够帮助你关注自己的根基。

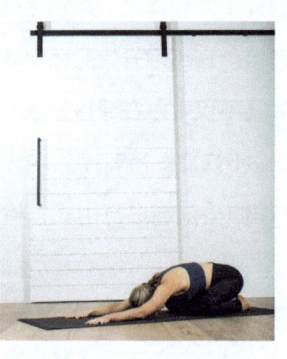

**1** 婴儿式
（第51页）

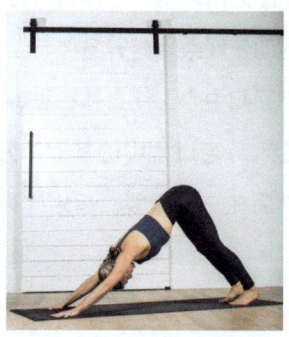

**2** 下犬式
（第68页）

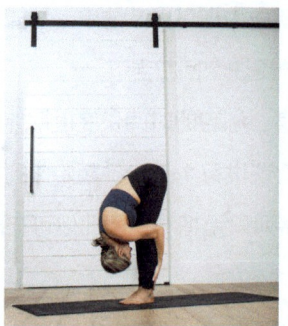

**3** 站立前屈式
（第71页）

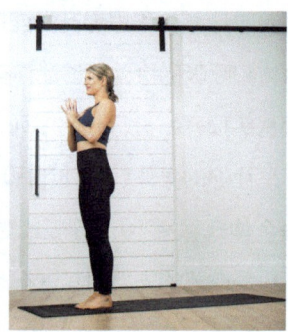

**4** 山式
（第65页）

## 起始序列示例2

这个起始序列能帮助你舒展脊柱，放松背部和颈部肌肉。

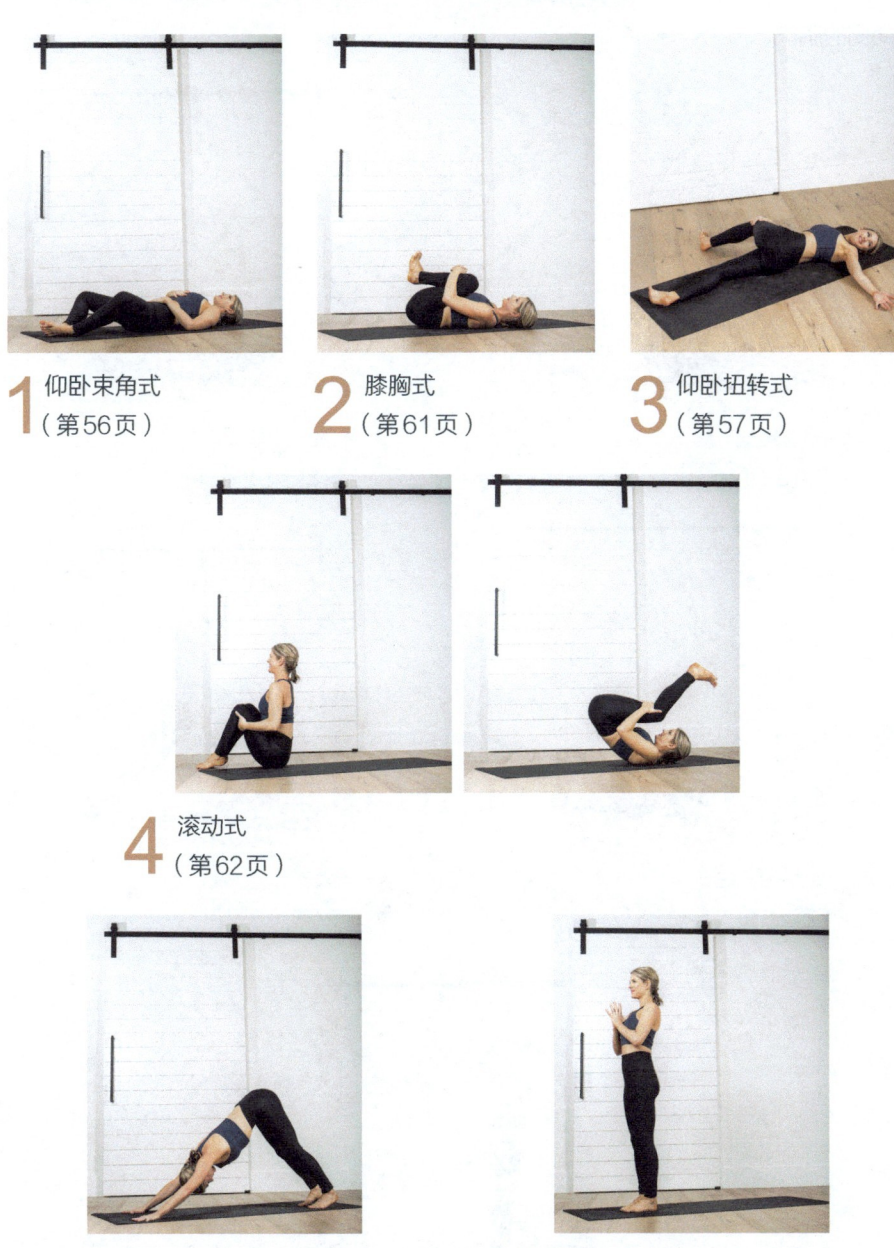

1 仰卧束角式
（第56页）

2 膝胸式
（第61页）

3 仰卧扭转式
（第57页）

4 滚动式
（第62页）

5 下犬式
（第68页）

6 山式
（第65页）

## 起始序列示例3

在这个起始序列中，你将通过静坐帮助自己进入呼吸和身体，并开始延伸和放松脊柱两侧的肌肉。

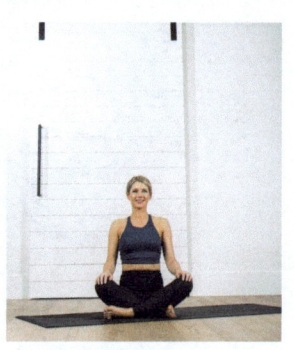

**1** 简易坐式
（第58页）

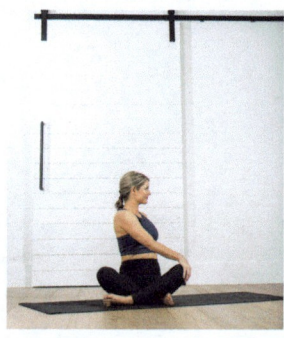

**2** 简易坐扭转式
（第59页）

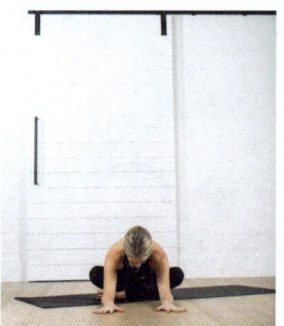

**3** 简易坐前屈式
（第59页）

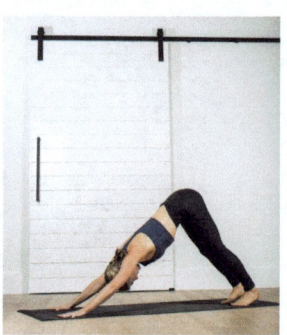

**4** 下犬式
（第68页）

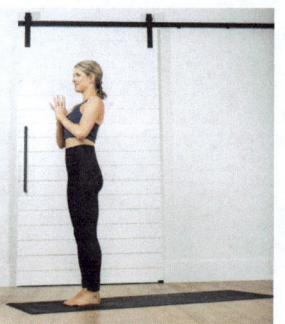

**5** 山式
（第65页）

## 起始序列示例4

这个起始序列能使你与臀部和腿部的深层肌肉产生连接和感觉。

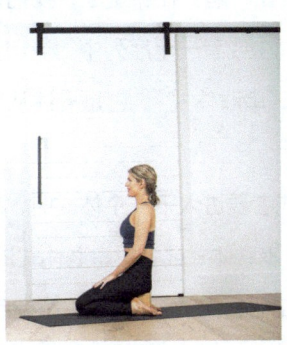

1 英雄式
（第63页）

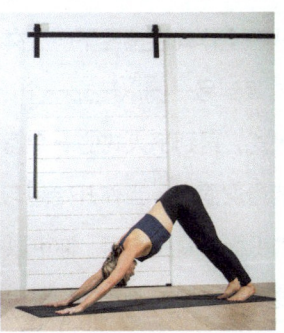

2 下犬式
（第68页）

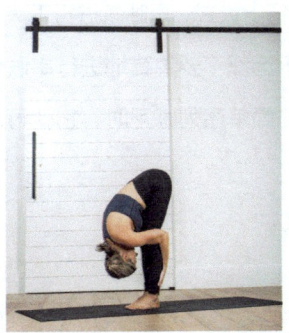

3 站立前屈式
（第71页）

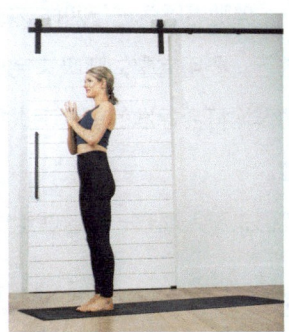

4 山式
（第65页）

# 串联体式

　　串联体式的意思是"流"，它将呼吸与动作连接在一起。在课堂上，我们通常用它来描述从一个体式连接至下一个体式。例如在拜日式中或者一个序列中，当老师引导你从一侧过渡到另一侧以建立一个序列时，通常会说"串联体式"。它是描述从鳄鱼式过渡到上犬式，再到下犬式的一个速记短语。

　　从能量层面上，当你开始练习身体另一侧体式或者要进入下一个体式时，串联体式可以起到积极的复原作用。你可以根据需要随时省略串联体式或者对串联体式进行调整。例如，要降低练习的强度，你可以省略鳄鱼式；要加大热量，可以增加几个俯卧撑。

　　本书的体式描述和序列描述中，我将引导你进行身体一侧的练习，然后你可以选择进行一个串联体式，之后在身体另一侧进行相同的体式或序列。力量瑜伽中，我们会重复串联体式——伴随着呼气进行四柱支撑式，然后吸气进行上犬式，再呼气进行下犬式……如此反复进行。要用完整的呼吸来完成每一个体式，永远都不要急躁地进行串联体式。当呼吸和动作均符合标准的前提下进行这个重复体式的简单序列练习时，它就可以带来力量与和谐。

　　让我们来深入观察一下这些组成串联体式的体式。

## 串联体式

**1** 呼气：四柱支撑式。

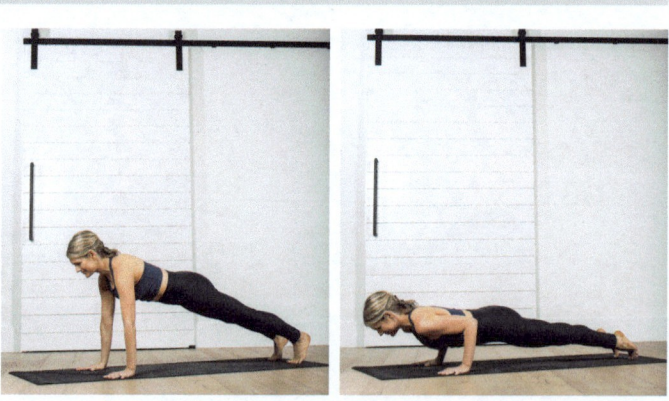

　　四柱支撑式是从斜板式到鳄鱼式之间的动作。从斜板式开始，脚趾下压，肩膀位于手腕上方。下降到鳄鱼式之前，这个向前的动作能够让你的肩部和下背部保持打开的状态。尾骨朝脚跟方向延伸，核心发力，脚趾指向前方，逐渐让上半身和下半身处于同一水平线。眼睛正视前方，不要向下看，这样有助于打开胸部和肩部。注意是用眼睛看，不要把整个头都抬起来。肩膀下沉，使手肘处呈90度夹角，但肩膀不能低于手肘。身体越低，进入上犬式所需的按压力量就越大。保持颈部伸长，并与脊柱保持在同一水平线上。如果需要对这些体式进行改编，可以将膝盖放到地面，形成改编版的斜板式，或者降低身体，将全身贴在垫面上，让腹部和胸部全部落到瑜伽垫上。

**2** 吸气：上犬式。

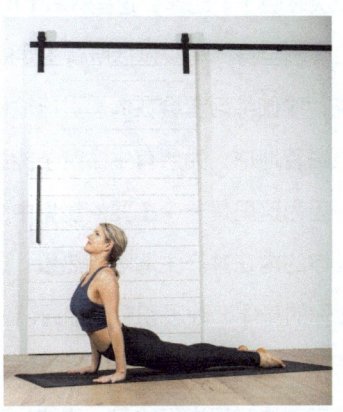

肩胛骨朝脊柱方向内收，降低背部，胸骨抬升，朝天花板方向打开胸部，让呼吸最大化。上犬式中，你的双手和脚背就是根基。其他部位，包括股骨，都要发力抬离瑜伽垫。如果需要进行改编，可以把所有部位都落到垫面上，进行眼镜蛇式，双脚脚背向垫面方向压实，并伴随吸气抬升胸部。你还可以抬起双手，锻炼上背部力量。

**3** 吸气：下犬式。

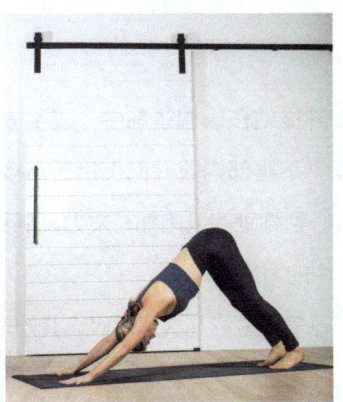

上提髋部，回到下犬式。这个动作从核心开始，即你的中心。你可以双脚同时过渡，也可以一次一只脚地进行。双脚的四角向下压，大腿向后压。头部跟随身体其他部位移动，凝视点落在双脚脚跟之间。如果需要改编这个体式，可以先向后来到婴儿式，然后再起身来到下犬式。

# 拜 日 式

拜日式是热身动作，可以用在所有力量瑜伽练习中。拜日式是起始体式和起始序列。串联体式在拜日式A和拜日式B之间进行。这些基础的动态序列在呼吸的节奏中伴随着流进行——1次呼吸1个动作。这些体式和序列会带动全身，能让心跳有力、促进循环，从而打开和唤醒全身，其中包括所有主要的关节，让身体为整个练习做好准备。

根据瑜伽传统，瑜伽练习者会在清晨进行瑜伽练习，以汲取太阳的力量，并向新的一天致敬。太阳照耀着地球，为所有生命赋予能量。拜日式中的动作设计用于唤醒肚脐中心周围的能量，因为这里是一个主要的能量中心，向全身散发着能量。拜日式培养向内的注意力，激发你的内在并产生清洁的热量。这些积极的序列能让你与呼吸同步，获得恢复的力量，让你的身体、呼吸和意图相通。

你可以在每天清晨的练习中进行几分钟拜日式练习，并把拜日式加入更长的练习中，或者在你需要活力的时候进行练习。传统的阿斯汤加瑜伽串联体式练习中，人们会进行5次拜日式A和5次拜日式B，并在A、B练习之间进行5次呼吸时长的下犬式。在力量瑜伽练习中，你可以根据自己的目标和每次练习的时间对这些序列进行改编。然而，我建议你始终在练习当中加入拜日式A和B，谨记瑜伽传统当中的智慧，在深入练习之前使用拜日式打开和唤醒你的身体。

## 拜日式A

开始时，双脚并拢站在瑜伽垫前端，双手放在胸前中心。双脚的四角努力压向垫面，腿部肌肉绷紧，下腹部内收并向上抬起。核心上提的同时，身体后侧向下压向垫面。你会感觉从核心到脚趾的肌肉都在发力，感受双腿向下扎根的感觉，同时胸腔向上提升，唤醒你身体内的力量。

用鼻子吸气、呼气，进行几次深呼吸，开始形成喉式呼吸，旨在平衡吸气和呼气之间的节奏和气流。开始运动之前，闭上双眼，花一些时间为你的练习设定意图。当你确立了能量目标后，每一次呼吸和运动都将有的放矢。进行拜日式A的运动时，请保持通过鼻子进行呼吸。

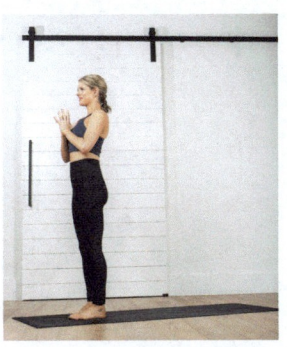

1 山式，在胸前双手合十

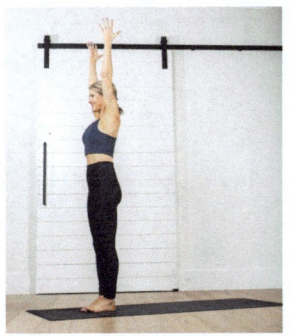

2 吸气：手臂上举式

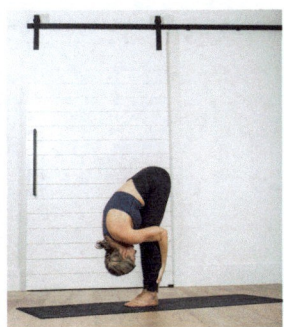

3 呼气：站立前屈式

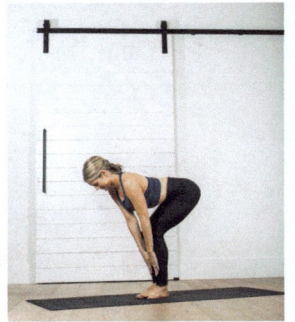

4 吸气：半站立前屈式

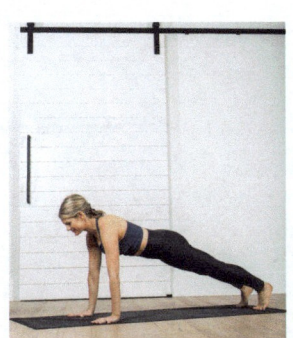
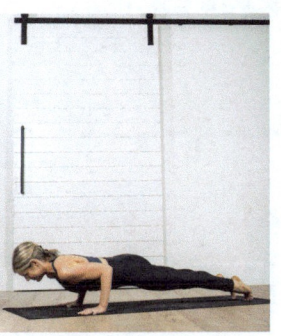
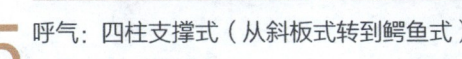

5 呼气：四柱支撑式（从斜板式转到鳄鱼式）

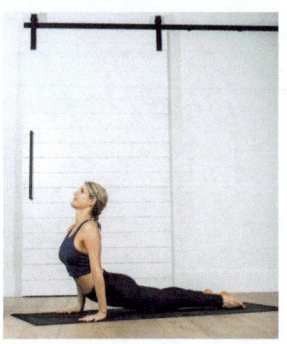

6 吸气：上犬式

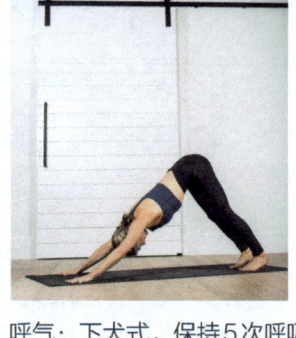

7 呼气：下犬式，保持5次呼吸

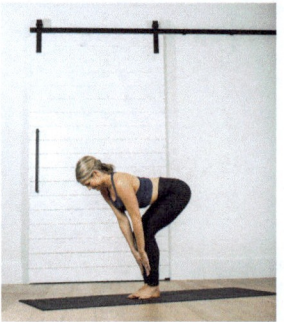

8 第5次呼气后，向前跨出一步或者跳到瑜伽垫前端

吸气：半站立前屈式

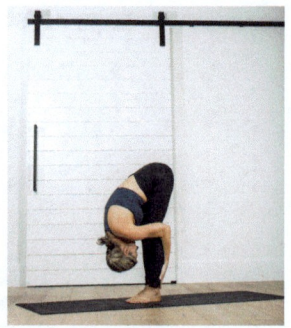

9 呼气：站立前屈式

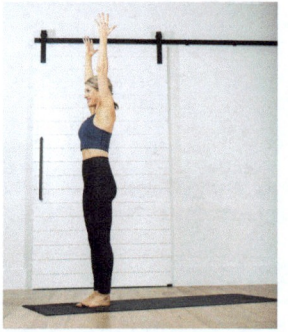

10 吸气：手臂上举式

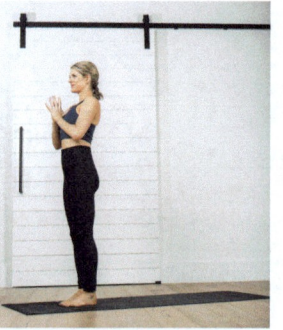

11 呼气：山式，在胸前双手合十

当你感觉完成拜日式A练习后，停下来，在胸前双手合十，闭上双眼，进行几次深呼吸。如果你设定了意图，就把意图带回到脑海，让意图的能量引导你进入练习的其他部分。

## 拜日式B

完成拜日式A后，再继续进行拜日式B。

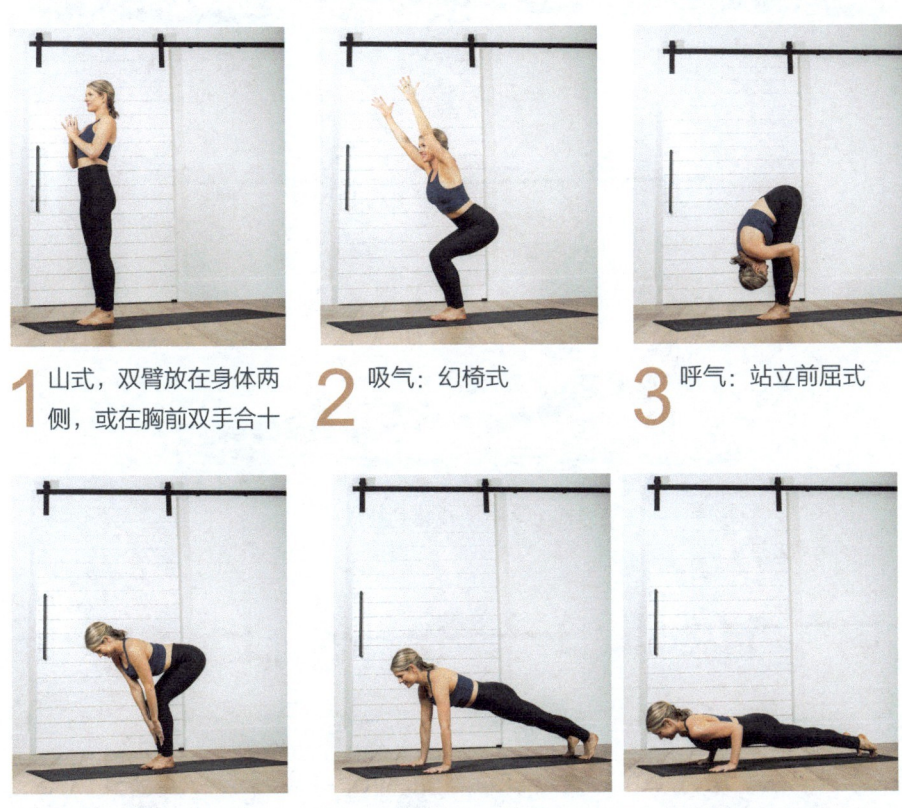

1 山式，双臂放在身体两侧，或在胸前双手合十

2 吸气：幻椅式

3 呼气：站立前屈式

4 吸气：半站立前屈式

5 呼气：四柱支撑式（从斜板式转到鳄鱼式）

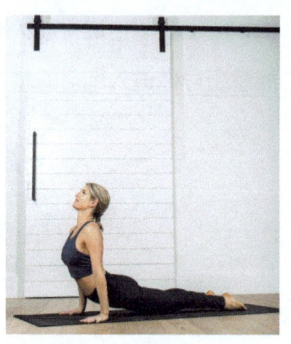 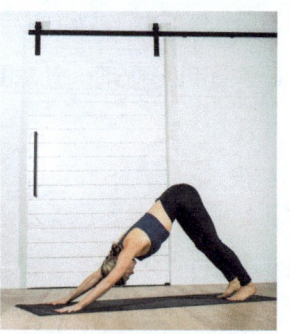 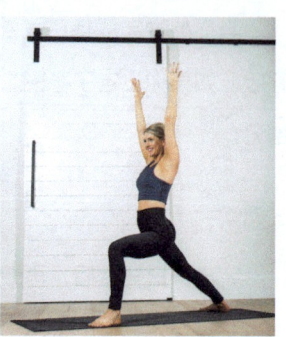

**6** 吸气：上犬式

**7** 呼气：下犬式，呼气时右脚向前跨一步

**8** 吸气：战士一式

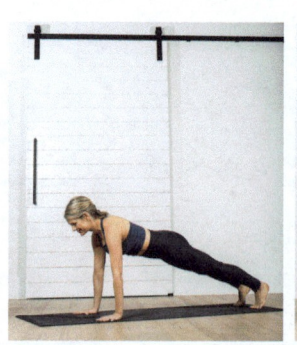

**9** 呼气：四柱支撑式（从斜板式转到鳄鱼式）

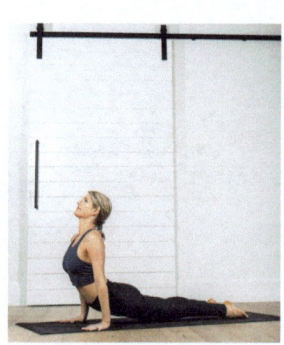 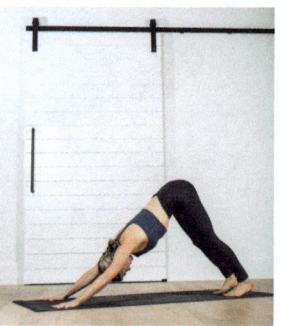 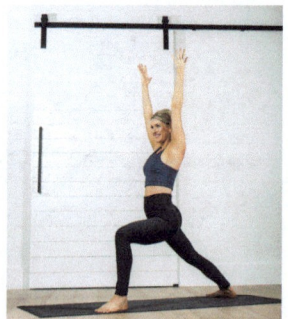

**10** 吸气：上犬式

**11** 呼气：下犬式，呼气时左脚向前跨一步

**12** 吸气：战士一式

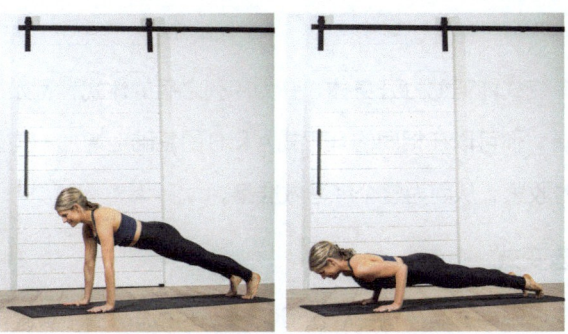

**13** 呼气：四柱支撑式（从斜板式转到鳄鱼式）

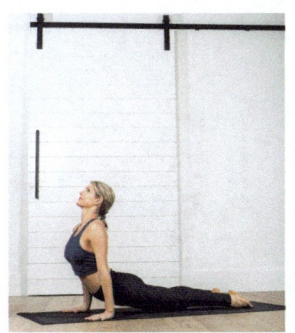

**14** 吸气：上犬式

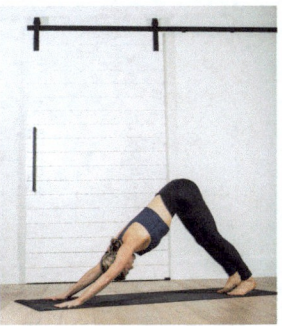

**15** 呼气：下犬式，保持5次呼吸

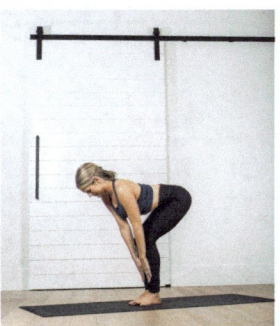

**16** 第5次呼气后，向前跨出一步或跳到瑜伽垫前端
吸气：半站立前屈式

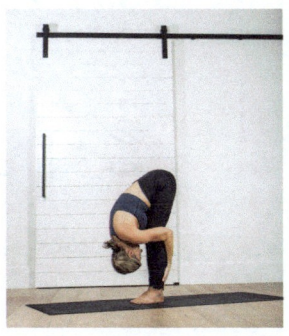

**17** 呼气：站立前屈式

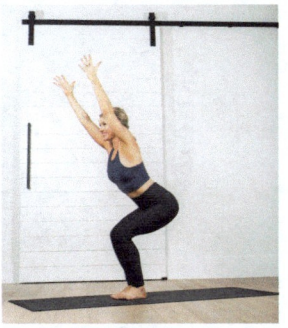

**18** 吸气：幻椅式

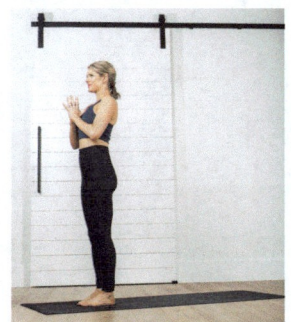

**19** 呼气：山式，在胸前双手合十

## 拜日式变式

拜日式的简单变式能帮助打开身体，并为序列之后的体式，例如扩胸弯曲、深层扭转、夹背等做准备。你可以在相同的拜日式A和B的基础上增加一些体式，继续强调吸气时打开、呼气时收紧，从而为整个练习做准备。

### 拜日式A　可选变式

山式是站立在瑜伽垫前端，双手放在胸前。现在增加以下简单变式。

### 开臂扭转式

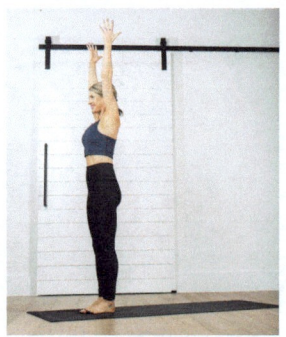

1 吸气：双臂上举式

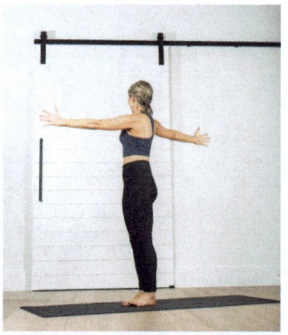

2 呼气：上半身打开并扭转到右侧，左臂向前延伸，右臂向后延伸

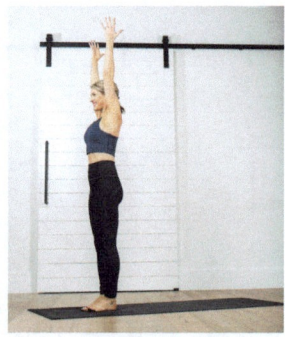

3 吸气：双臂上举式

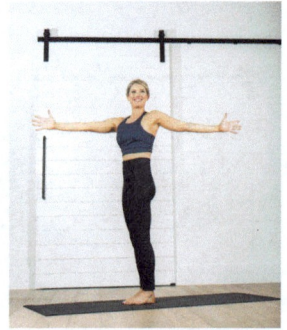

4 呼气：上半身打开并向左侧扭转，右臂向前延伸，左臂向后延伸

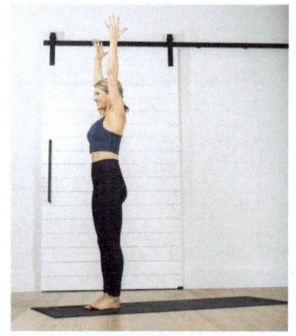

5 吸气：双臂上举式

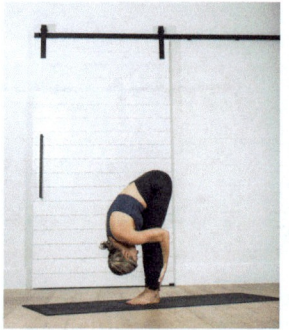

6 呼气：站立前屈式

## 仙人掌式

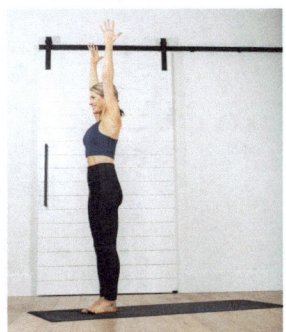

1 吸气：双臂上举式

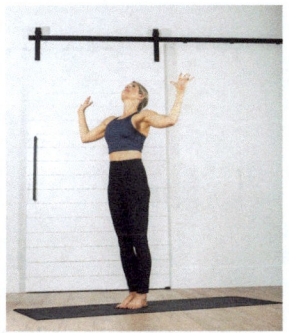

2 呼气：弯曲手肘呈 90 度角，呈仙人掌式，肩胛骨向中间收紧，胸腔上抬向天花板方向延伸

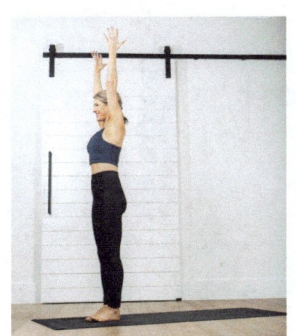

3 吸气：双臂上举式

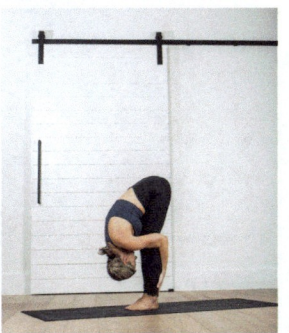

4 呼气：站立前屈式

## 侧弯

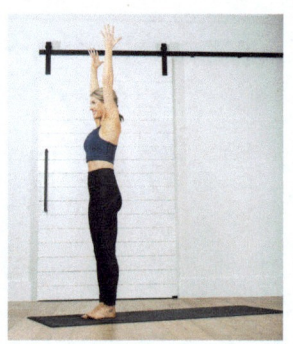

1 吸气：双臂上举式

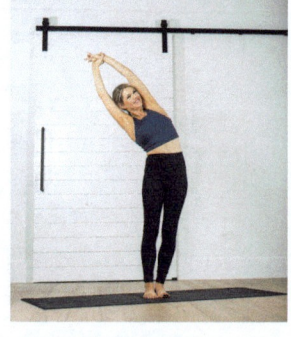

2 呼气：右手抓住左腕，向右倾斜侧弯

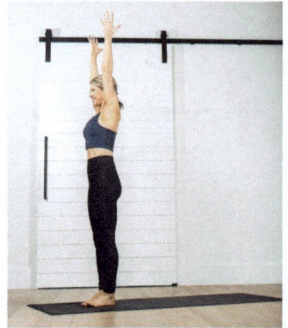

3 吸气：双臂上举式

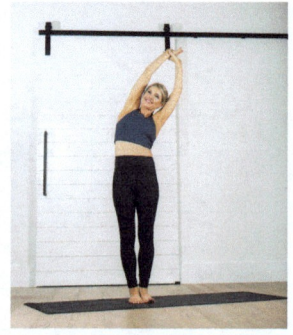

4 呼气：左手抓住右腕，向左倾斜侧弯

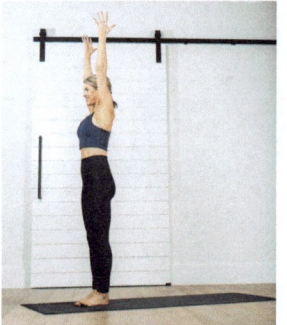

5 吸气：双臂上举式

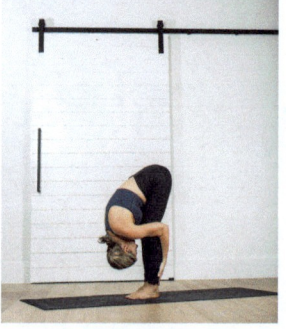

6 呼气：站立前屈式

## 拜日式B 可选变式

这些序列从拜日式B演进而来，并增加了更能开放、增加热量和变化的体式。

### 幻椅扭转式

可以在拜日式B的幻椅式中增加以下扭转。

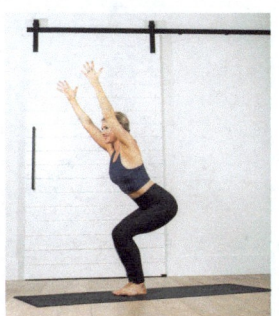

1 吸气：幻椅式

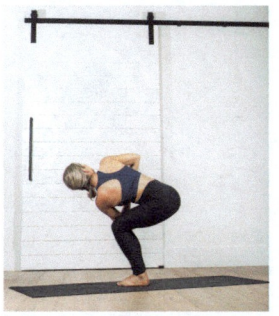

2 呼气：向右扭转（可以选择保持一个完整的呼吸周期）

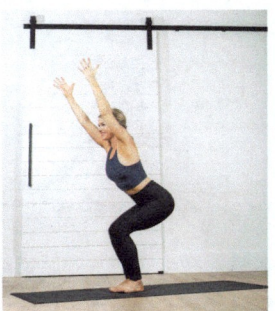

3 吸气：幻椅式

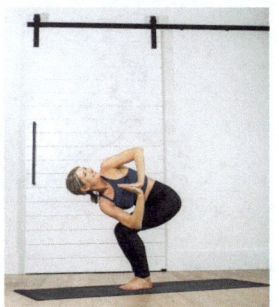

4 呼气：向左扭转（可以选择保持一个完整的呼吸周期）

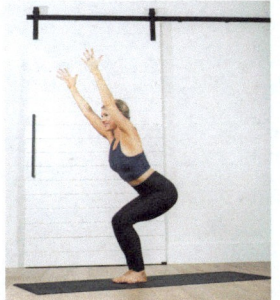

5 吸气：幻椅式

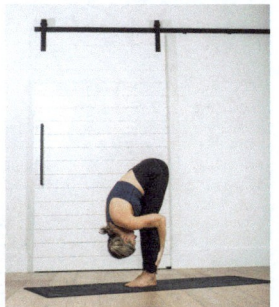

6 呼气：站立前屈式

## 谦卑战士式

可以在拜日式B的下犬式中增加谦卑战士式（两侧均重复），如下所示。

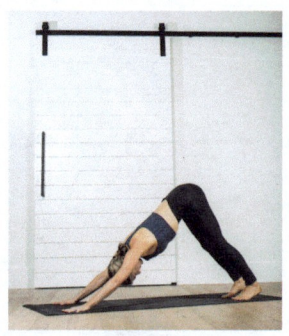

1 呼气：下犬式

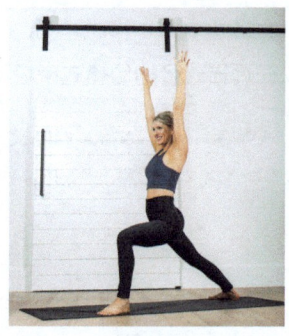

2 吸气：战士一式（图示为左侧，该步应为右侧）

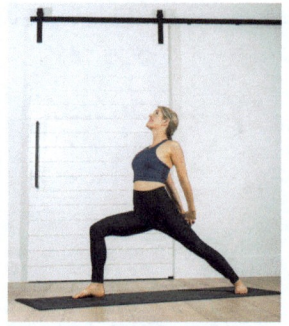

3 呼气：战士一式并向后夹背，十指在臀部下方交叉形成夹背，将你的肩胛骨拉向脊柱

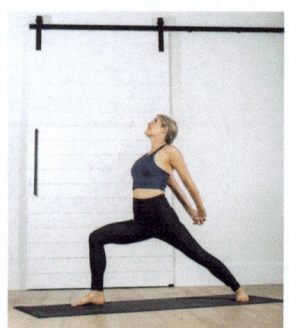

4 吸气：战士一式并向后夹背，进一步加大弯曲程度，提升胸腔，眼睛向上看

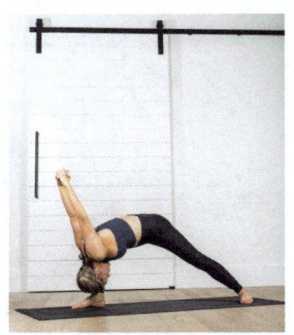

5 呼气：弯腰进入谦卑战士式，背部下降，头部朝向地面，右肩靠近右膝内侧

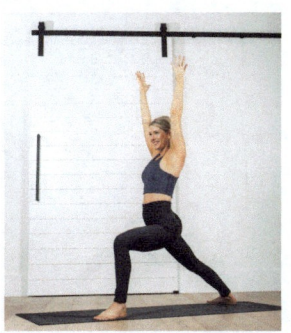

6 吸气：战士一式（图示为左侧，该步应为右侧），不再夹背，手臂滑动向上举

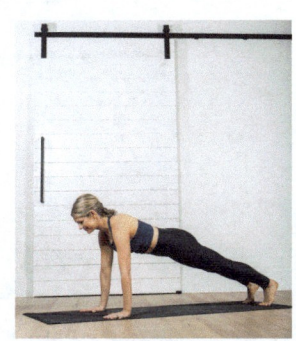

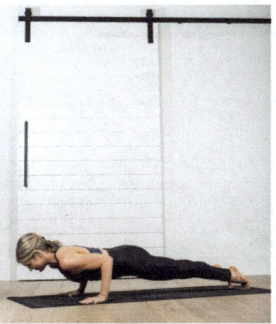

7 呼气：进行串联体式，然后换另一侧重复

## 斜板卷腹式

可以在拜日式的下犬式中增加一个或多个平板支撑卷腹式（两侧均重复），如下所示。

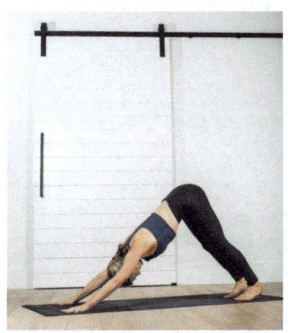

1 呼气：下犬式

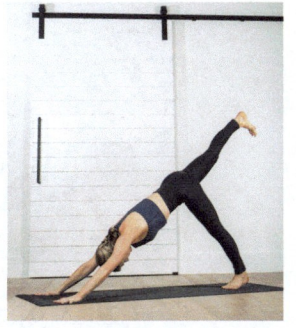

2 吸气：单腿下犬式（右侧）

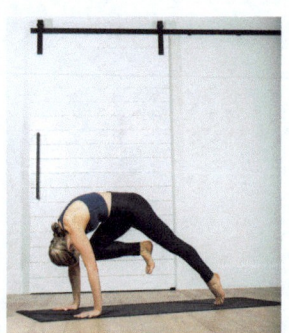

**3** 呼气：让肩膀位于手腕上方，右腿膝盖朝鼻子收回，来到斜板卷腹式

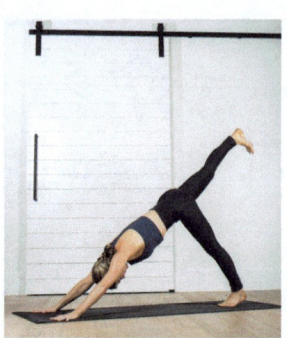

**4** 吸气：单腿下犬式（右侧）

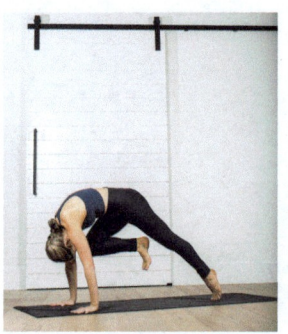

**5** 呼气：让肩膀位于手腕上方，右腿膝盖朝鼻子收回，进入斜板卷腹式，然后右脚踏到右手手掌旁

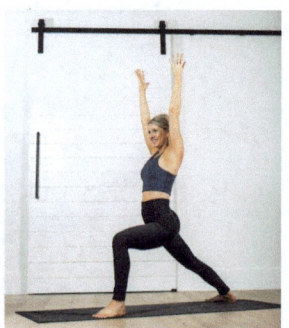

**6** 吸气：战士一式（图示为左侧，该步应为右侧）

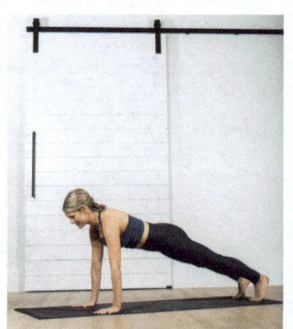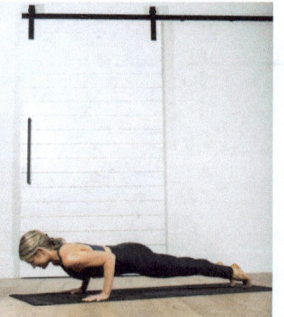

**7** 呼气：进行串联体式，然后换另一侧重复

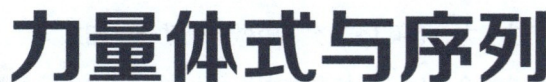

第5章

# 力量体式与序列

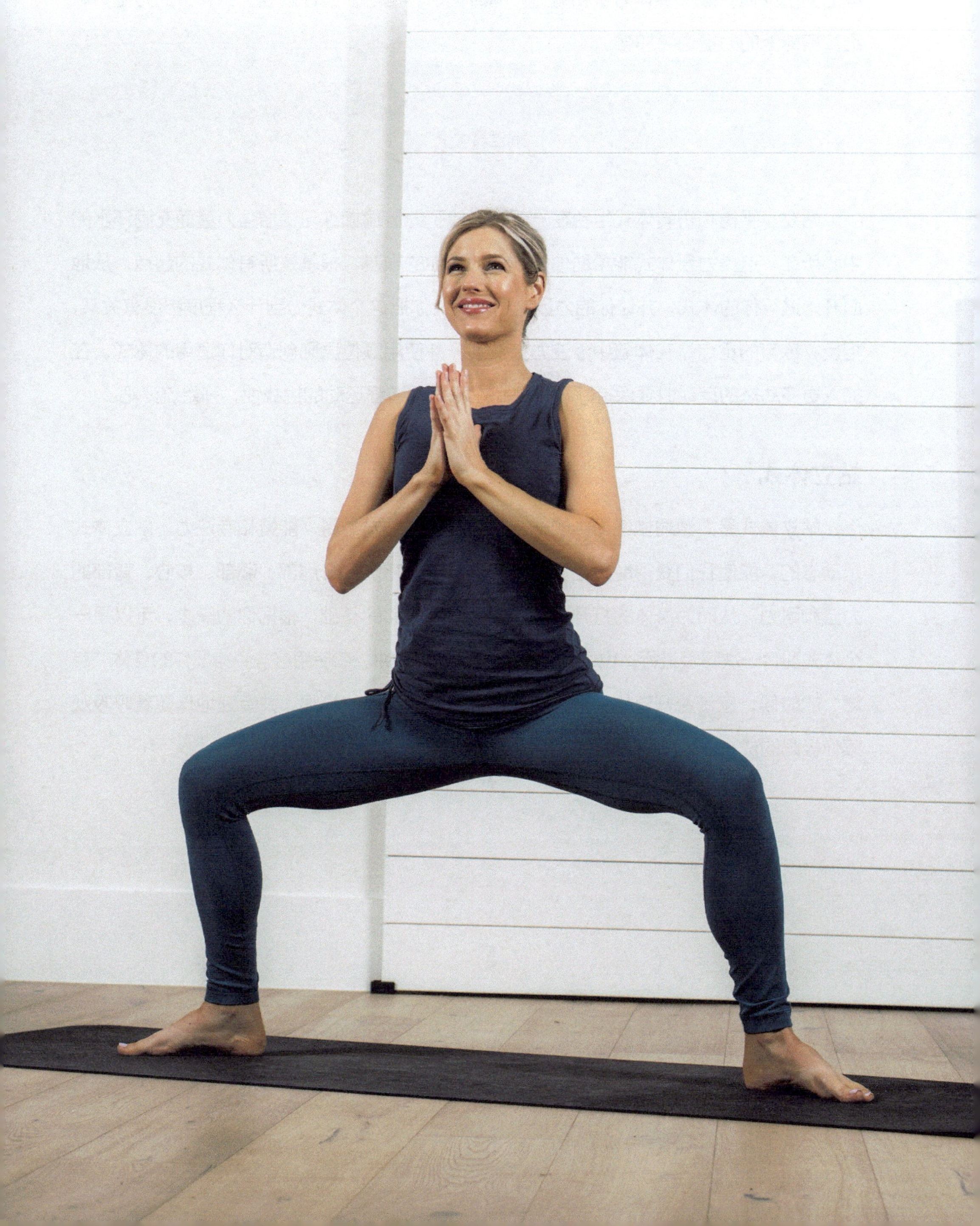

本章中的体式和序列会创造力量瑜伽练习中深层的身体中心。这些姿势很具有挑战性，其设计旨在帮助你找到每个体式中的极限与轻松。你可以长时间保持，以增强力量和注意力，也可以一次呼吸做一个动作，增加灵活度和流动性。这些力量体式会帮助你塑造整个身体，锻炼整体力量和耐力，同时也培养信心。当你加强了身体上的力量，思维和精神上的力量也会加强。

# 力量体式

站立、平衡和扭转体式组合在一起，形成了力量瑜伽练习中增强力量而充满汗水的中心所在。这类力量体式能帮助你找到并加强你的根基，根基是所有体式的起点。从地面开始进行你的体式，并让你的力量达到最大。你把这个体式做到什么程度都没有关系，相反，练习的重点是在体验中灌注力量法则，并使用顺位原则创造对你适用的体式。在加入更多动态的运动时要保持呼吸和提高注意力，增强运动的挑战性，开始流汗吧。

## 站立体式

站立体式是力量瑜伽练习中的一个基础，它能激发力量、能量和专注力。站立体式是动态的，能使我们获得能量之流并供应给全身，它能提升腿部、髋部、核心、背部的力量和耐力，从而为身体的打开和能量生产奠定坚实的基础。根据你的需求，可以是一个体式配合一次呼吸进行，也可以一个体式保持数分钟。在使用这些姿势把你的身体"点燃"的时候，应带着好奇与平静，循序渐进地试探自己的极限，并专注地伴随着呼吸观察你极限的成长。

# 战士二式
## Virabhadrasana II

### 体式信息

战士二式能动态地伸展全身，并提升耐力。它能加强腿部和脚踝的力量，并对其进行拉伸，还能打开胸部、肺部和肩部。战士二式能提高注意力，并教会你如何磨炼自己的力量和专注力，以及如何强有力地填补你的身体空间。

### 标准

- 从下犬式开始，右脚向前跨一步，来到瑜伽垫前端，脚后跟用力踩向垫面。
- 左脚的外侧缘向瑜伽垫下压，抬升足弓，右膝弯曲90度。
- 双脚脚跟朝对侧方向牵引，激发大腿内侧。
- 吸气时，身体朝向瑜伽垫左侧打开。伸展手臂，让手腕处于脚踝上方。

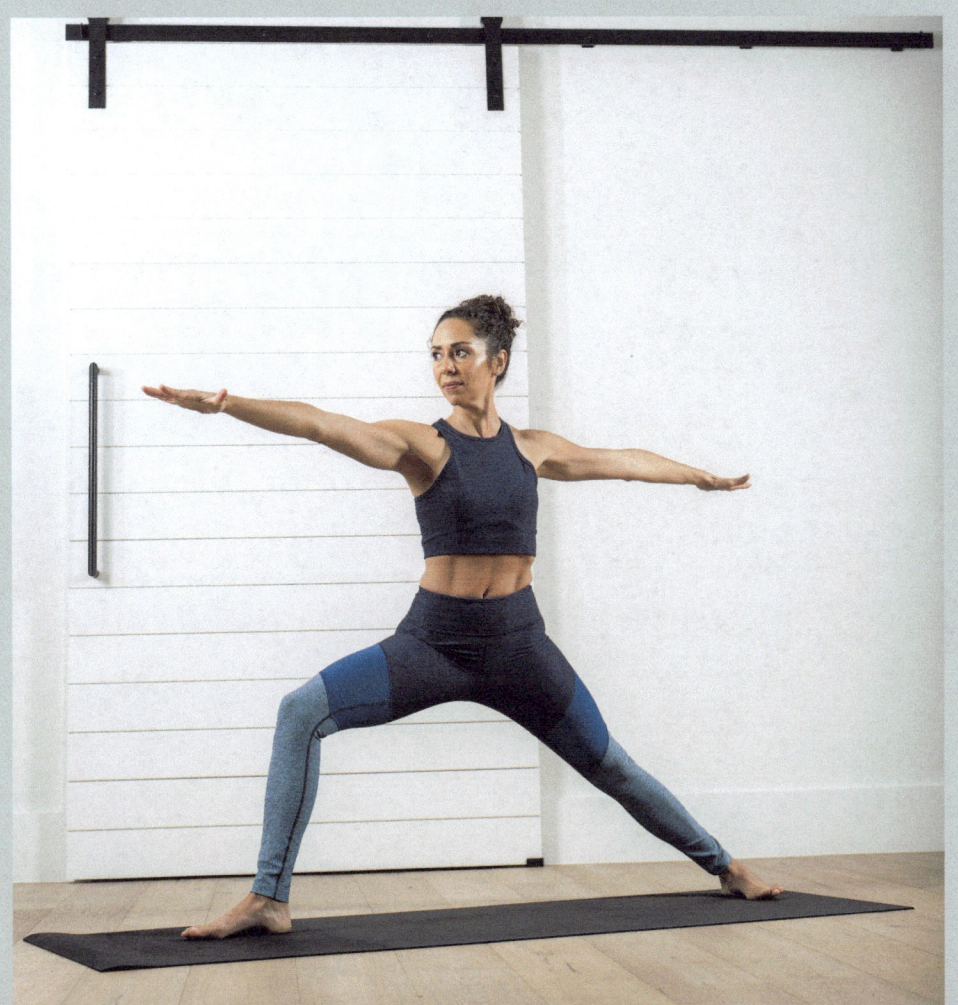

- 尾骨朝垫面方向延长，核心发力。

- 五指张开，眼睛盯在前侧中指上。感受身体内的生命之力随着你的专注力被点燃。

### 改编与调整

　　反战士式。右脚在前，翻转前侧手掌，右臂向上延伸，左臂
向下滑动来到腿上。左腿保持战士二式中的姿势，压低并向
下踩实，右腿膝盖弯曲呈90度角。胸部抬升，远离骨盆，
延长两侧肋骨。眼睛可以看向上方的手，也可以向下
看左脚，或者保持中立——选择你感觉舒适的方式
就好。翻转战士式是非常好的具有流的过渡体
式，也能够加强力量，练习时保持5次呼吸或
更多。

# 三角侧伸展式

## Utthita Parsvakonasana

### 体式信息

　　这个全身力量体式能创造身体的整体性和伸展性。它能打开和拉伸腿部、腹股沟、腰部、脊柱、胸部和肩部，加强这些部位的力量，同时培养整体的平衡性和协调性。

### 标准

- 双脚按照战士二式站立。后脚的外侧向下压，足弓拱起。
- 前膝保持弯曲，前侧股骨与垫面平行。
- 前脚脚跟向瑜伽垫后侧牵引，激发大腿内侧。
- 尾骨向下，朝后脚脚跟方向倾斜，抬升腹部。
- 前侧手臂可以放在大腿上，也可以放在前脚的外侧并下压指尖。后侧手臂抬起过头顶，从脚跟到指尖，延长身体的左侧。

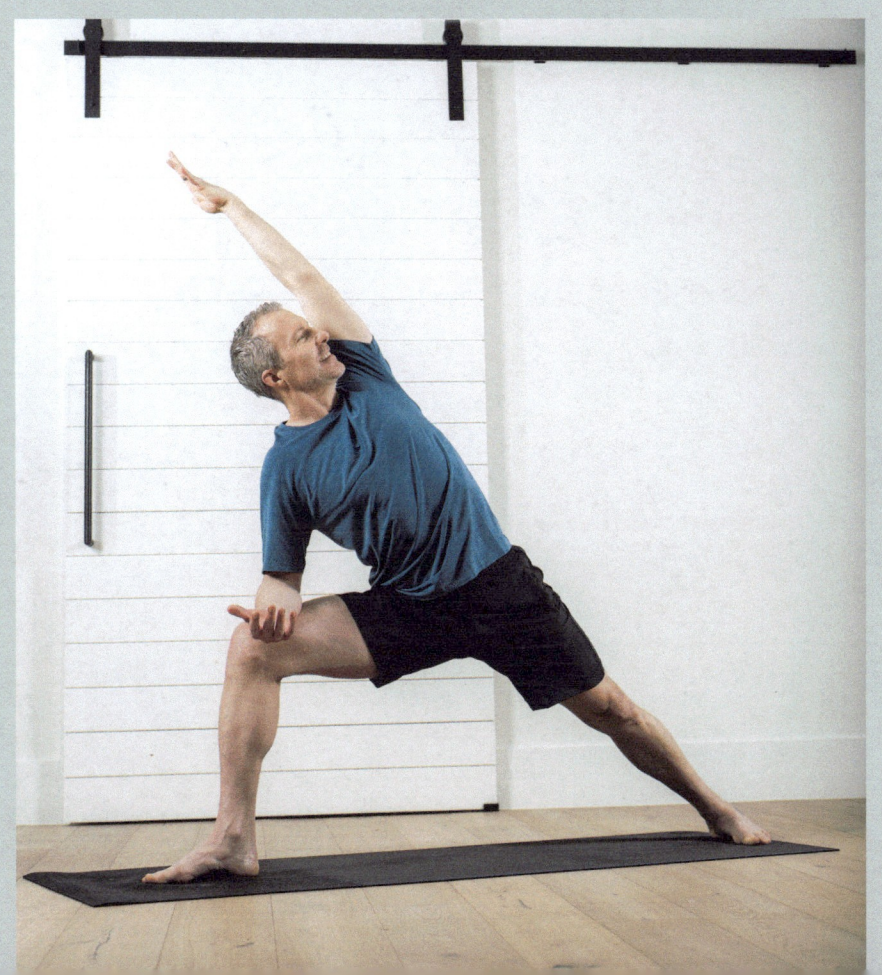

- 眼睛越过后侧肩部看向天花板，或者向下看前脚。左脚脚跟、髋部和头部保持在一个平面上。
- 吸气，从后侧的手到后脚脚跟延长伸展；呼气，核心发力，让胸部朝天花板方向扭转更多。

### 改编与调整

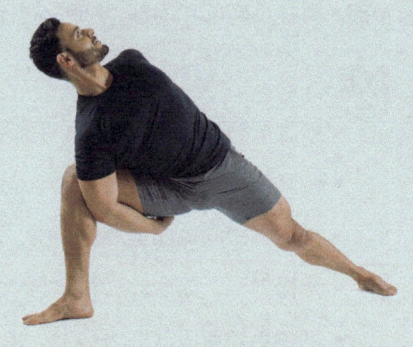

夹背三角侧伸展式。夹背能帮助体式深入，并打开胸部和肩部。后侧手臂向后绕到背部下方，前侧手臂从前侧腿下绕过。十指交叉，将肩胛骨牵引靠拢，抬升胸部并向前延伸。也可进行半夹背，即后侧手臂绕到背后，向前侧腿的大腿内侧延伸。

# 三角式

## Utthita Trikonasana

## 体式信息

    三角式是一种伸展体式，通过多方向拉伸向全身注入活力。这个体式要求双腿向下深深扎根，从而让中心上提，加强腹肌力量。它能加强身体器官的力量，并促进消化。三角式能拉伸腿部和脚踝，并加强其力量，同时能够打开肩部、胸部和脊柱。

## 标准

- 双腿分开以战士二式站在瑜伽垫上。前脚转动，指向12点钟方向。双脚脚跟对齐，双脚在垫面上踩实。
- 双腿伸直，前腿膝盖稍弯曲。从臀部到脚跟向下压实，在垫面上形成坚实的根基。让能量上行至双腿，让肌肉紧紧裹住骨骼，再牵引能量来到核心。

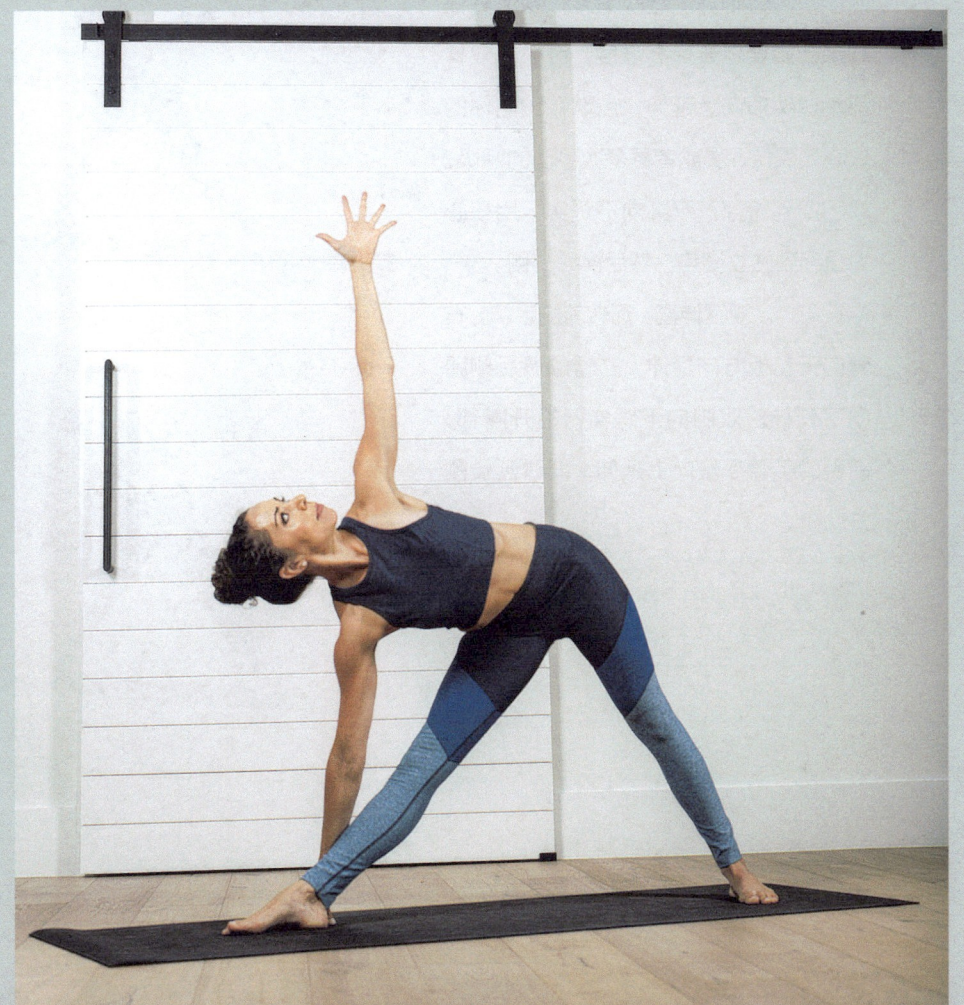

- 双臂打开，手腕与脚踝对齐。前侧手向瑜伽垫前端延伸并悬空。待到无法再向前延伸，将前侧手臂放在前脚外侧，指尖下压。后侧的手臂朝向天花板方向延伸。扩展胸部，让后侧的手和前侧的指尖形成一条直线。
- 前侧肋骨收紧，核心发力，每一次呼气时都把胸腔向高处扭转一些。
- 眼睛看向后侧的手，或者向下看向前侧的脚，再或者保持中立，根据自己的情况选择即可。

### 改编与调整

如果前侧的手放在垫面上感觉不舒服，可以将胸腔朝向垫面；如果肋骨挤压不适，可以在前侧的手或指尖下垫一块瑜伽砖帮助支撑。

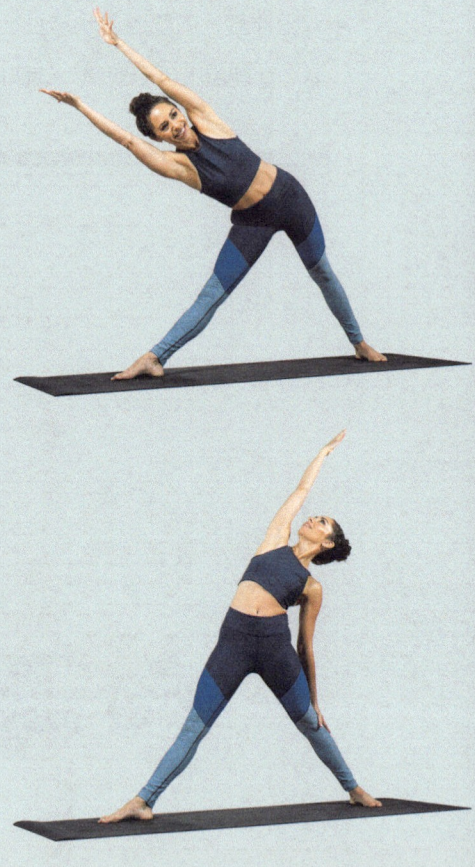

- 展臂三角式。要进一步加强腹肌力量，可以让上半身保持稳定不变，同时上抬前侧的手，触摸前方的墙壁，让肱二头肌贴住耳朵。如果想要提高难度，可以让双臂都举过头顶向上延伸，点燃和激活你的核心。保持5次或者更多次平衡的呼吸。双手回到臀部。双脚向下踩实，用核心力量回到站立姿势，然后换另一侧。
- 反三角式。双腿伸直，翻转前侧手掌，右臂向天花板方向延伸，左臂顺着后侧腿向下延伸。双脚向下踩实，抬升胸部，前侧的手臂尽量向上延伸，同时延长侧方肋骨。

# 谦卑战士式

## 体式信息

谦卑战士式是战士一式的变式。其中增加了夹背动作以打开胸部和肩部，还增加了屈体，在屈体下压内收时需要双脚和双腿用力向下踩实，将上半身和头部放松。

## 标准

- 以右侧战士一式开始，十指在背部上方交叉，形成夹背式。
- 加大手肘弯曲的幅度，肩胛骨向后收紧。
- 吸气，舒展锁骨，伸直手臂，抬升胸腔，眼睛向上看。
- 呼气，胸部和头部向下弯，右肩收到右膝内侧。
- 眼睛看向后脚脚踝，让头自然下垂。

## 改编与调整

如果你的双手无法在背后握住，可以借助伸展带、毛巾或衣服来帮助双手连接。用适合你的方法做到大致相同的姿势，并要记得保持轻松、平衡力量。

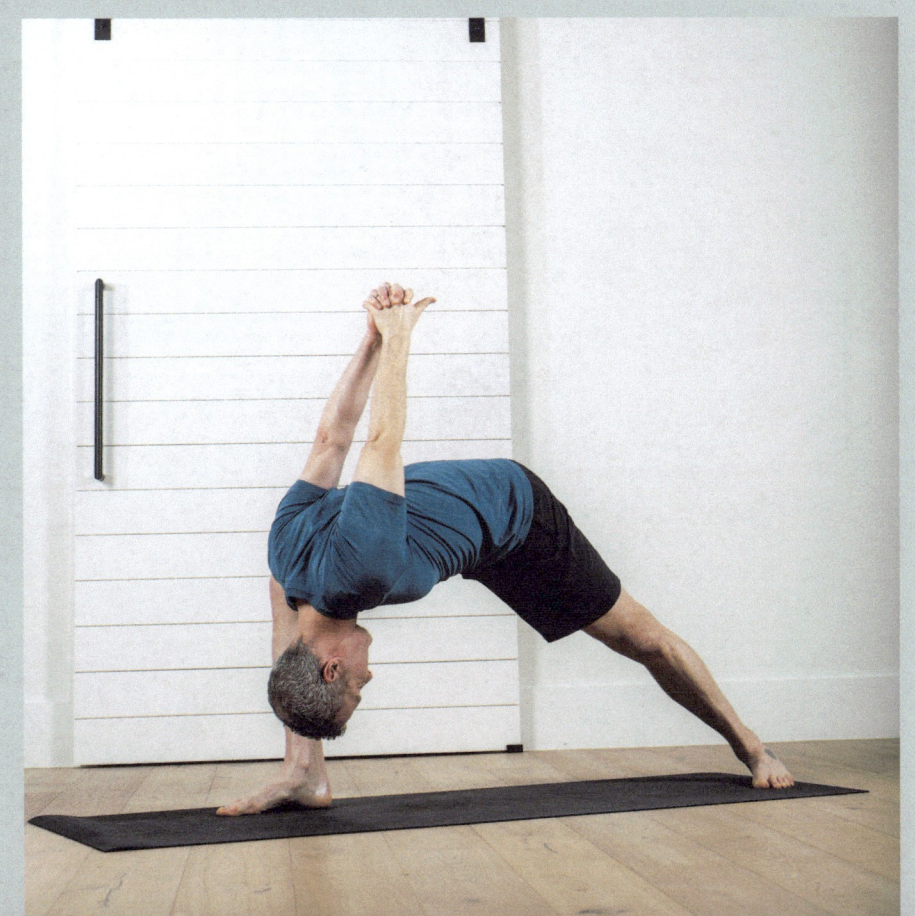

# 半月弓步式

## Virabhadrasana variation

**体式信息**

这项全身体式能训练所有肌肉作为一个整体进行运动，并帮助你将目光和能量集中在前方。半月弓步式常被称为高弓步式。

**标准**

- 沿着瑜伽垫的长边，前脚的四角踩实，后脚脚跟抬起停在脚趾上方。后脚脚跟不要向瑜伽垫后方压，否则会让身体失去整体性，导致整体力量流失。
- 前膝弯曲呈90度角，膝盖与脚踝对齐。后侧腿伸直，肌肉收紧。
- 大腿内侧向中心线内收，调整两侧髋骨，使其连线与瑜伽垫前端平行。

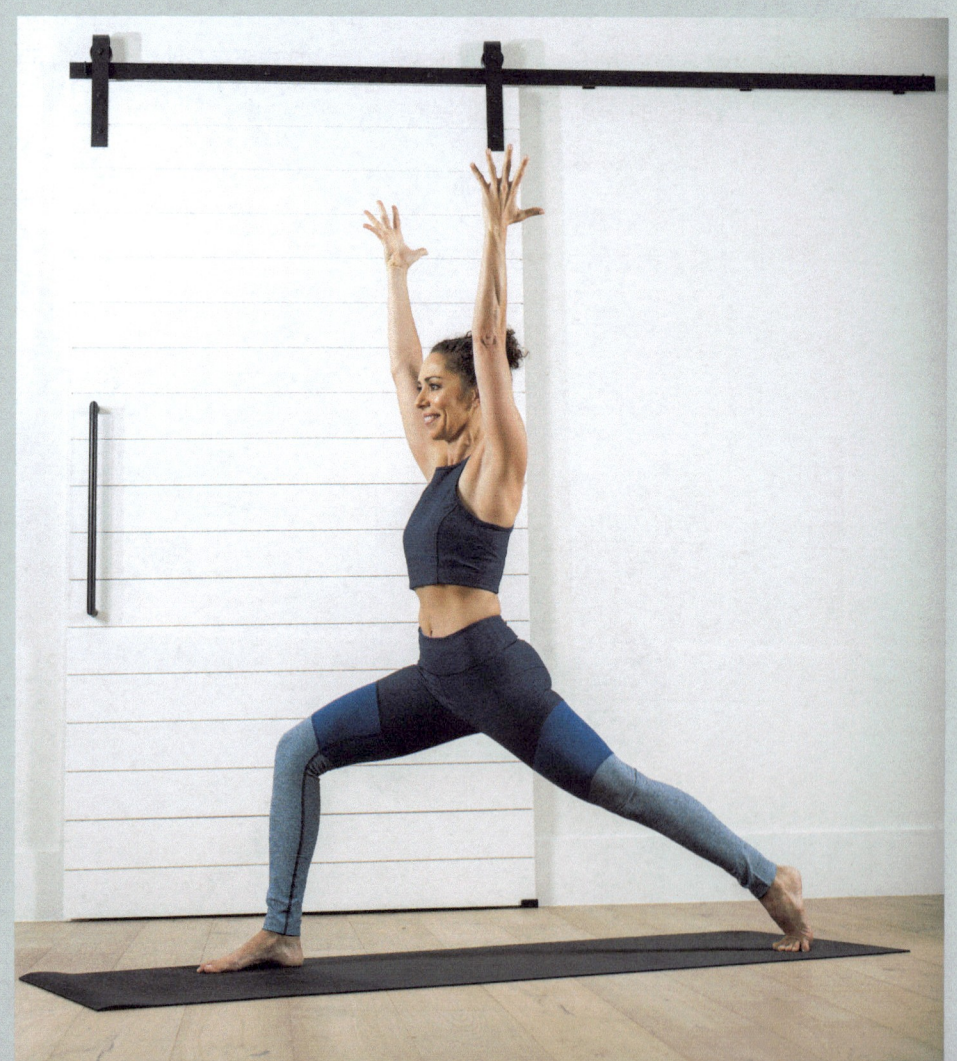

- 前侧肋骨收紧，尾骨向下拉伸，核心发力，使呼吸的空气进入中背部和上背部。
- 抬起手臂，胸部抬高。眼睛看向前方。

**改编与调整**

- 新月式。后膝降低放在瑜伽垫上。对后膝的锻炼能帮助增强腿部的力量和稳定性，建立核心力量并整合全身。如果想要提高稳定性，可以收紧脚趾。也可以将双手放在垫面上，这个变式通常被称为低弓步式。

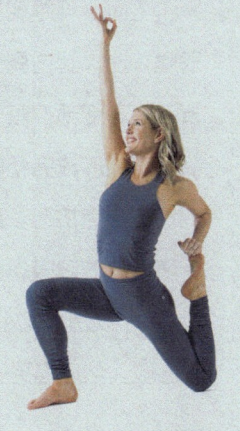

- 股四头肌拉伸低弓步式。右脚在前做低弓步式。双手高举至右侧大腿上方。大腿朝向中心线内收，下腹部发力，臀部向前移动。后膝弯曲，左手向后握住后脚。可以借用伸展带或毛巾帮助手脚连接。右脚继续向下踩实，下腹部向内向上收。胸骨上提，锁骨展开，手臂向后收紧。体式结束时，轻柔地放开后脚，双手放在垫面上，后退一步进入下犬式。换另一侧重复。

- 夹背新月式。手指在下背部交叉，朝上背部方向弯曲手肘，让肩胛骨向中心线内收。吸气，伸直手臂，双手朝垫面方向拉伸，抬起胸部，眼睛向上看。

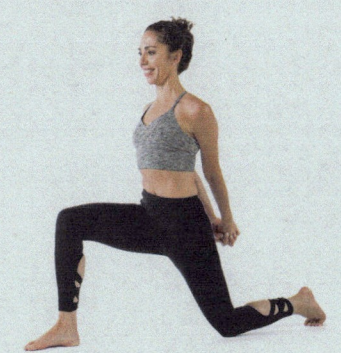

- 闪电弓步式。弓步时胸部与前侧大腿呈45度角，肩胛骨夹紧。手臂从两侧向后摆动，掌心朝向垫面，五指张开，或者将双臂上举，让肱二头肌贴近耳朵。从后脚脚跟到头顶形成一条长长的能量线。小腿外侧向中心线收紧，下腹部向上向内收。根据你的序列情况，伴随吸气或呼气将闪电弓步式加入序列中。

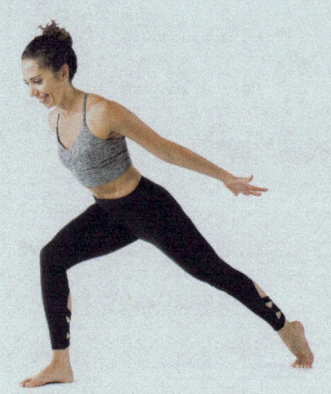

- 火焰弓步式。从完整的半月弓步式开始，将左膝放在瑜伽垫上。左脚脚趾松开，左脚脚背压向垫面，建立起稳固的根基，右脚的四角牢牢踩实垫面，脚跟朝瑜伽垫后端牵引。激活你的双腿，使大腿内侧夹紧，拉向中心线。抬起双臂，抬高胸部。吸气时，左膝抬离地面。固定凝视点，形成完整的喉式呼吸。继续将大腿内侧往一个点挤压，尾骨向下拉，激活核心。感受随着你的呼吸，腿部、臀部和核心产生了热量，并且力量不断得到加强。保持10次或更多次呼吸，然后换另一侧。

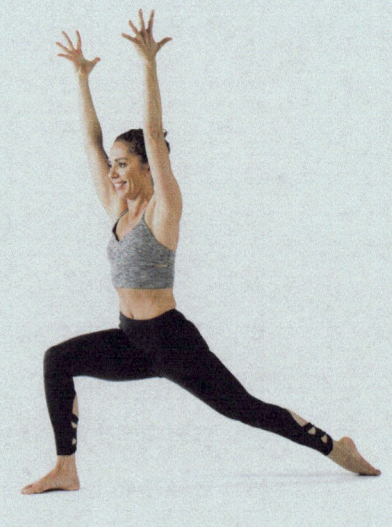

# 五角星式
## Utthita Tadasana

## 体式信息

五角星式能让身体伸展、使身体打开并充满能量。这是曼陀罗序列中从瑜伽垫一端转向面朝另一端的很好的过渡体式。

## 标准

- 双脚分开，面向瑜伽垫的长边一侧，双臂向上或向两侧伸展。脚踝与手腕对齐。
- 双脚向下踩实，双腿和核心向上提升。
- 吸气时，指尖向外延伸，头顶向上提起，整个身体向各个方向伸展，像个五角星。

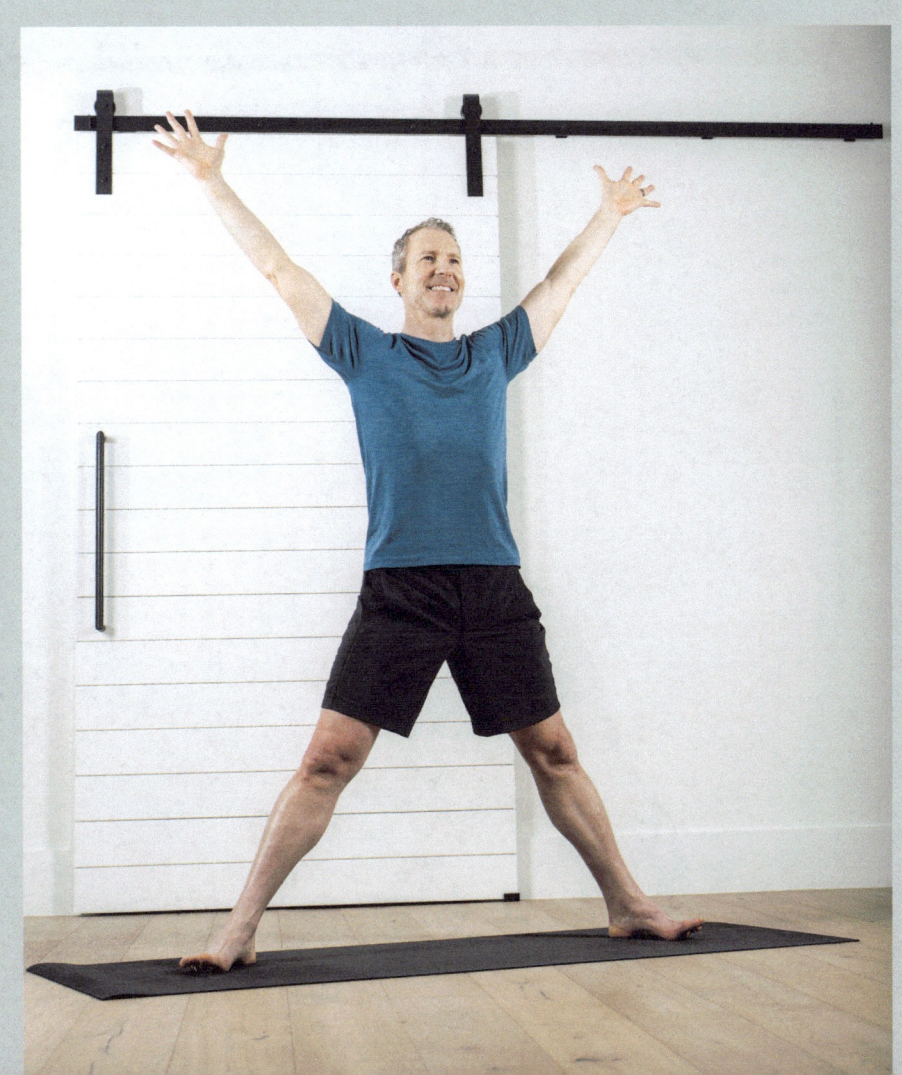

# 双角式

## Prasarita Padottanasana

**体式信息**

    双角式能拉伸双腿内侧、小腿肌肉、腘绳肌和脊柱周围的肌肉，并加强其力量，从而改善柔韧性，是拉伸紧张的腘绳肌的好方法，非常适合跑步、骑自行车等项目的运动员。这个动作能锻炼腹部关键器官，使大脑镇静从而进行深度放松。

**标准**

- 面朝瑜伽垫长边一侧，双腿分开站立，双脚分开1.2~1.5米。10个脚趾均指向瑜伽垫的长边，双脚平行，伸直双腿，膝盖微屈。
- 双手放在髋部两侧，手臂向后收紧，吸气时身体向上延伸，胸部上提。

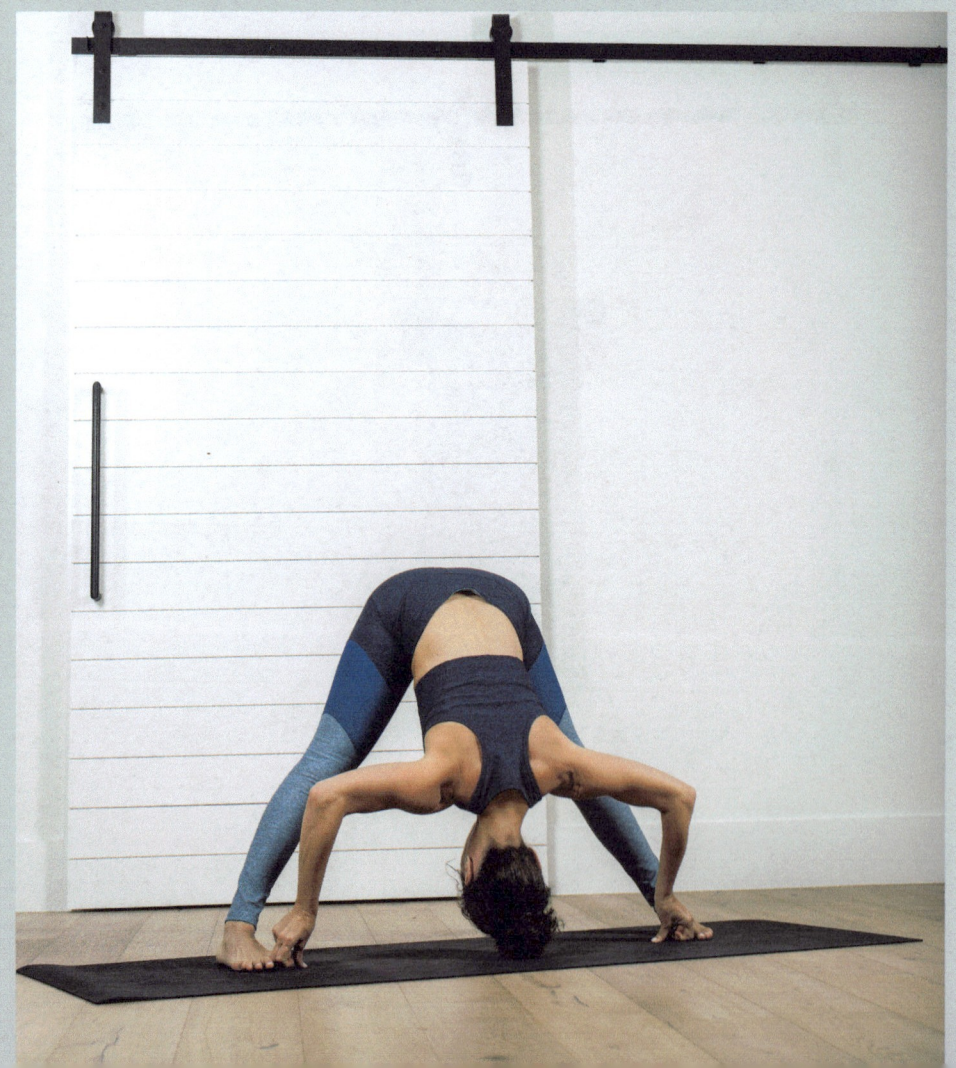

- 脚跟牢牢踩实垫面，膝盖提升，大腿发力，随着呼气慢慢前屈。重心缓慢前移，使臀部与脚跟在垂直面上对齐。
- 双手触地支撑，或者用食指和中指一起钩住大脚趾，手肘向两侧拉，利用手臂的力量加深前屈。头部下垂，使脖子保持中立。

### 改编与调整

在头部或双手下方放置一块瑜伽砖，帮助抬高支撑面以获得更多支撑。或者尝试微微弯曲双膝，以减少前屈体式给身体带来的紧绷感。

- 双角式手臂变式。手指挪动到足弓的延长线处，下压指尖。十指在背后交叉形成夹背式，以打开和唤醒肩膀；或者在背后双手合十呈翻转合十手印，以便打开双肩，加强手腕力量。手指在背后可以指尖向上也可以指尖向下。

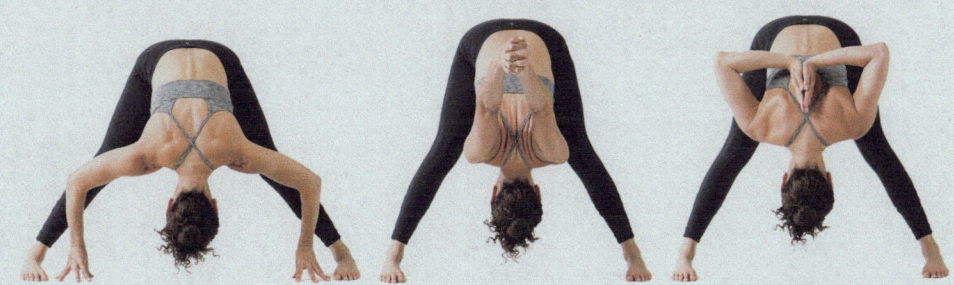

# 手抓脚趾单腿站立式

## 体式信息

这个手抓脚趾的变式在前屈式中加入了力量提升，通过下压垫面和提升核心使双腿充满力量。

## 标准

- 站立前屈时跨到瑜伽垫前端，双脚分开与髋同宽。
- 食指和中指并拢，来到大脚趾和二脚趾之间，钩住大脚趾。
- 双脚的四角向下压，吸气，胸腔抬至一半高度。将腿部肌肉收紧。
- 重心转移至左脚，左髋停在脚跟上方。
- 右腿股骨抬高，与髋关节同高，右脚悬离垫面几厘米。
- 激活臀大肌和腿上肌肉，向核心抬升，右脚脚跟向上延伸，与右侧髋骨形成一条平行于垫面的直线。换另一侧重复。

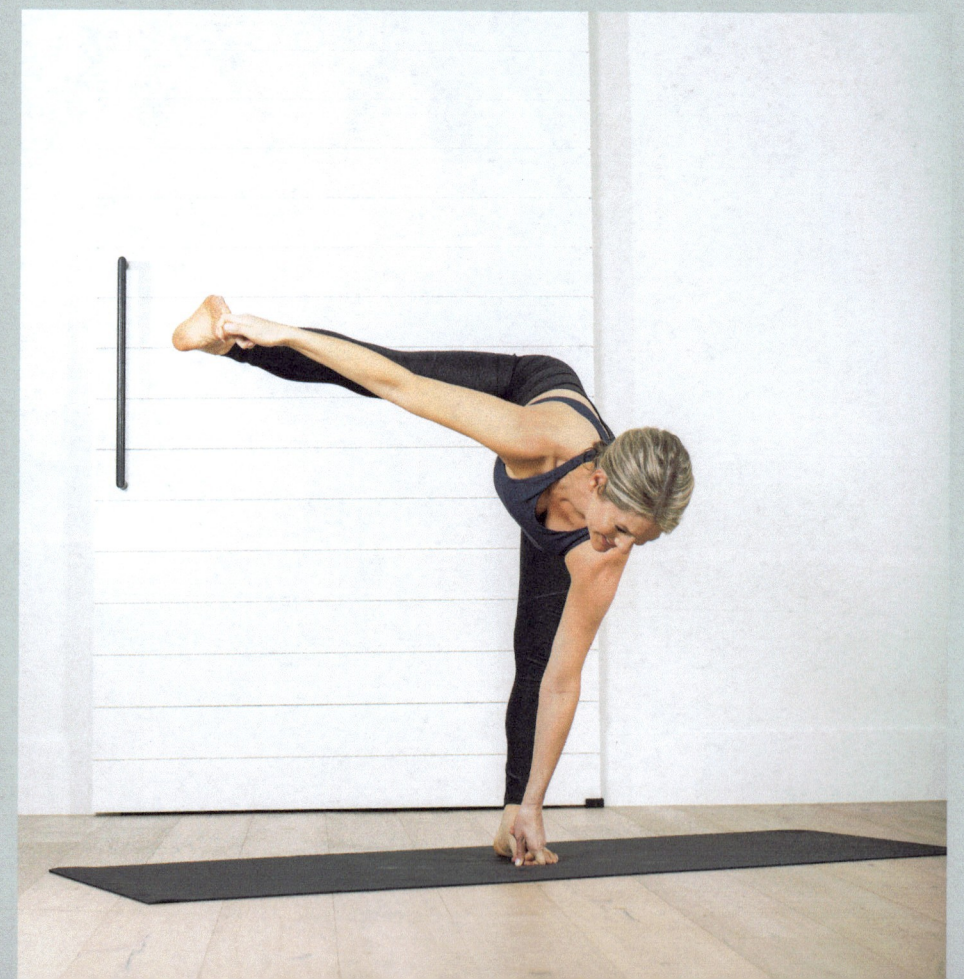

# 加强侧伸展式

## Parsvottanasana

## 体式信息

这个体式可过渡至"强力侧伸"。它能锻炼双腿、腘绳肌，增强平衡，放松脊柱并激发自我反思。

## 标准

- 从战士二式或三角式的腿部姿势开始，右脚向前跨一步来到瑜伽垫前端1/3处，缩短双脚间的距离。
- 双腿伸直，同时保持膝盖略微弯曲。
- 双手放在髋部，两侧髋部分别朝向瑜伽垫前端。收紧大腿内侧。
- 吸气，胸腔抬高，背部略拱起。
- 呼气，以髋部为轴，上半身靠近前侧腿折叠，肚脐贴在大腿前侧。双手伸直放在垫面上。
- 颈部放松，眼睛看向后脚。眼睛保持睁开，同时深深地呼吸。

## 改编与调整

在前脚的两侧放置瑜伽砖，用来在前屈时帮助双手更好地支撑。

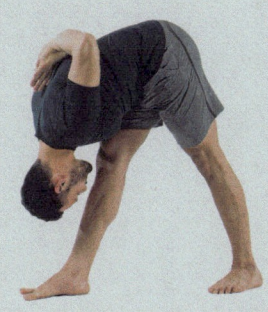

- 翻转合十金字塔式。前屈之前，双臂向两侧伸开，然后双手在背后合十，以打开胸部和肩膀，并加强手腕肌肉力量。

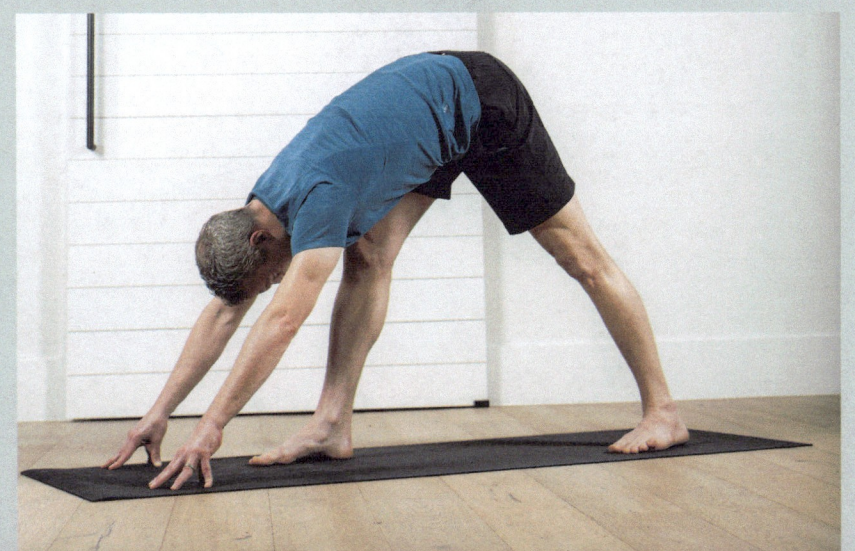

117

# 女神式
## Utkata Konasana

**体式信息**

女神式是一项下蹲的体式，能够产生热量、锻炼双腿并打开髋部。

**标准**

- 双脚分开约一条腿的长度，宽腿站立。双腿和双脚外转45度。

- 膝盖深度弯曲，形成90度角，朝小脚趾方向用力。下腹部向内牵拉，尾骨向下延长。

- 肩部位于骨盆上方，同时头顶向天花板方向延伸。

- 双手在胸前合十。

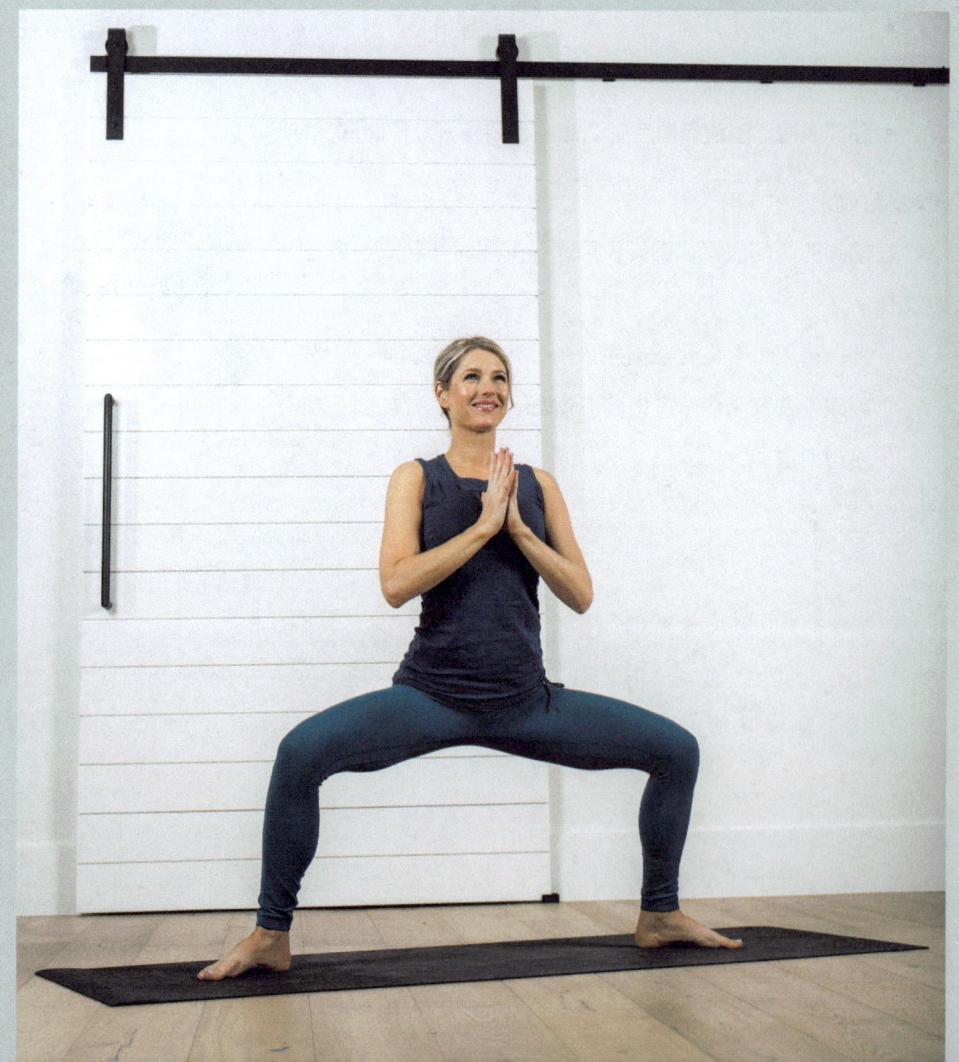

**改编与调整**

- 鹰臂女神式。尽量长时间地保持手臂变式，
  用鹰臂式打开肩膀。

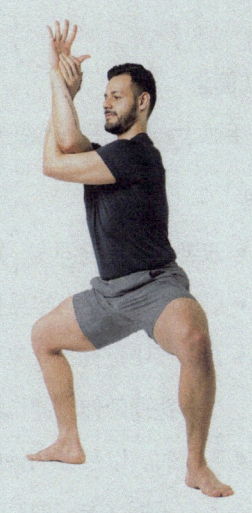

- 女神扭转式。手掌压向大腿，一侧肩膀向前
  靠。换另一侧重复。保持5~10次呼吸，或
  者随每次呼吸进行1个动作。

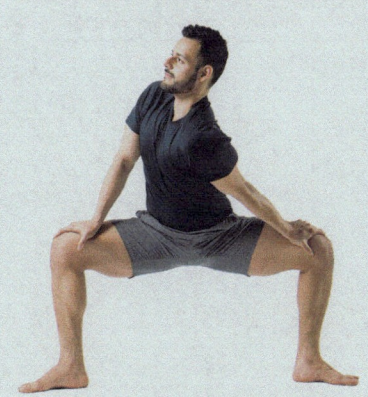

- 尝试着在左右轻微扭转或前后摆动中加入一些自然运动，并保持双脚的四角持续
  向垫面方向下压。你还可以在流中将此体式随呼气用于过渡。

# 手抓大脚趾式

## Padangusthasana

### 体式信息

手抓大脚趾式是一个拉伸腘绳肌和下背部的站立前屈体式。

### 标准

- 双脚分开与髋同宽，双脚平行，双脚的四角向下踩实垫面。
- 以髋部为轴，上半身折叠至大腿上，头顶放松，朝向垫面。
- 食指和中指并拢，来到大脚趾和二脚趾中间，钩住大脚趾。吸气时，头部抬起一半，头顶延伸，伸长脊柱。
- 呼气时，以髋部为轴向前屈。手肘向对侧拉伸，利用手臂的力量帮助前屈更加深入。根据需要弯曲膝盖，延长下背部，同时大腿内侧向后扭转。髋部朝向天花板方向，停在脚跟上方。

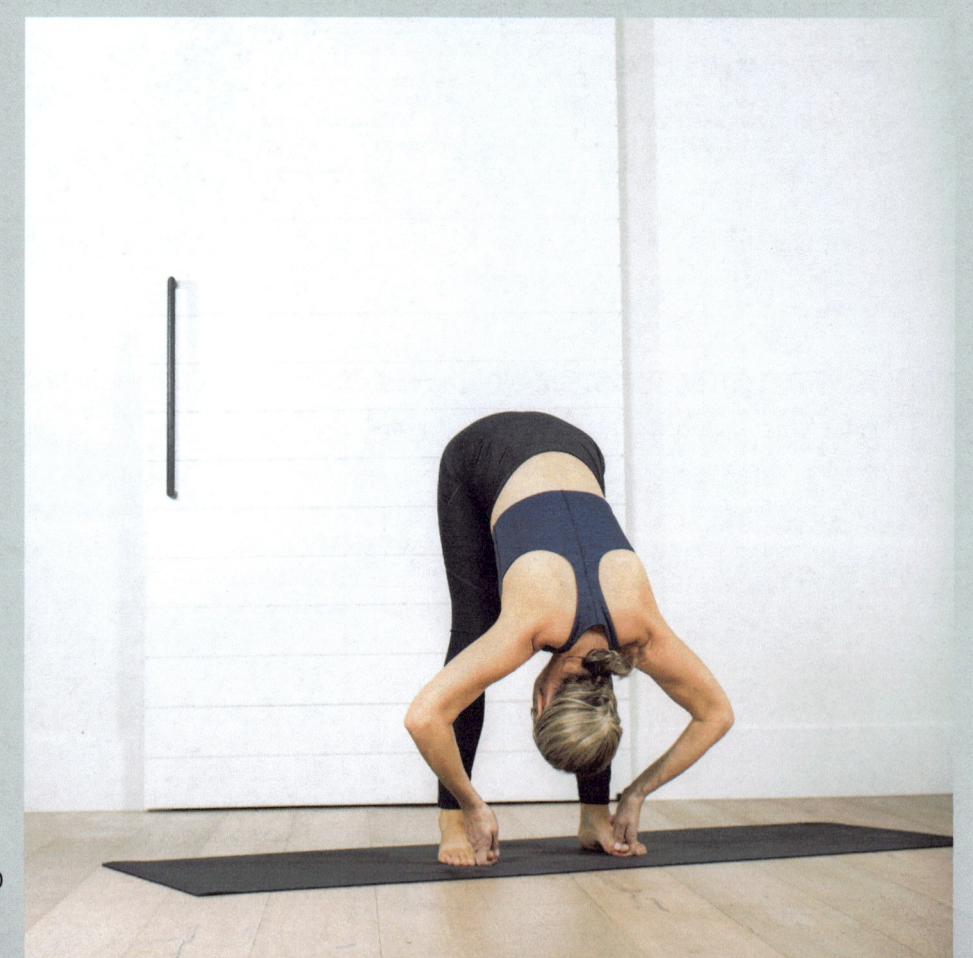

# 手碰脚前屈伸展式

## Padahastasana

**体式信息**

手碰脚前屈伸展式是另一个站立前屈式，能拉伸腘绳肌和下背部，增强其力量，练习时柔和地向手臂施加压力，放松手腕。

**标准**

- 来到站立前屈式，双手放在双脚下方，脚尖向前指向手掌根，踩到手腕的褶皱处。
- 吸气，抬高一半。
- 臀部停在脚跟上方。头部和颈部悬垂，放松面部肌肉。
- 呼气，向下前屈来到手碰脚前屈伸展式。

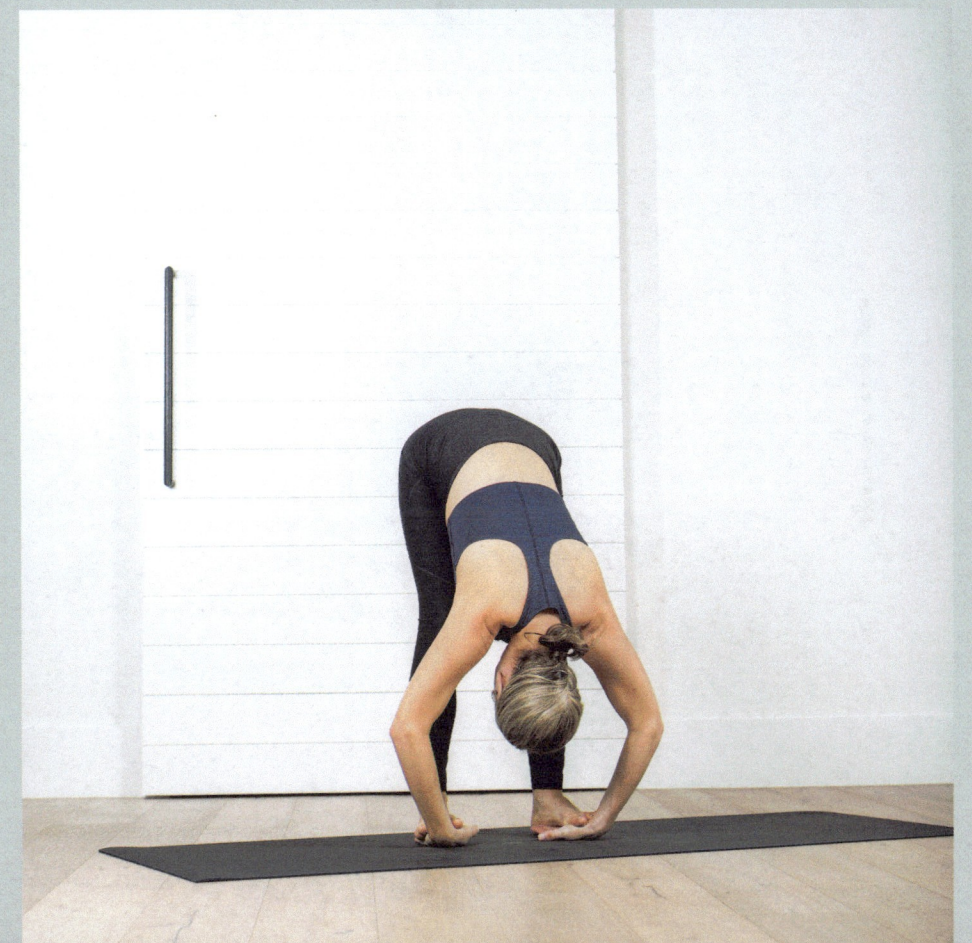

# 跪姿合掌式

## 体式信息

跪姿合掌式能拉伸和打开双脚的全部肌肉。你也可以在其中增加一些手臂变式，如伴随呼吸的鹰式。

## 标准

- 双膝跪在垫面上。脚趾向垫面方向下压，臀部坐在脚跟上。
- 脚踝内侧靠拢收紧，双腿朝中心线挤压，双手合十。
- 尾骨向下延伸，下腹部上提，呼吸时感到双脚中有能量的转变。保持5次或者更多次的深呼吸。
- 结束体式时，双手下压垫面，放松脚趾，双脚踩在瑜伽垫上。

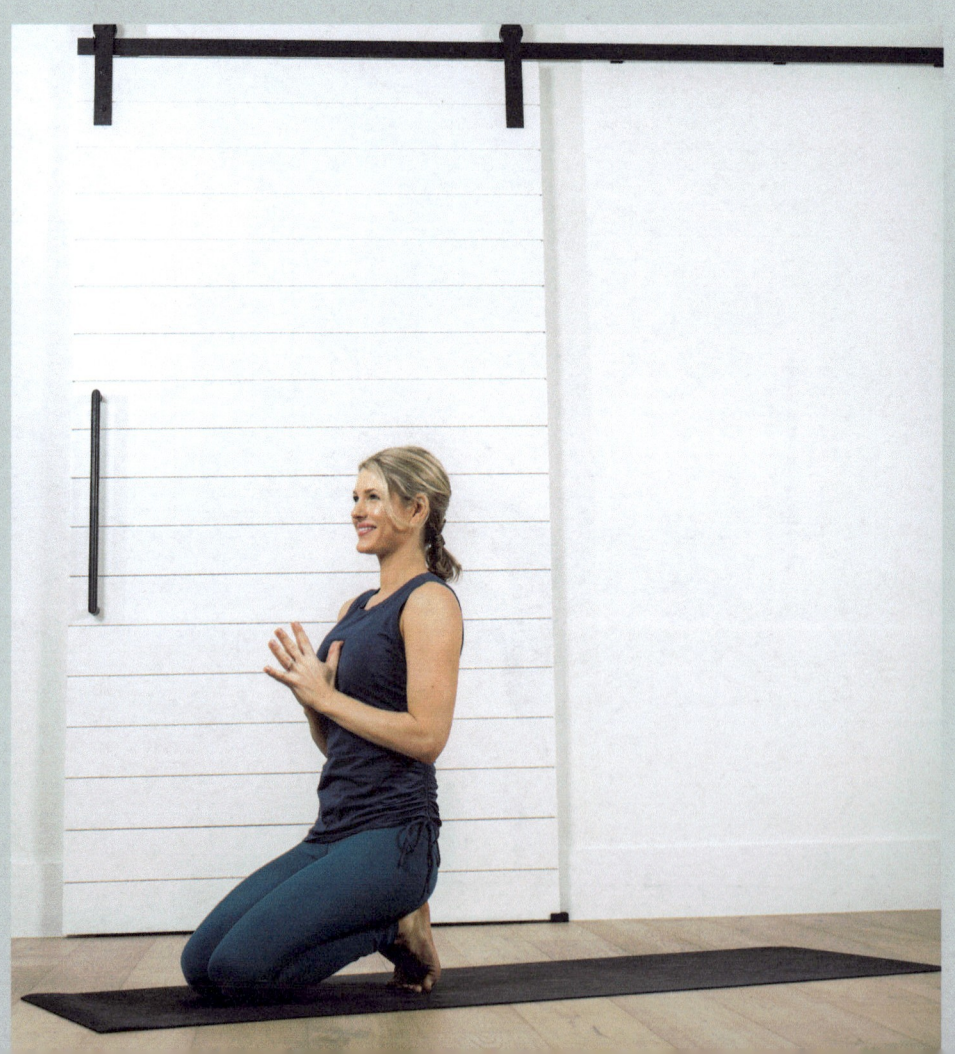

# 花环式
## Malasana

## 体式信息

在世界上大部分地区，蹲姿是日常生活中很常见的动作。对于很多每天在书桌前或汽车内花费大量时间的人来说，蹲姿能够深度拉伸髋部、腹股沟和下背部。

## 标准

- 双脚分开足够宽度，让双脚脚跟向下踩实垫面，使你能够蹲下。这时你的髋部可能抬得很高，但没关系，我们可以根据身体情况调整蹲姿。
- 双脚四角向垫面方向压实，形成牢固的根基。
- 双手来到胸前合十，用肱三头肌抵住双腿，双腿反过来压住手臂。利用这种连接稳定，向下延长你的尾骨。
- 下腹部向上向内抬升，胸部向上延伸，去触碰双手。

## 改编与调整

如果蹲下感到困难，可以试着坐在一块瑜伽砖上以获得更好的支撑。

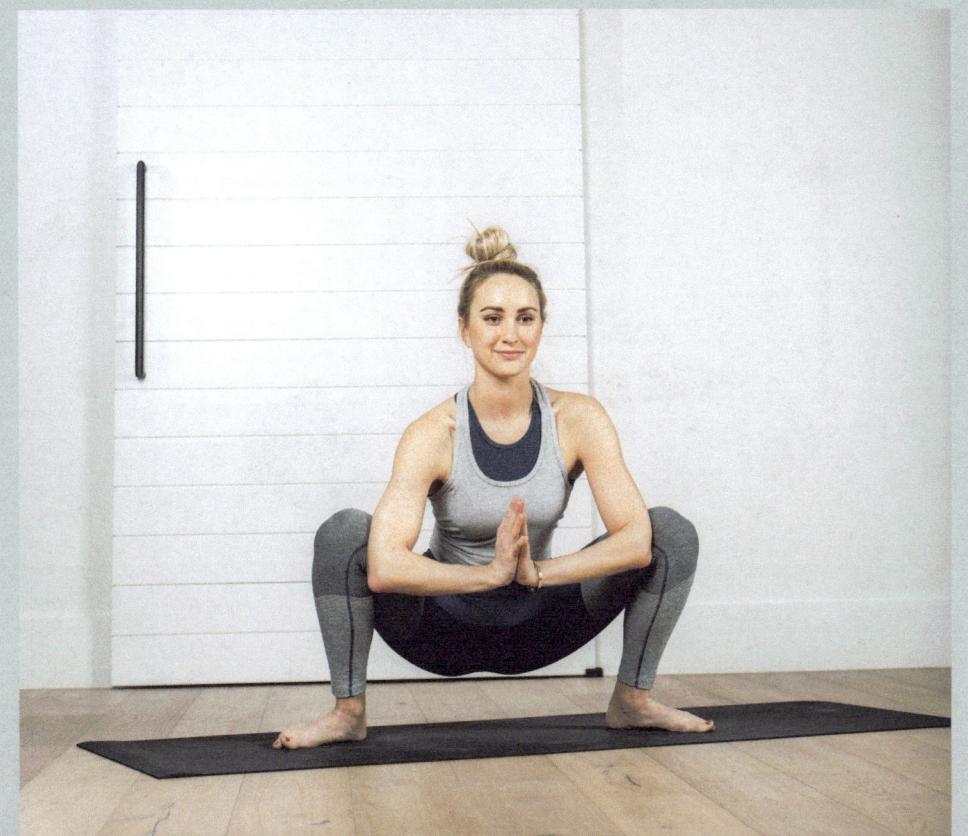

# 熊 式

## 体式信息

熊式融合了幻椅式和花环式，能建立起强劲的力量，帮助打开腿部和髋部。

## 标准

- 以花环式开始，向下踩实垫面，然后将髋部抬起与膝盖同高。脚跟向瑜伽垫中心挤压。

- 十指交叉，双臂伸直，两侧肱三头肌靠近耳朵，手掌前推远离髋部。胸部与垫面平行，臀部和手掌平行。

- 将你的力量凝聚在核心，上提腹部，延伸呼吸进入双侧肋骨和身体后侧。

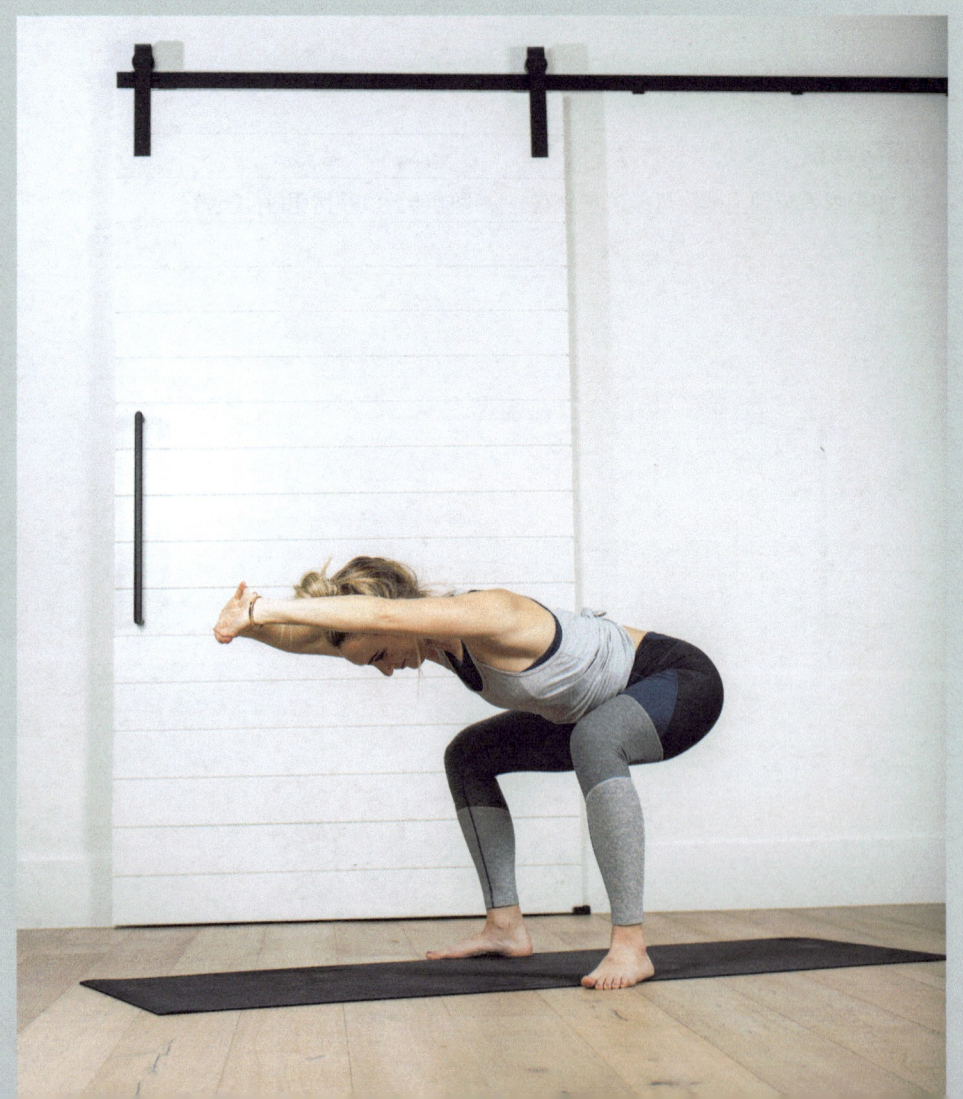

## 有效的序列

瑜伽课产生的序列编排是一门科学，也是一门艺术。作为一名教师，你可以通过序列和指令指导他人产生能量。关于如何正确地为课程内容排序，如何让身体进入体式的顶峰状态，以及如何遵循瑜伽的规则和传统，这些都有很多信息可供选择。全世界的专家教师和工作室中的教师分享了很多极佳的创造。力量瑜伽中，我们在遵循传统的同时也要遵循自身身体和能量的需求和目标。不要因为打破了瑜伽规则没有按照所学的方式或常规方式进行而感到担心。相反，我们应该在学习原则的基础上，利用这些原则指导你自己进行试验。条条大道通罗马，练习瑜伽的方式也不止一种。每当你踏上瑜伽垫，你就会在如何进行体式、如何锻炼身体方面获得新的理解，你的学生也是。本书中的练习为你提供了成熟的序列，以便你建立最佳的体式，也提供了建议，帮助你建立最能唤醒自身的最佳体式序列。作为一名教师，我们必须要学习瑜伽的艺术和科学，投身于瑜伽练习，并确保你教给学生的内容是能产生实际效果的。当你分享那些使你具有力量并适合学生的内容时，这其中是承载着能量的，它们会让你成为更加强大且合格的教师。

## 平衡体式

平衡体式需要你全神贯注、全身心投入。这类体式既需要用力也需要放松，同时需要力量和妥协，因为它们会教你如何在挑战与动荡中保持平衡和集中。平衡体式帮助你摆脱注意力分散的烦恼，使你关注当下的本质。

首先要建立你的根基，然后从地面向上建立起体式。如果你失去了平衡，无法再保持体式，或者感到困阻，只要从基础开始重新建立即可。体式并不是最终的成果，成果在于你从体式中学到的内容，以及在建立体式的过程中获得的平衡。学习在这类体式和序列中培养平衡、保持镇静，你便会获得真正的力量。

# 鹰 式
### Garudasana

## 体式信息

以这种平衡收紧的方式单腿站立时，你会锻炼双腿，打开髋部和双肩，拉伸上背部。这个体式需要你全身心投入，并在力量与放松之间找到平衡。

## 标准

- 山式站立，凝视点放在你前方不动的一个点上。眼睛盯向一个现实中的锚点以保持平衡。
- 双膝弯曲，重心转移至右脚。
- 抬起左腿，将左侧大腿缠绕在站立的腿上。可以让左脚缠绕在右小腿上，也可以让脚尖落下，在站立的腿外侧点地。
- 换另一侧重复。

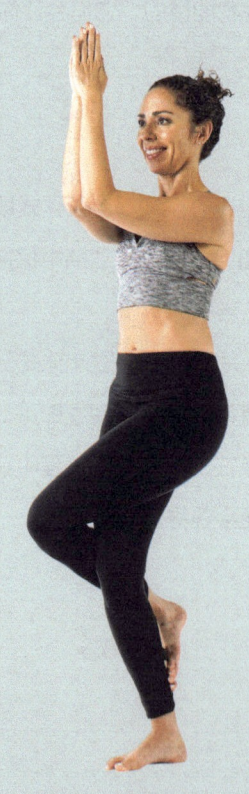

- 尾骨朝垫面方向延伸，骨盆前侧向上，朝肚脐方向上提。小腹内收。

- 肩部停在髋部上方，就像竖直坐在椅子上一样，全身向头顶上提。

- 右臂从左臂下绕过去，缠绕在左手前臂上。手指指向天花板，手掌并拢。

- 手肘抬升，与肩部齐平，手腕位于手肘正上方。

## 改编与调整

- 鹰式手臂变式。要改变这个体式，可以用手握
  住对侧肩膀，或将前臂压在一起。

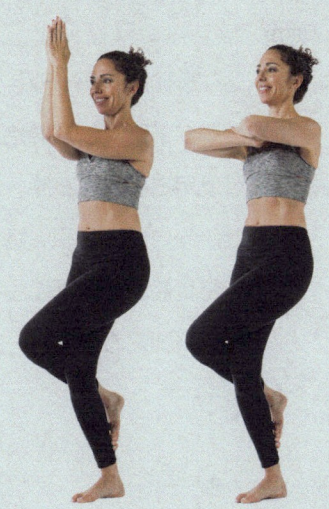

- 归巢鹰式。双肘向下压，接触膝盖，身体所有
  部位都向内收紧，下腹部向后牵引。眼睛盯向
  垫面。可以在流中将这个体式随呼气用作过渡
  体式。

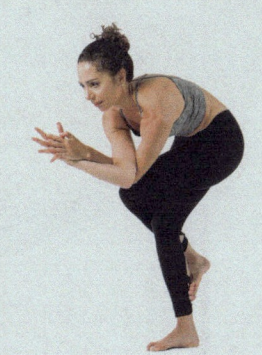

# 手抓大脚趾单腿站立式
## Utthita Hasta Padangusthasana

### 体式信息

手抓大脚趾单腿站立式能够锻炼和拉伸双腿并打开胸部，这个体式有很多种变式。在这个挑战平衡的体式中，眼睛应当盯住一个固定的点以固定视线。

### 标准

- 站在瑜伽垫中心，双手放在髋部。
- 左脚向下踩实，右膝抬起，与髋同高，勾起脚。
- 可以用右手扶住右膝，也可以用右手食指和中指钩住右脚大脚趾，然后脚向前蹬。肚脐向内向上牵引，稳定中心。
- 上臂骨骼朝向背部牵引，打开胸部。
- 眼睛平视前方。

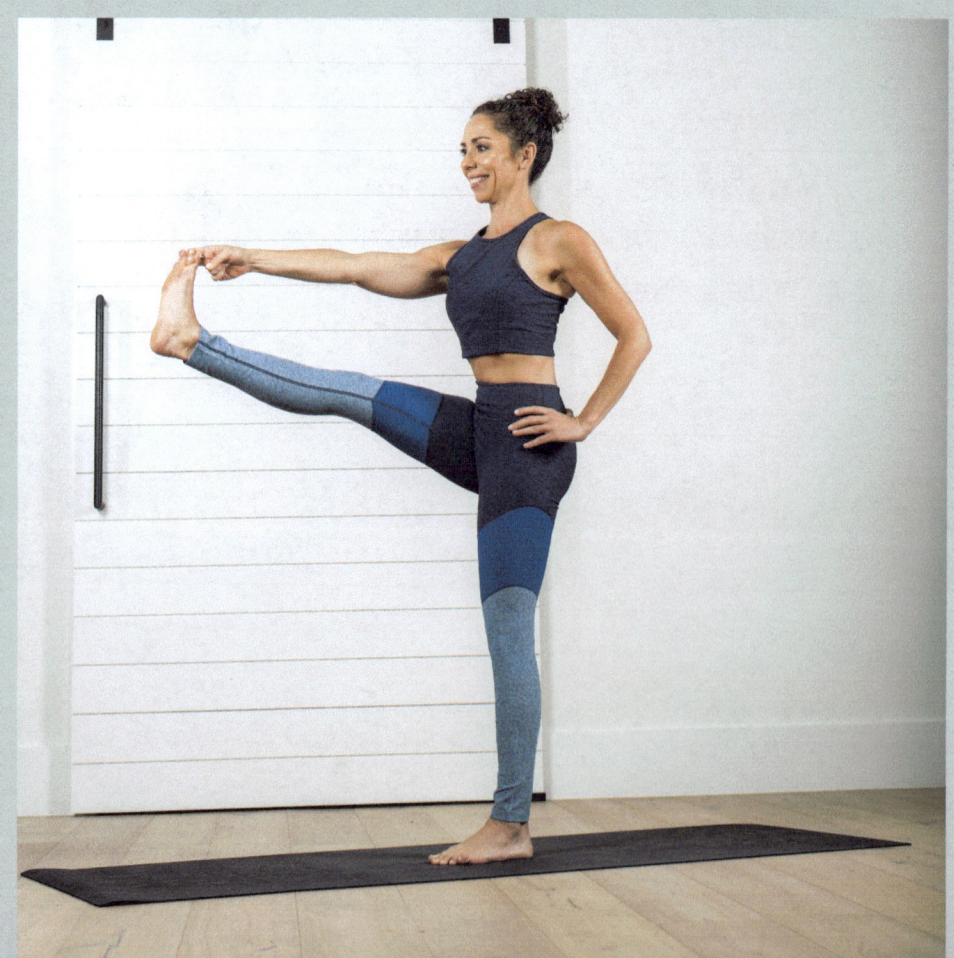

- 要对该体式进行改编，可以弯曲膝盖、手抓膝盖，也可以使用伸展带。

- 如果感到伸直腿会出现圆肩现象，那么可以让抬起的膝盖弯曲，从而把肩膀向后
  拉。保持胸部上提和脊柱的整体性比单纯完成手抓脚趾的姿势更加重要。

- 站立侧抬腿式。右腿向外旋转到身体右侧。伸直
  右腿，让脚跟远离身体。左手放在髋部，让身体
  更加稳定，也可以使左臂伸展。头顶向上提升，
  身体各部位向各个方向延伸。

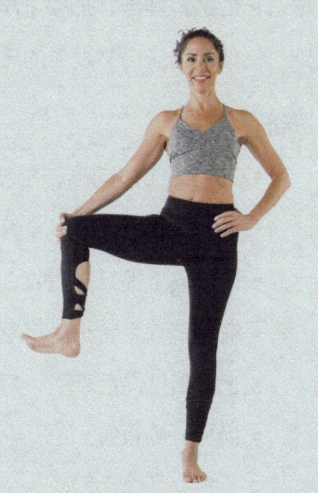

- 手抓大脚趾站立扭转式。以手抓大脚趾单腿
  站立式开始，面朝前方。换一只手抓脚，
  即用对侧的手握住抬起的膝盖或脚。扭转
  时伸展与抬起腿同侧的那只手臂，使其朝身体后方
  延伸。目光顺着手臂向后。站立的脚向下踩实，全
  身沿头顶向上提升。看向前面的墙壁，慢慢放松，
  回到中心位置。

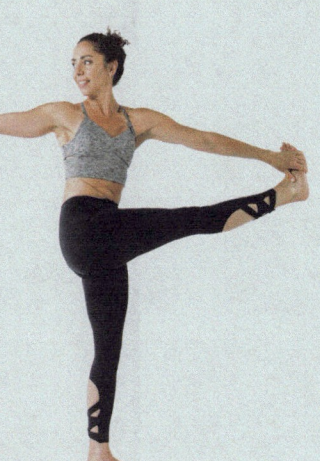

# 树　式

## Vrksasana

### 体式信息

　　树式让你的身体与思想平衡和平静，从而打开你身体内部的空间，让你的意图扎根。它能锻炼腿部，加强下半身的力量，并增强全身的平衡性。树式能训练你扎实的基础，让你能适应自然发生的天气变化。

### 标准

- 站在瑜伽垫前端，左脚的四角向下踩实垫面，抬起右脚抵住站立腿的大腿内侧。向下扎根的同时，全身通过头顶向上提升。
- 肚脐向上提升并内收，尾骨向下牵引以稳定你的中心。
- 在胸前双手合十，将意图带回到你的思想前沿。
- 上臂骨骼向后牵引，打开胸部。
- 换另一侧重复。

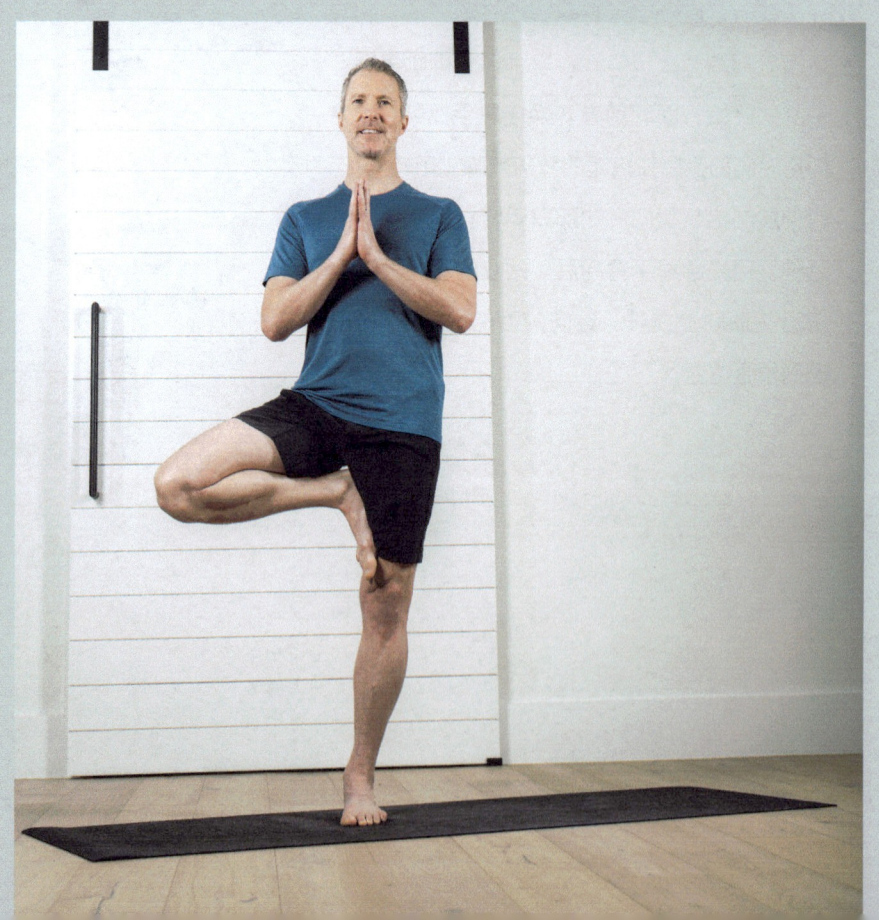

**改编与调整**

- 要改编该体式，可以把抬起的脚抵在小腿上，甚至是将脚趾放在垫面上放松，让脚跟抵在站立腿的脚踝上。

- 你的双臂是树的枝干。你可以创造出让自己感觉良好并增强注意力的练习姿势。你可以伸直双臂举过头顶，形成胸部打开的夹背姿势，或将十指交叉让掌心向上压，让身体自然地晃动。

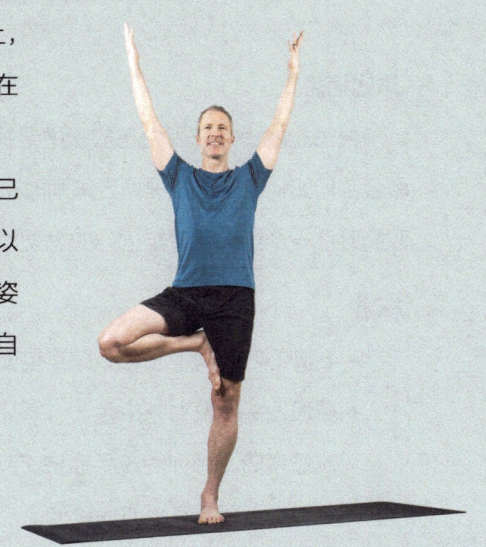

# 舞王式
## Natarajasana

### 体式信息

舞王式能让你在用力与放松中寻找平衡，培养优雅、提升专注力和力量。这个体式教会我们如何在保持扎根稳定的同时产生力量、保持平衡和镇静。当你进行这个体式时，眼睛盯住一个点，同时牢记你的意图。

### 标准

- 右脚的四角向下站稳，踩实垫面。
- 腿股四头肌发力并抬起。
- 左膝弯曲，用你的左手抓住左脚的脚踝位置。右手拇指向上，让肩部保持打开状态。右手朝天花板方向延伸。
- 骨盆朝垫面方向倾斜，核心发力，稳定中心。

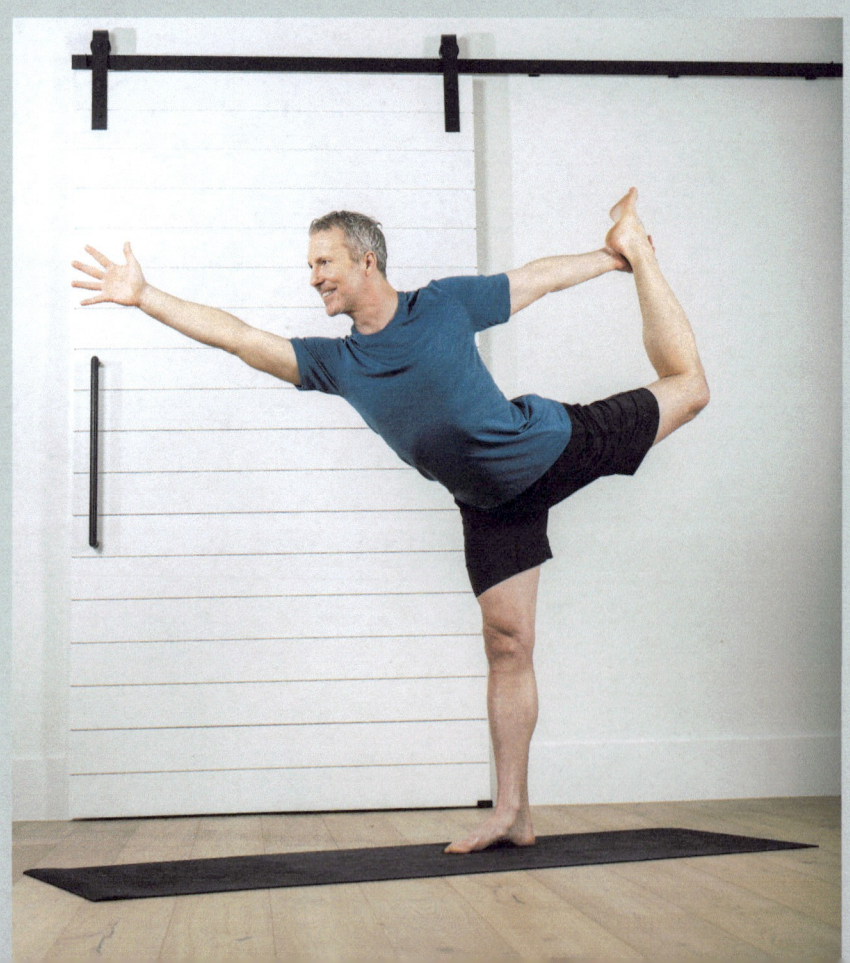

- 膝盖都朝中心线收紧，吸气时，抬起的腿向后踢。支撑站立后弯的力量来自腿部。胸部和上方的手抬起，提起左脚。
- 从容地放下抬起的脚，回到站立姿势，再次回到中心。换另一侧重复。保持5~10次呼吸后继续后面的体式练习。

## 改编与调整

- 勾脚舞王式。抬起的脚勾起，脚趾指向12点钟方向。抬起脚的四角用力，伸展脚趾，小腿努力向身后的墙壁靠近。

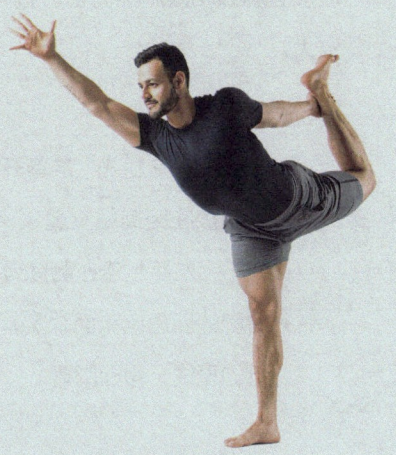

- 完全舞王式。想要增加体式的挑战性和技术性，可以用两只手抓起一只脚向上提，同时挺起胸部。

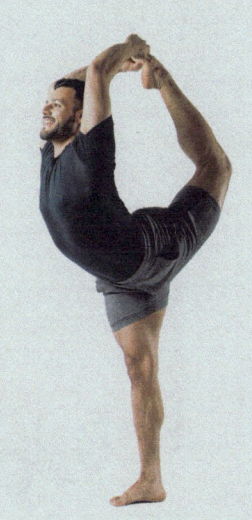

# 半月式

## Ardha Chandrasana

**体式信息**

　　半月式可以锻炼核心，同时向外伸展双腿和手臂，帮助增强稳定性和柔韧性。它能加强脚踝和双腿的力量，打开胸部。当你向各个方向舒展时，身体内能量线将延伸扩大。

**标准**

- 来到站立前屈式，准备开始。
- 右手放在距离站立腿30厘米或更远的位置，与小脚趾在一条直线上，拇指指尖向下。左手位于左侧髋骨上方。
- 右脚的四角向垫面踩实，核心发力，向上抬起左腿，左腿与髋部呈一条与垫面平行的直线，勾起脚背。

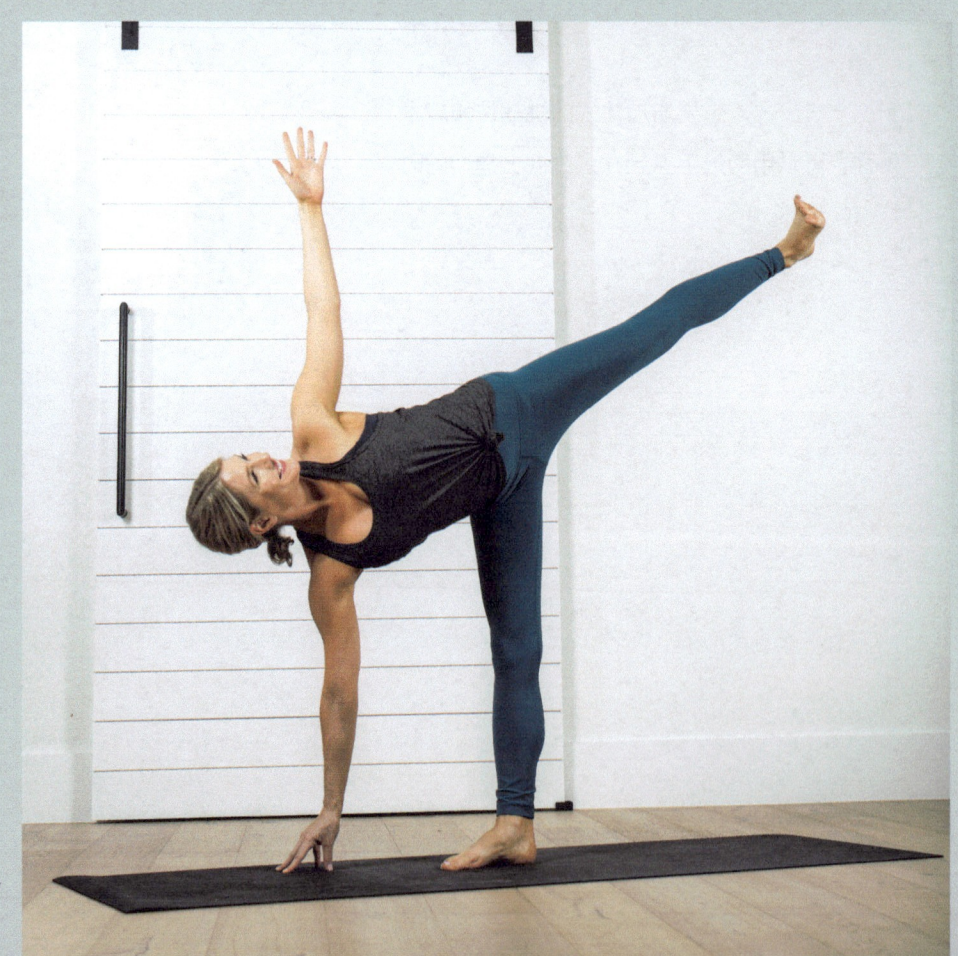

- 左髋要保持在右髋的正上方，面向左侧墙壁打开骨盆。肚脐朝脊柱方向拉近，激活核心。
- 你可以从这里开始，向天花板方向延伸左侧手臂，让左腿抬高，或者抬起右手，或双手都抬起，来到胸前，进一步锻炼腹肌力量。当你感到已经保持平衡和稳定后，慢慢将目光移到上方的手上或者眼睛看向天花板。

改编与调整

如果你在接触垫面时感到有压力或胸部朝向瑜伽垫，可以在下方的手下面垫一块瑜伽砖。这样能扩展胸部，延伸侧腰。

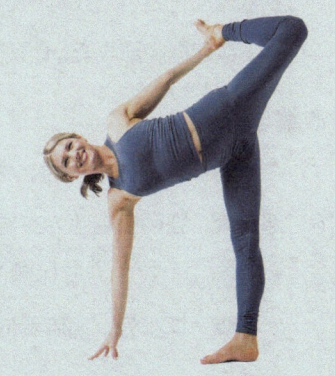

- 弯弓半月式。这个半月式的变式通过深度后弯增加了对身体前侧的拉伸。弯曲上方的膝盖，用上方的手握住你的脚或者脚踝。保持站立脚根基的稳定性，激活核心。左脚向后踢，触碰上方的手，形成一个弓形，拉伸至新的弯曲程度。

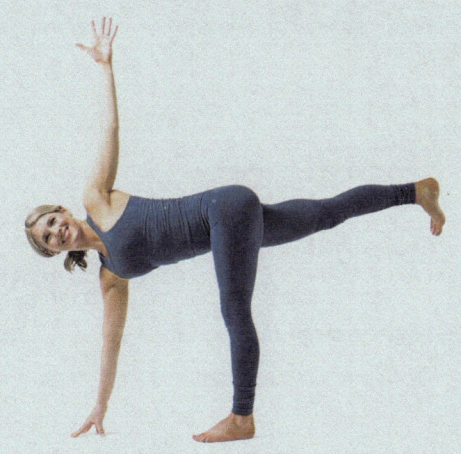

- 半月扭转式。这个变式要求你在向下踩实和保持平衡的同时更加深入、更大空间地扭转。放开上方的手来到瑜伽垫上，两侧髋部向垫面方向挤压，后侧的腿保持向上抬起。吸气，胸部向上抬起一半，感受从后脚脚跟到头顶的延长。调整下腹部以稳定呼气。吸气，另一只手向天花板方向抬起。继续吸气时伸展，呼气时扭转的体式。

# 战士三式

## Virabhadrasana III

### 体式信息

战士三式是一个利用全身所有肌肉以达到稳定、扩张、轻盈和平衡的体式。

### 标准

- 从山式开始，使用核心力量，右膝抬起至胸部高度。
- 呼气，以髋部为轴，上半身与垫面平行。抬起的脚跟踢向后方的墙面，抬起的脚勾起。髋部两侧与垫面平行。
- 双臂向前延伸，在耳侧延伸肱二头肌。如果想要减轻压力，可以将双手放在胸前。
- 下颌略向胸部收紧，让颈部保持中立。眼睛看向垫面。

### 改编与调整

在努力保持平衡的同时，保持左脚脚趾站在瑜伽垫上。

下背部夹紧，强调以胸部为主导，打开双肩。

- 飞机式。双臂沿着体侧向后扫，掌心向下，手臂像机翼一样张开。肩胛骨向背后抬升，胸部保持上犬式的动作，注意用心主导整个动作。

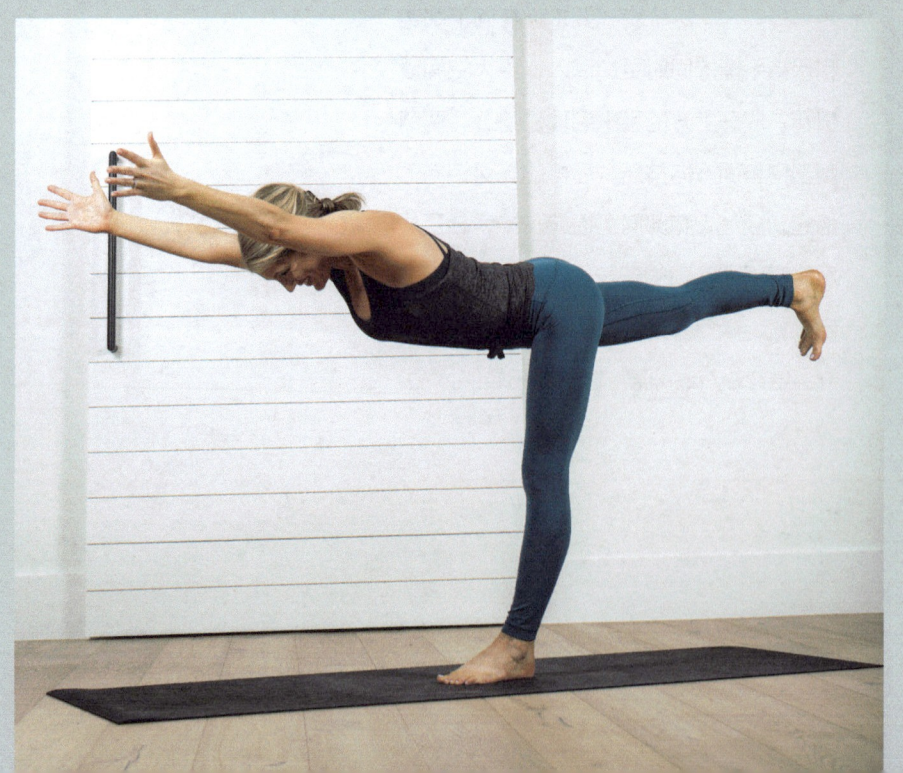

# 上伸腿式

## Urdhva Prasarita Eka Padasana

### 体式信息

上伸腿式是一个平衡体式，能深度拉伸腘绳肌并结合前屈。它能加强大腿和脚踝的力量，并拉伸腘绳肌、小腿和腹股沟。前屈部分有助于镇静神经系统，并刺激肝脏、肾脏等重要的器官。上伸腿式是串联体式中手倒式很好的准备体式。

### 标准

- 从站立前屈式开始，双脚踩实垫面。
- 吸气，延长脊柱，头部抬起一半，指尖向垫面方向下压。
- 身体重心转换至左脚。下一次吸气时，右腿抬升至与髋同高。右大腿内侧向上扭转，脚跟向下延伸。
- 呼气，胸部向前弯曲来到站立的腿上方。
- 站立的腿保持轻微弯曲，抬起的右腿继续向上抬。
- 换另一侧重复。

### 改编与调整

你还可以在其他平衡体式或箭步中加入上伸腿式。

双手可以放在肩膀下的瑜伽砖上以获得更多支撑。要使身体更加紧张，可以将一只手或者双手放在站立腿的脚踝上。

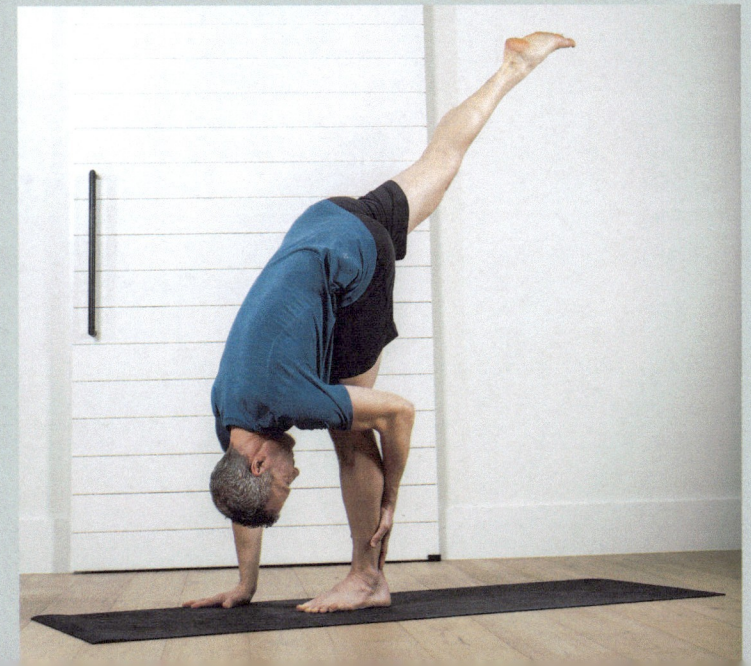

## 扭转体式

扭转体式能帮助清除身体和重要器官中的毒素和过剩物质，增强你的代谢力量，帮助缓解下背部疼痛。扭转能产生不可思议的内部按摩，刺激消化、帮助排泄。核心是身体的动力中心，核心力量对每个体式都有影响。强大的腹部肌肉能让你在瑜伽中和瑜伽外的运动和过渡中更加放松和有效。扭转能激发核心的主要能量中心，培养你的内部"火焰"，增强你的毅力和个人力量。这类扭转体式和序列能帮助你深入核心，释放力量与轻盈感。要使扭转的力量最大化，你必须在扭转前延长脊柱，为扭转创造空间。

# 幻椅扭转式

## Parivrtta Utkatasana

### 体式信息

　　幻椅扭转式能够产生热量，可以增强中背部和下背部的柔韧性和力量。它能挤压和清洁你的消化器官及肾脏，从而使身心焕发健康。

### 标准

- 双脚并拢，站在瑜伽垫的中心，幻椅式深蹲。双脚的大脚趾互相触碰，双脚的四角向下踩实，将身体重心下移至脚跟。
- 延长尾骨，绷紧下腹部。
- 在胸前双手合十。

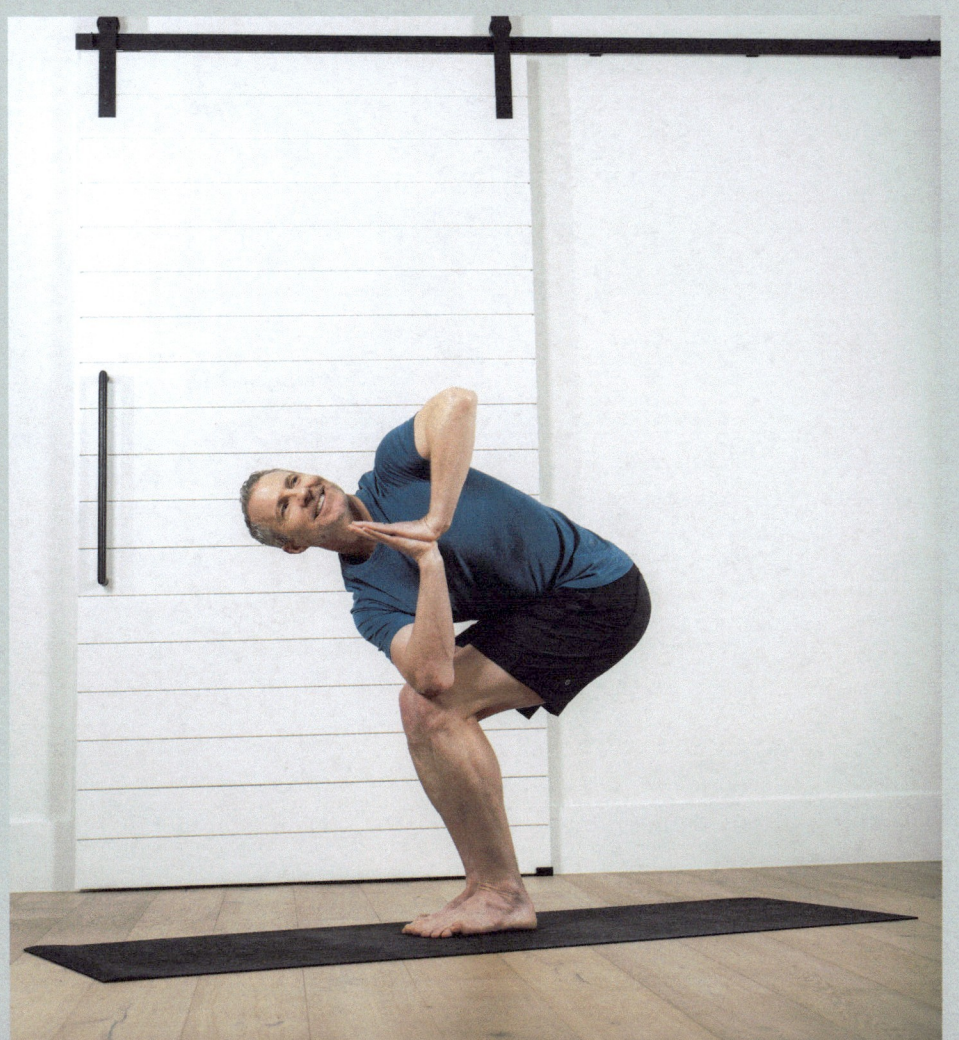

- 吸气，延长你的脊柱。呼气，扭转，将右臂肱三头肌抵在左侧大腿上方。

- 继续在每一次吸气时延长你的脊柱。随着每一次呼气加深扭转。

- 双手拇指指向胸膛，目光抬起越过肩膀。感受你的内在热量随着你的挤压而产生，清洁你的上腹部。

- 换另一侧重复。

### 改编与调整

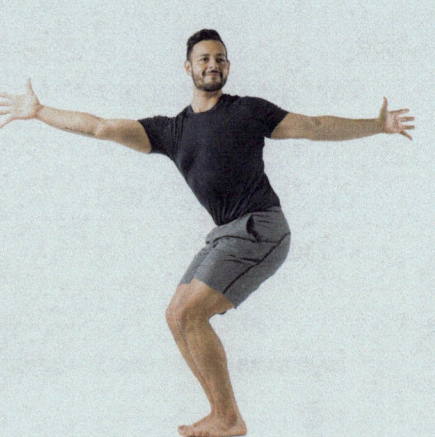

- 开臂幻椅扭转式。右侧手臂向前延伸，左侧手臂向后延伸。双手张开，互相远离对方，打开你的胸部。开臂幻椅扭转式是一项对孕妇非常好的变式，因为此类扭转可以避开中心线。

# 新月扭转式

## Parivrtta Parsvakonasana

**体式信息**

    这项深入而强大的扭转式能够提升重要器官的功能,例如肝脏、肾脏、脾脏和消化系统,并使这些器官充满新的能量和血液。新月扭转式能改善平衡,拉伸双腿、脊柱和胸部,提高耐力。

**标准**

- 在半月弓步式中,在胸前双手合十。
- 吸气,抬升胸部与双手接触,并延长脊柱。
- 呼气,扭转。让右臂抵在左侧大腿的上方。手臂朝腿的方向下压,以抬升上半身使其远离大腿,扩展胸部。
- 双手手指指向胸部中心,或让手臂向两侧延伸。
- 目光越过肩部,朝天花板方向看去。
- 随着呼吸进行动作,吸气时延长身体,呼气时扭转。
- 换另一侧重复。

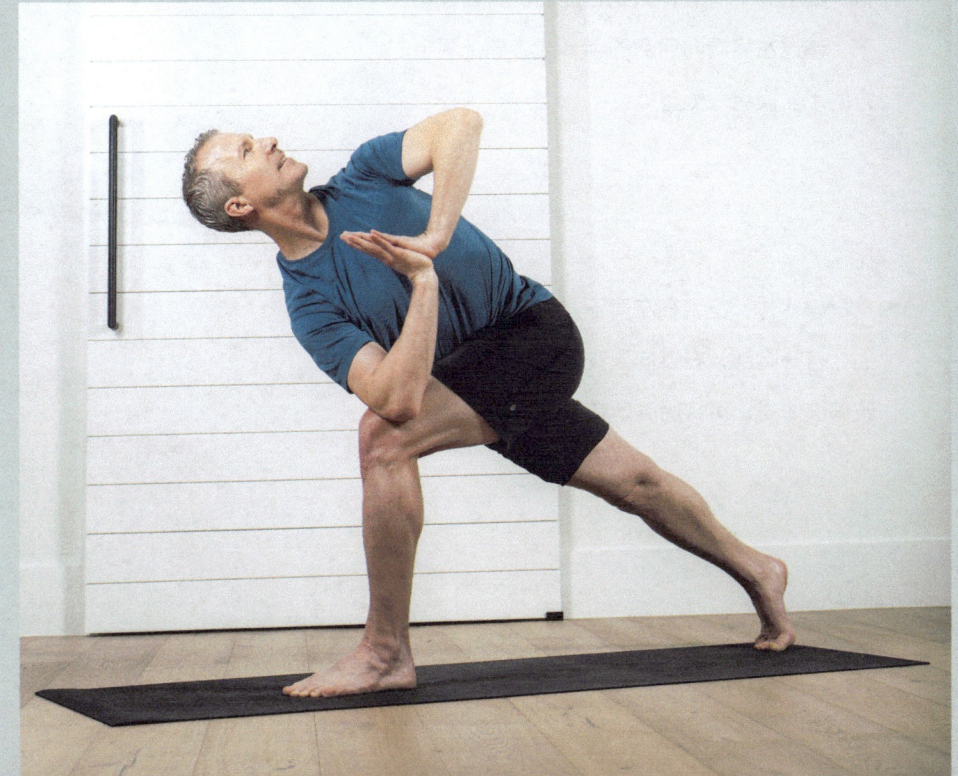

### 改编与调整

要减轻身体中的紧张感，可以将后膝放在瑜伽垫上。

要增加难度和稳定性，可以让后脚脚跟踩实在瑜伽垫上，以战士一式的腿部姿势扭转。

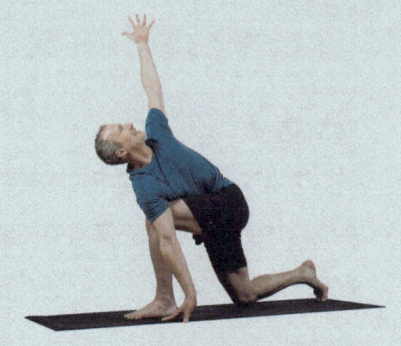

- 开臂新月扭转式。左臂向前延伸，右臂向瑜伽垫后侧延伸。双臂朝两侧方向拉伸，打开胸部。脊柱保持伸长，肩膀在髋部正上方。每次吸气时延长侧身，每次呼气时扭转更多。

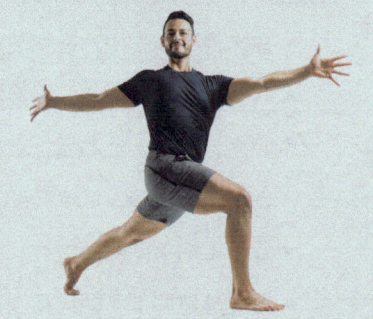

- 翻转开臂新月扭转式。伴随吸气进行开臂扭转，手掌反转向上，朝天花板方向延伸右臂。左手向下滑落，来到右腿后侧。目光向下，越过左肩看向后侧的手，或者向上看上方的手。换另一侧重复。

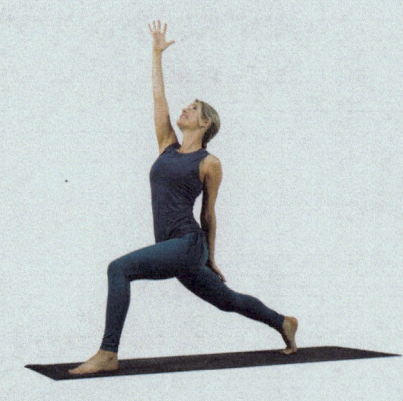

- 蜻蜓扭转式。左手在左肩下方，撑在瑜伽垫上，打开胸部，右臂向天花板方向延伸。要改编该体式，可将后膝落在垫面上。

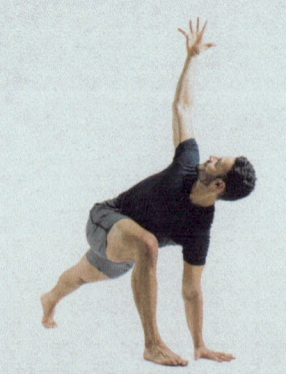

# 坐姿扭转式

Ardha Matsyendrasana

## 体式信息

坐姿扭转式能拉伸双肩，打开脊柱并使其充满能量，还有助于消化。

## 标准

- 坐在垫面上，双腿向前伸展。
- 左膝稍微弯曲，左脚跨过右腿，来到右大腿外侧。保持左膝指向天花板。
- 右脚移动，来到左髋外侧。
- 左手手指在骶骨后方撑起。
- 吸气，右臂向上延伸。呼气，右肘悬在左大腿上方。
- 保持并深呼吸，让身体放松。
- 换另一侧重复。

## 改编与调整

要进行改编，可以保持下方的腿向前延伸，或者用弯曲的手臂钩住弯曲的腿，将上半身靠近大腿。要想获得更多的支撑，可以坐在一条毯子上。

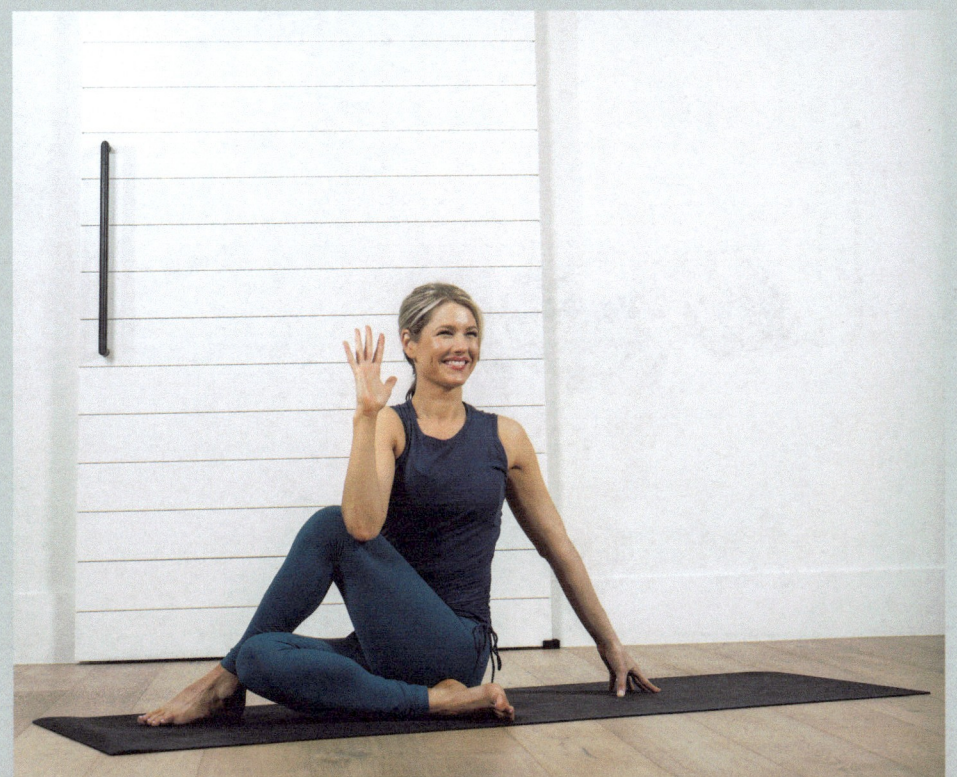

# 扭转三角式
## Parivrtta Trikonasana

**体式信息**

　　扭转三角式是与三角式相反的体式。这项扭转体式需要保持专注、平衡和技巧。它能拉伸双腿、髋部和脊柱，并能打开胸部。深入地扭转能刺激重要器官，并帮助缓解背部疼痛。

**标准**

- 从三角式开始，站起来，两侧髋部朝瑜伽垫前端扭转，后侧的脚向前跨出 1/3 的距离，缩短双脚之间的距离。
- 左脚在前，左手放在右髋，右臂向上延伸。
- 双脚向下踩实，大腿内侧向中心线靠近。
- 呼气，从髋部开始继续延长身体左侧，上半身前弯，右手放在瑜伽垫上或瑜伽砖上。
- 换另一侧重复。

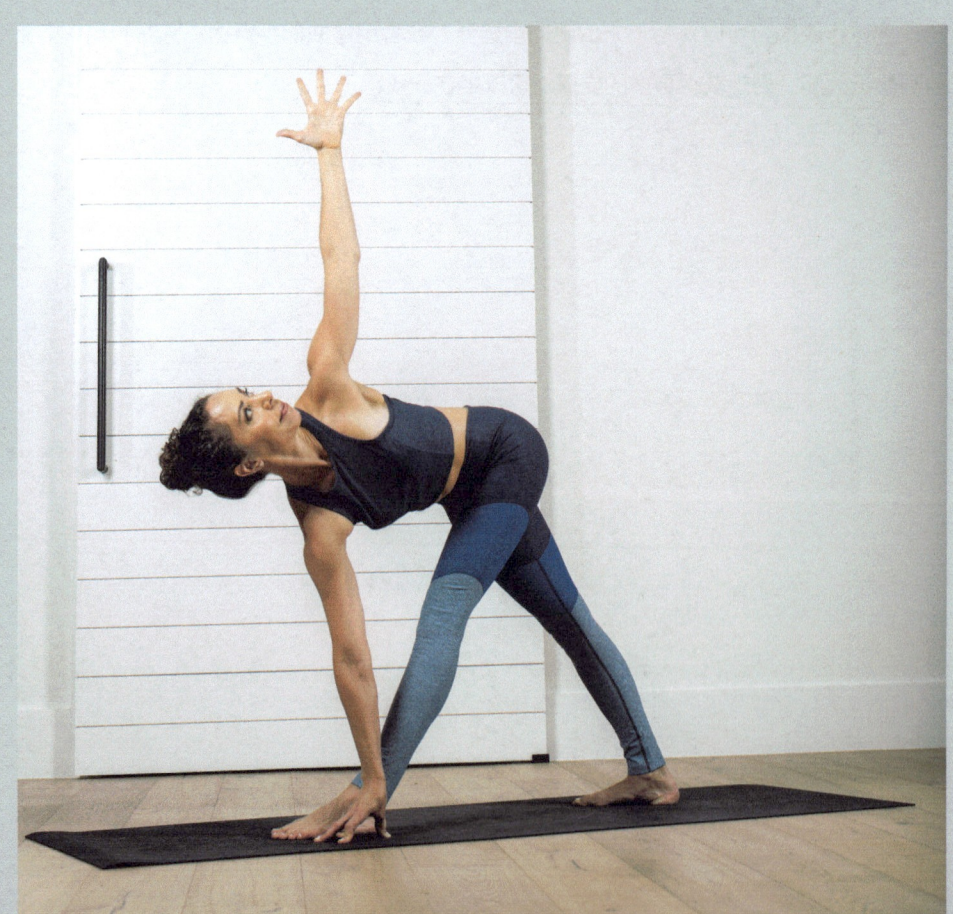

- 在下一次吸气时，胸部向前伸长，左臂向天花板方向延伸。凝视点可以放在上方的手上，也可以直视侧面墙壁或者向下看向垫面。
- 每一次呼气时都让核心发力，加深扭转。

## 改编与调整

下方的手可以放在另一侧脚的里面、外面或者前面。在手下放一块瑜伽砖可以扩展脊柱的空间，加强扭转程度。

初学者常会难以保持后脚脚跟踩实垫面。如果后脚脚跟抬起，这个体式就会变得很不稳定。可以尝试调整双脚间的距离，找到最适合你的距离，让自己的双脚脚跟牢牢踩实垫面，建立起稳固的根基。

# 宽腿下犬扭转式

## 体式信息

这个下犬式的变式增加了扭转，能锻炼核心肌群。

## 标准

- 从下犬式开始，双脚分开，踩在瑜伽垫的两端。
- 双手向双脚移动一半的距离，双手拇指在瑜伽垫中心相连。
- 右手手掌努力下压。吸气，左臂向上延伸，胸部朝瑜伽垫左侧打开。
- 呼气，左臂从右侧腋窝下方绕过，握住右脚脚踝。每一次呼气时腹部都上提、内收，加深扭转。
- 换另一侧重复。

## 改编与调整

在下犬式变式中根据你的需求弯曲双膝。

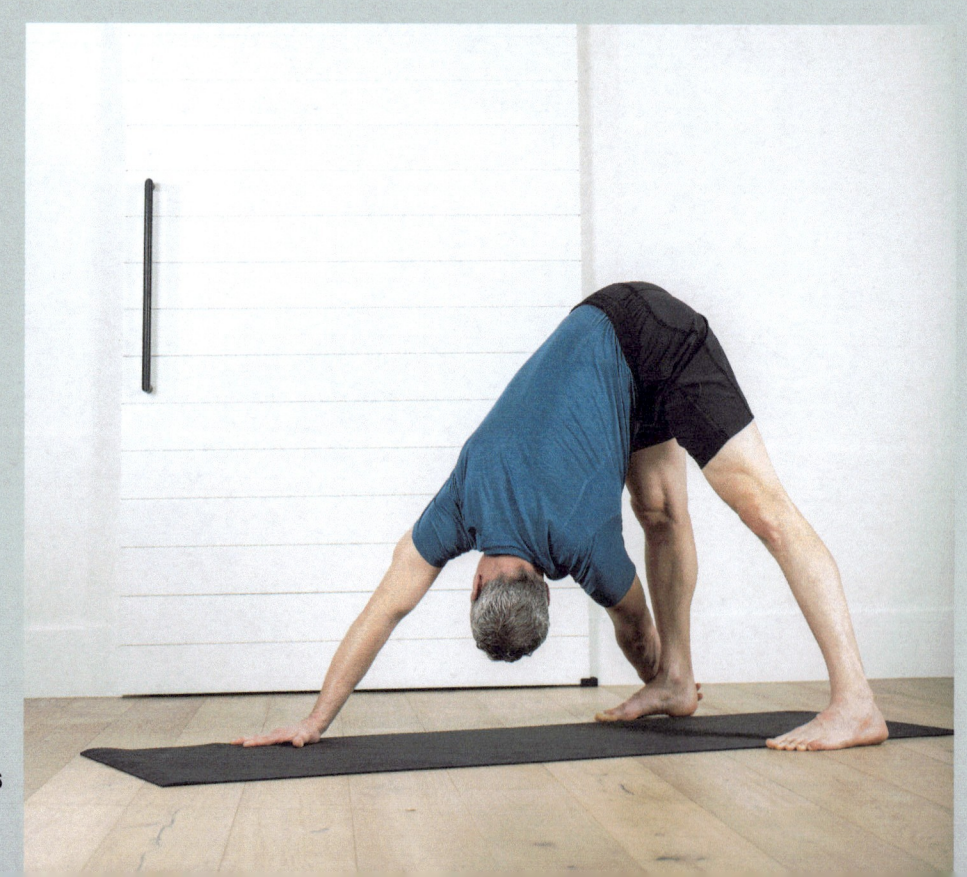

# 力量序列

起始序列和拜日式后，你的身体已经准备好进行更加深入的练习了。这些产生能量的力量序列能加快心率，打开整个身体，起到加强核心力量、锻炼肌肉、理清思维的作用。让你的呼吸引导动作，这类体式能帮助你展现力量。

我建议以2种方式进行这些序列。如果你刚开始进行力量瑜伽练习，我建议在身体两侧都进行这些序列，并将每一个体式保持5~10次呼吸，或者根据你的喜好再增加。使用这些序列能让你感受到自己的内心。注意自己在每个体式中的模式和感受，注意当你保持体式并集中注意力使呼吸稳定时，这类体式有什么变化。你的感受揭示了值得你注意的地方。关注你哪里感到协调哪里感到摇晃，哪里感到紧张哪里感到放松，哪里感到柔韧哪里感到强壮。体式练习得越多，你就越能利用呼吸深入体式，你的身体给予的反馈就越多。当你进行1次呼吸配合1个动作的串联体式练习时，运用这些感受和反馈。

如果你想产生更多的热量、汗水和流，我建议你重复练习同一个序列多次。第一次时，每个体式保持5次呼吸，让身体适应体式。注意根据标准对体式的细节进行规范，看看你能驾驭哪些动作、哪些动作适合你。第一次练习之后，各个独立的体式就已经在你体内激活，再将体式重复2遍或更多，每个动作配合1次呼吸。然后将体式串联到一起，串联中1个动作配合1次呼吸，这样能增强练习带来的心脑血管益处，热身并为接下来的练习——后弯体式、顶峰体式和深度的拉伸做准备。

记住，所有体式和序列都是可调整的，如果在做某个体式时感觉不对就放弃。如果你想在一个序列中增加或者改变某个体式，就放手去做。体式和序列是让你参考的通用指导，你要找到让自己感觉良好的那种。练习得越多，你就越能感受到自己身体的需求，以便保持平衡并激发内在的力量。

## 力量编排

以1个动作配合1次呼吸的节奏教授包含站立、平衡、扭转体式等动态力量序列时，指导学生进行多次练习非常有帮助。第一次进行序列练习时，我建议每个体式保持5次呼吸。注意恰当的身体顺序和规范的体式动作，让你的学生了解自己在正确姿势下的感受，以及哪些动作还有提升空间。第二次进行时，引导他们以1个动作配合1次呼吸来进行，并强调呼吸。如果一个序列中有好几个体式，我建议将这个序列分解开来。第一次练习4~5个体式，然后以1个动作1次呼吸的配合再进行一遍，然后增加更多的体式和呼吸进行探索。经过多次重复，引导学生完成序列中的所有体式后，可以让学生1个动作配合1次呼吸完成整个序列，然后你就能让学生自己练习了。这种方法需要对你的序列、指令以及学生拥有信任，这能让每个不同水平的练习者都参与进来，让你的学生在身体和呼吸的共舞之下使用自己的力量体式不断深入。

## 10 分钟力量序列

该序列在短时间的练习中包含多种力量，能够拉伸和打开全身。谦卑战士式的夹背动作能打开肩部和胸部，扭转三角式能深入进行平衡扭转。请先在身体右侧进行该序列，然后换左侧重复。

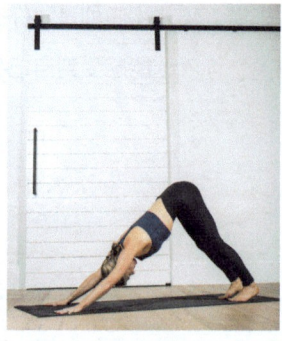

**1** 下犬式
（第68页）

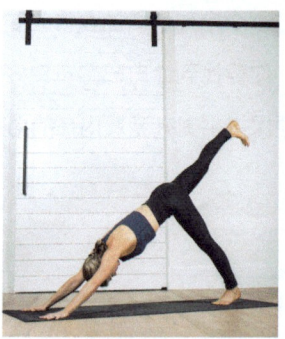

**2** 单腿下犬式
（第69页）

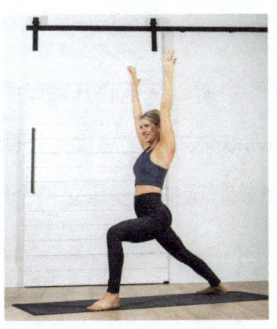

**3** 战士一式
（第79页）

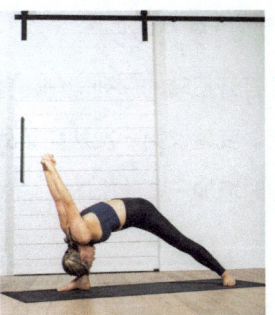

**4** 谦卑战士式
（第109页）

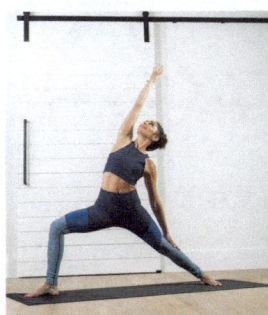

**5** 反战士式
（第104页）

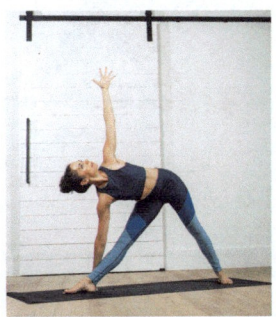

**6** 三角式
（第107页）

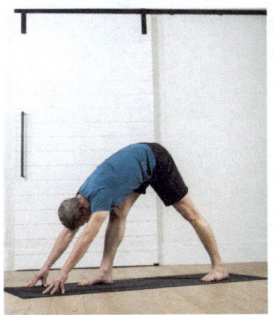

**7** 加强侧伸展式
（第117页）

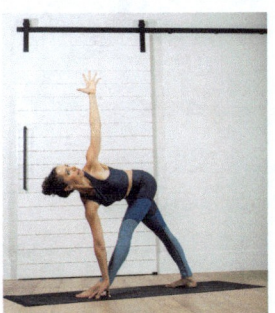

**8** 扭转三角式
（第144页）

**9** 串联体式（第86页）至另一侧

## 15分钟力量序列

　　这个打开扭转的序列能创建身体与呼吸更深层次的协调。从核心开始过渡，让身体跟随着流。我建议第一次从翻转战士式开始，然后到串联体式，之后换另一侧重复。第二次练习时增加一些放松体式，然后以1个动作配合1次呼吸的节奏重复整个序列。

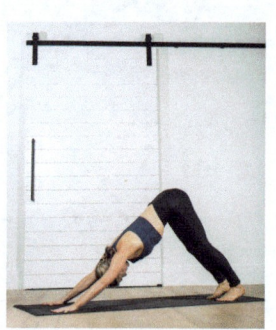

1 下犬式
（第68页）

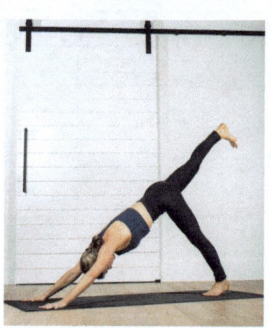

2 单腿下犬式
（第69页）

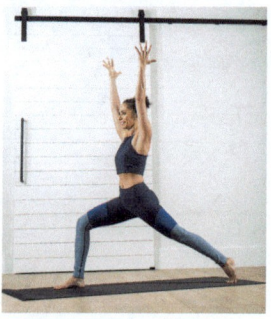

3 半月弓步式
（第110页）

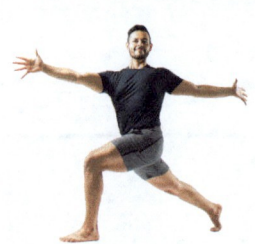

4 开臂新月扭转式
（第142页）

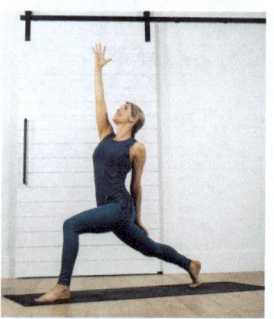

5 翻转开臂新月扭转式
（第142页）

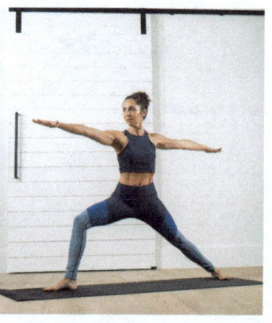

6 战士二式
（第103页）

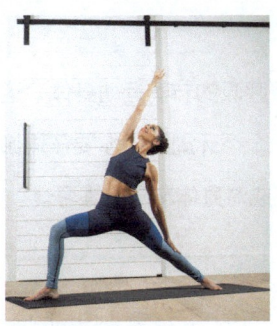

**7** 反战士式
（第104页）

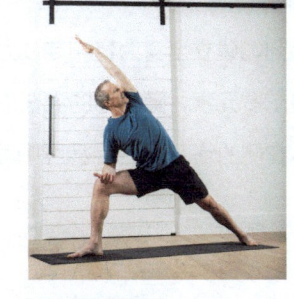

**8** 三角侧伸展式
（第105页）

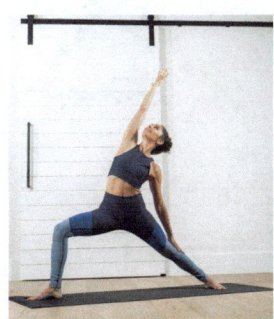

**9** 反战士式
（第104页）

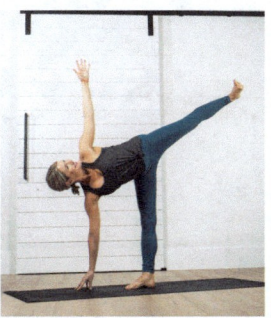

**10** 半月式
（第134页）

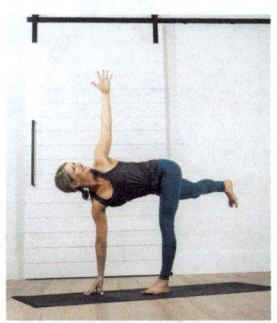

**11** 半月扭转式
（第135页）

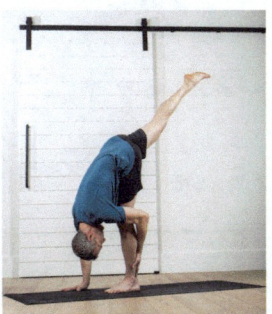

**12** 上伸腿式
（第137页）

**13** 串联体式（第86页）至另一侧

## 20 分钟力量序列

　　该序列能建立全身力量和专注力，并能让你随着呼吸的节奏运动身体。这个序列中增加了曼陀罗元素，随着你的流在瑜伽垫上建立起一个循环周期。你要在瑜伽垫后端完成对身体右侧的练习，然后返回并面朝瑜伽垫前端完成对身体左侧的练习。

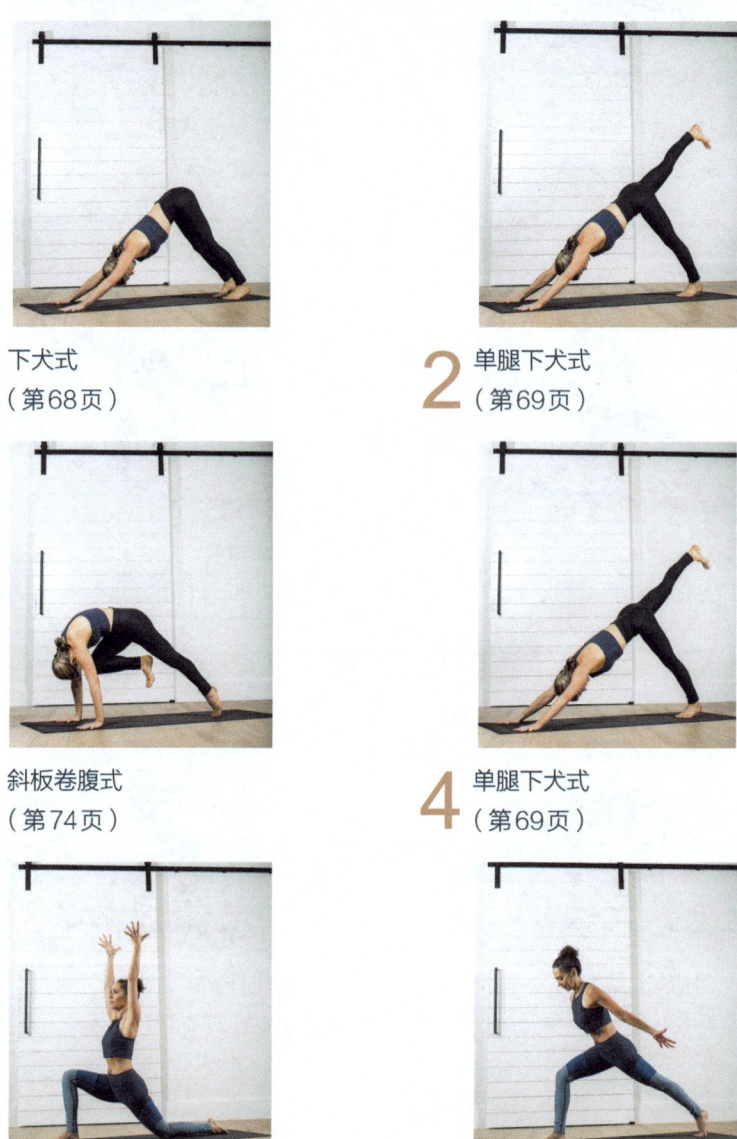

1　下犬式
（第68页）

2　单腿下犬式
（第69页）

3　斜板卷腹式
（第74页）

4　单腿下犬式
（第69页）

5　新月式
（第111页）

6　闪电弓步式
（第112页）

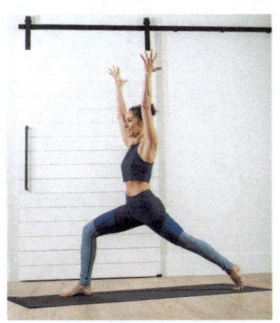

**7** 半月弓步式
（第110页）

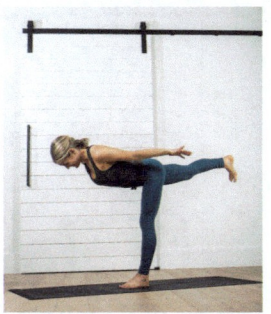

**8** 战士三式
（第136页）

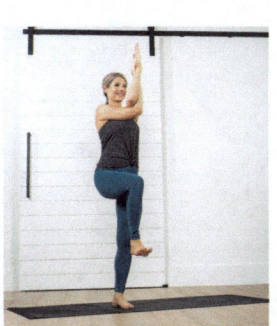

**9** 单腿山式
（第67页）

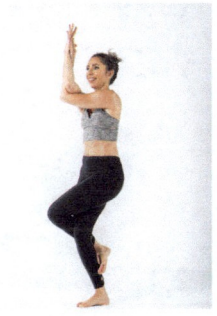

**10** 鹰式
（第126页）

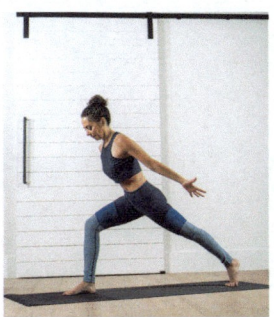

**11** 闪电弓步式
（第112页）

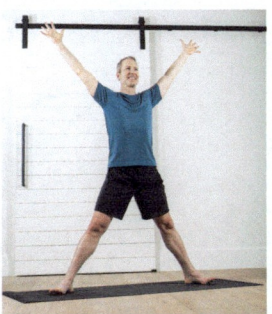

**12** 五角星式
（第113页）

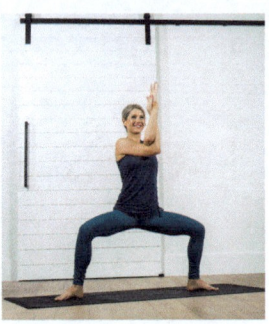

**13** 鹰臂女神式
（第119页）

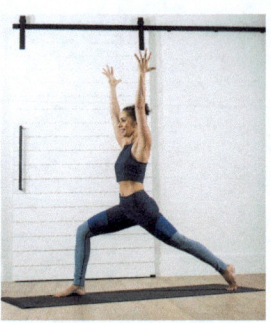

**14** 半月弓步式
（第110页）

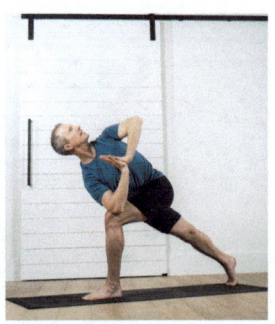

**15** 新月扭转式
（第141页）

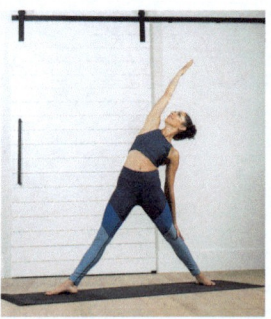

**16** 反三角式
（第108页）

**17** 串联体式（第86页）至另一侧

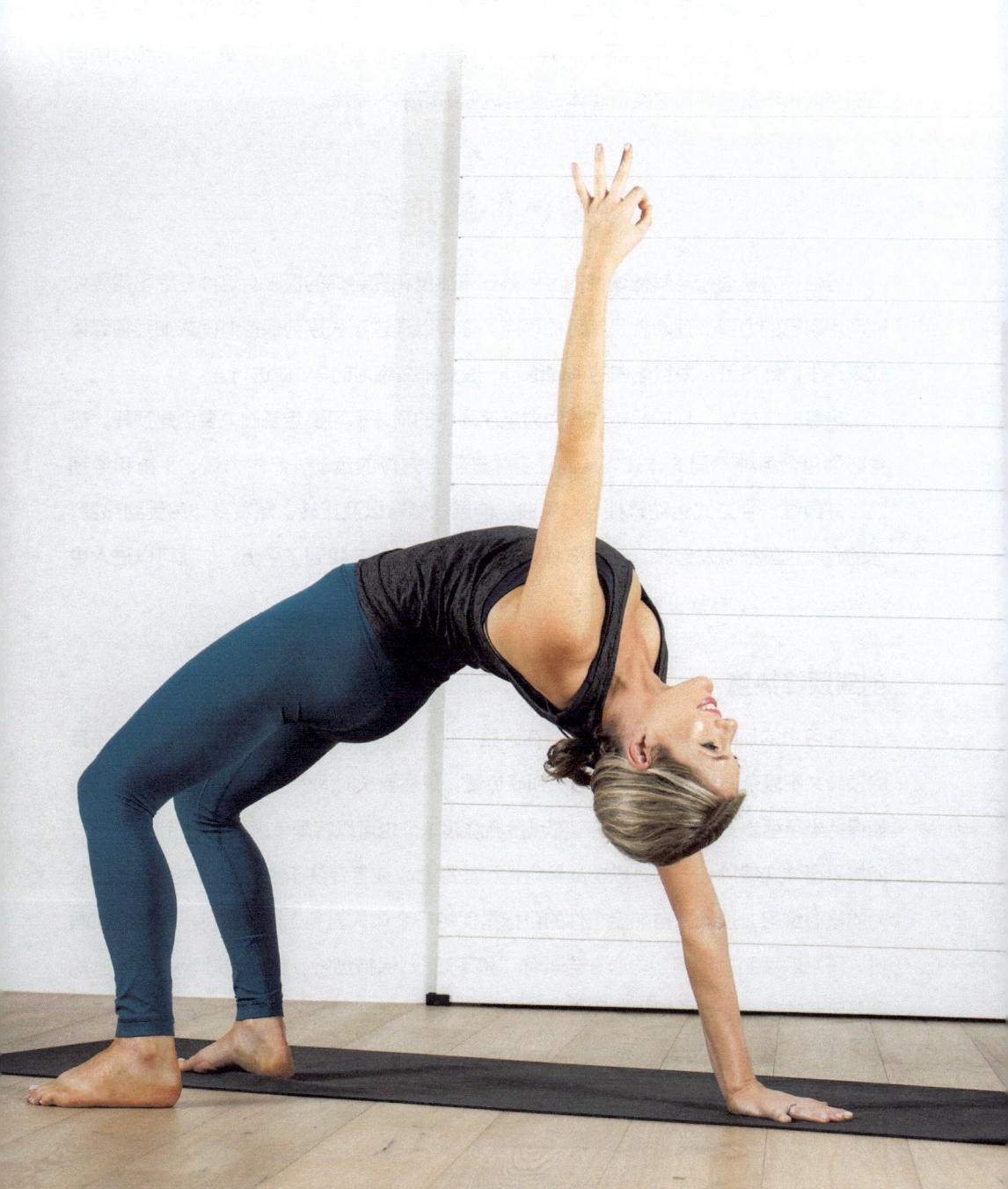

## 第6章

# 顶峰体式与序列

在力量瑜伽课上，我们要建立起顶峰体式与序列。这些体式比课程开始或结束时更需要专注，还需要更强的力量、柔韧性及技巧。力量瑜伽的目的在于通过力量去打开全身，让你达到课程的顶峰时刻，让你的身体更加自由和柔软，能够练习更高级的体式。顶峰体式通常是你在社交媒体或派对中看到的炫技体式。当你已经热身和有了充分的力量体式做基础，循序渐进地进行练习时，顶峰体式能让你的身体、思想和精神变得强大有力，使你充满智慧并获益匪浅。本章我们就要来探索如何利用你在第一部分练习中创造的空间和热量来练习这类顶峰体式，到达你练习中的顶峰。

# 到达你的顶峰

记住，力量瑜伽与其他瑜伽的区别就在于热量和探寻你的极限。这部分练习需要你能利用自己的力量。顶峰就是练习的顶点。你可以通过延长序列保持时间或加强顶峰体式来产生顶峰热量。力量瑜伽的顶峰练习一般安排在练习的3/4时进行。

热身非常重要。你的起始体式为力量序列中的顶峰练习奠定基础。要创建顶峰，热身必须包含各种不同的体式，从而让身体进行全方位的运动，产生力量、平衡和柔韧性，并通过各种方式运动脊柱——弯曲、伸展、侧弯以及扭转。随着身体感受到热量，你的呼吸也就被激发起来。一旦你感到被激发、被打开并找到了平衡，你就可以进入更高级的或者长久保持的顶峰练习了。

## 创建顶峰热量

练习中的顶峰会将你带到极限，在这里，你的身体和思想都能有所成长。具有热量的顶峰并不复杂，也不神秘。要产生顶峰热量，只需要长时间保持力量加强的站立体式，如保持半月弓步式或女神式，使腿部热量燃烧起来；也可以将简单序列的保持时间延长，如将平衡体式编排在一起，以挑战稳定性和注意力；或者专注于那些你认为超出自己能力的核心练习。顶峰来自热量，你的目标是保持一个体式直到无法再坚持——肌肉在颤抖，汗水顺着面颊流下，内心在告诉你"停下吧"。保持燃烧，伴随着呼吸，给自己找到暴风眼的机会。你的思想会比身体先想放弃，因此要注意区别头脑对自己说的是"坚持不住了"还是"这样就太过了"。这正是你可以选择继续保持体式的时刻，平稳你的

# 寻找光明

当你开始一堂课时，要注意班上最资深的和最没有经验的学生，这些学生就是你的灯塔，会指引你如何为来上课的学生创建一节既有挑战性又能完成的课程。要教授这两种学生、肯定这两种学生，并帮助这两种学生找到他们自己的极限。当你这么做时，也就照顾到了班上所有水平的学员。步骤清晰，并允许停歇，探索达到顶峰的路径。最终的体式并不是目标，学生在这个过程中学习到的东西才是——强调不同水平学生的成长和机会，重视一堂课能得到的收获。

呼吸，努力到达力量的新高度。在顶峰处，随着你跨越极限，你会产生新的感受。看着自己，每次呼吸、每次练习时都再努力一点点，你的力量和耐力——无论是身体上还是思想上的都会成长。

练习的顶峰可能包括多种不同体式，像一些后弯体式和倒立体式。有时候，你可能想锻炼手臂力量，那么可以用平板式和侧平板式作为顶峰练习，将平板式组合在一起，保持，直至达到你的极限。也有时候，你可能需要的热量比较少，那么请完全放弃顶峰练习，选择进入有助于恢复的后弯体式，然后结束。

你不需要在开始练习时就选定顶峰体式或顶峰序列。我来到瑜伽垫上时常常只想到要运动，想要感觉良好，不会思考一旦建立起热量后要如何挑战自我。有时候，我对选定更高的意图或者构思一个序列用于达到某个特定体式并没有兴趣。有时候，一个顶峰体式是推动我整个练习的动力。一旦你建立了思想与身体的连接，后弯体式、手臂平衡体式和倒立体式都能为你的练习增色。

## 进入顶峰体式

掌握高级体式并不只是简单地做动作，它需要时间进行准备。除了打开身体，我们还要了解各体式的组成部分。

练习顶峰体式时，在开始前大致了解进行的方向会很有用，如此你便能有目的和有力量地建立起巧妙的序列。在热身和力量序列中引入各种准备活动和各种体式能帮助你的身体为顶峰体式做好铺垫。探索体式之间的关系，以及一个序列中每个体式对前后的

## 身体与思想的连接

你的身体能听到思想所说的一切。仔细留意你的思想所说的，尤其是在进行顶峰体式这类挑战时。如果你在进入禅鹤式或倒立体式之前就告诉自己可能会摔倒，那你真的很有可能会摔倒！如果你不停地对自己说某件事太难了，或是你的身体做不到，那你也很可能真的做不到。让你的思想与当下保持一致，让你的思想与你想达到的目标一致，专注于你的呼吸和体式中的每个步骤，将注意力带到正在做的事情上，并寻找可能的方法。把这些挑战都视作成长的机遇，那么力量就会随着思想来到你想要发生的地方，身体与思想便会统一而行。

影响。找寻姿势、身体部位、能量和意图之间的模式，考虑要达到练习的顶峰需要何种热身、启动和努力，选择一两个能完成启动的关键动作。细节和重复的动作能帮助顶峰体式奠定基础，并让你在类似运动中找到新的力量和目标。所以，请将这些动作穿插进练习中，打开特定肌肉，并理解顶峰体式的激活方式。

围绕顶峰体式建立热身系列，选择适中和渐进性的起始体式与序列能够激发你的顶峰状态。比如，如果将轮式作为你的顶峰体式，那么开始练习时选择猫式和牛式，能够预热所有背部肌肉及身体前侧肌肉，打开你的脊柱。

将拜日式变式穿插进身体练习中用于过渡到顶峰体式，是非常好的选择。你如果要练习后弯体式，如轮式，那么可以在拜日式A中加入侧向拉伸。拜日式B中，你可以将战士体式保持得更长一些，以激活和使用轮式中需要的腿部肌肉。你也可以增加谦卑战士式，继续加强身体侧面，加强腿部力量，打开胸部和肩部。当你在练习每个体式的组成部分时，你会开始关注身体和大脑新的部位，创造出通向顶峰体式的一条新途径。

练习准备体式和向顶峰体式过渡的体式能够让你更加强壮。你的身体会创建出每个练习中需要的体式，因此耐心享受自己所能做到的并等待。意义不在于做出最终体式，没必要勉强做任何动作，也不是必须将练习做到"某某程度"——这只是个练习，不是姿势比赛。

## 带来力量的主题

对教师来说，主题是一个不可思议的工具，它可以强调课堂上顶峰体式中的动作、意图和能量。主题可以是能融入练习的精神、哲学或是能量线索，就像支撑顶峰体式的动作。比如，如果你的顶峰体式是倒立体式，你可以说面临风险时需要克服恐惧、需要信任与妥协，以及如此做的好处。让学生挑战自身恐惧的、不稳定的体式建立序列，如闭着眼睛做拜日式。专注于主题，用语言将身体练习和瑜伽的深层益处联系起来。这种有目的的引导会给予学生充满力量的体验。这不仅是在瑜伽练习中的体验，也是生活中的体验。

这种方法对大部分教师都适用，你也可以在自己练习时尝试融入主题。问问什么体式能支撑自己练习的意图，你在何处有风险及你能增加什么体式挑战自我、支撑自我、让自己感觉更好。

---

练习顶峰体式时可以参考以下建议。

- 多次练习体式。重复能带来新的意识和力量。注意你每次练习顶峰体式时的不同感受，思考学习到了什么。花些时间"练习"体式，看看你在身心一致并践行法则时会发生什么。

- 跟着感觉走。如果你的直觉引导你使用不同的方法进入体式，那就放手试一试，每个人进行同一种体式的方法都不止一种。每次练习时，你都会通过体式让身体产生新的肌肉记忆。

- 不要害怕跌倒或失败。跌倒是练习过程的一个部分，失败是成长的必经之路。要在每次跌倒中寻找智慧、累积经验，为下一次尝试所用。只有知道自己的极限才能找到自己的中心。

# 顶峰体式

顶峰体式需要更强的柔韧性、灵活度和专注度。当你热身并打开身体后，你就可以引入后弯体式、倒立体式和手臂平衡体式，以增加更多的挑战。记住，力量存在于体式的过程之中，而不在体式的终点处。你需要在用力、轻松和接受之间寻找平衡，对这次旅程的智慧保持开放的态度。

开始之前，我们要注意，要想使这项练习的力量增大，主要在于了解何时应当挑战自己的极限，何时做出修改、调整、放弃或继续。每个体式对每个人来说都不一样，也不是所有体式对每个人的意义都相同。有时候，付出的努力比得到的回报更有价值。听从你的身体，它是你最好的老师，这样你才能知道什么时候应当放弃某个体式，或者什么时候应当对体式进行调整。这并不意味着你永远都不练习这个体式，根据你现在的需求和条件进行即可。具有以下症状不能进行本章中所列体式。

具有以下身体症状不能进行后弯体式。

- 背部伤病
- 腕管综合征
- 头痛
- 消化问题
- 心脏问题
- 高血压或低血压

具有以下身体症状不能进行手倒立式。

- 手腕、肩部或颈部伤病（有时具有其他部位的伤病也不能进行手倒立式）
- 腕管综合征
- 妊娠期

具有以下身体症状不能进行倒立体式。

- 手腕、肩部或颈部伤病（有时具有其他部位的伤病也不能进行倒立体式）
- 眼部疾病
- 经期前几天
- 妊娠期

## 后弯体式

瑜伽中有句俗语："你的脊柱有多灵活，你就有多年轻。"脊柱是主要的能量中心所在，能为身体和精神输送能量。后弯体式能帮助保持脊柱柔韧，使能量处于开放状态，增强你的健康，帮助你优雅地老去。

后弯体式能使脊柱释放活力，由内向外地激活你的能量。后弯体式帮助你改善现代生活中的重复动作带来的问题——如久坐书桌前、开车和低头看手机造成的腰椎、颈椎问题。这类体式能改善髋部和脊柱的柔软性，同时增强力量、帮助塑形，并强调背部的结构性和整体性。大部分后弯体式要保持5~10次呼吸，我建议每个体式重复2次或更多。

后弯体式也是使心态开放的体式。这类体式需要勇气和妥协，同时也需要信念和信任，因为你要向后运动，这个运动方向在平时是不会遇到的。因此，后弯体式不仅能帮助你缓解胸部、肩部和上背部的紧张和僵硬，还能打开你的内心，为能量提供更多空间，让你能够与他人有更深层的连接并遵循自己的意愿。

# 蝗虫式
## Salabhasana

## 体式信息

蝗虫式是很好的初级后弯体式，它能加强脊柱、腰背部、手臂后部和腿部力量，拉长和强化整个身体。

## 标准

- 俯卧，前额放在瑜伽垫上。手臂放在身体两侧，掌心向下放在垫面上。
- 10个脚趾在瑜伽垫上下压，腿部发力，大腿内侧向上朝天空方向翻转。
- 抬起身体之前，尾骨向脚跟方向延伸，下腹部发力，让身体成为一个整体。吸气，抬起胸部、手臂和双腿。
- 手指、脚趾向后延伸，胸部向前延伸。
- 眼睛保持向下看，颈部与脊柱保持在一条直线上。

## 改编与调整

可以将双脚或双手留在垫面上并向垫面下压，使你在生成力量时有更多支撑。努力激活上背部，并向双腿方向延伸。

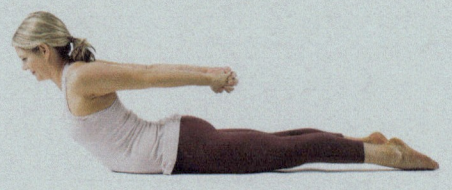

- 夹背蝗虫式。双手手指在背后交叉，呈夹背姿势。手肘弯曲，肩胛骨朝向中心线收紧。吸气，伸直双臂，抬起胸部和双腿。双脚分开与髋同宽，脚趾张开。

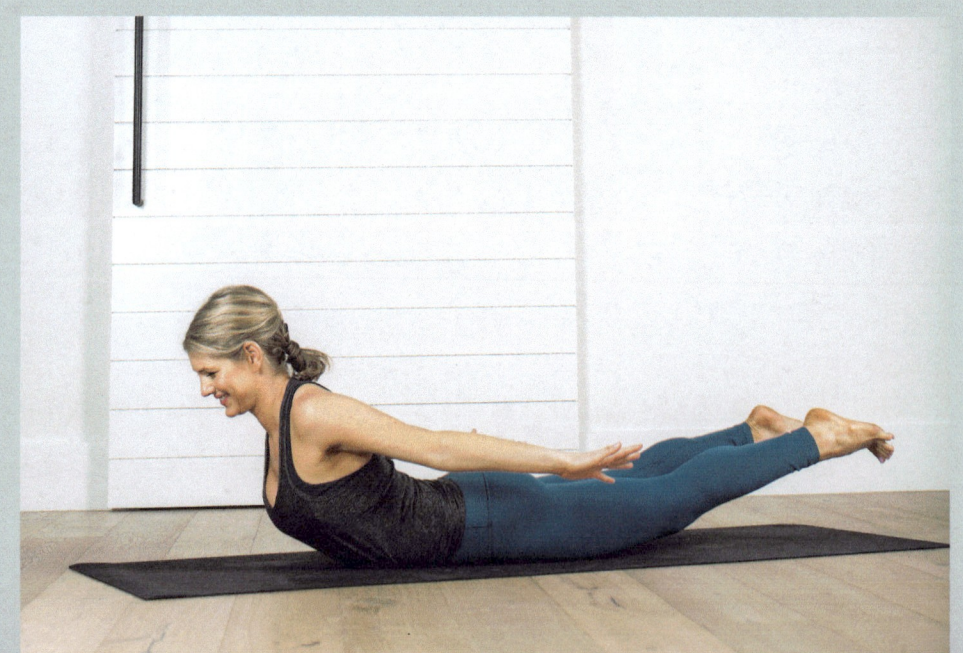

# 弓 式
## Dhanurasana

## 体式信息

　　这个腹部后弯体式对胸部、肩部、髋部和大腿有非常明显的打开作用，它能增强所有后侧肌肉的力量，按摩消化器官并刺激肾脏和肾上腺。在努力与放松之间找到平衡——不要太过用力，也不要太放松，这样你就能由内在培养平衡动作，获得有意识的呼吸和力量的全部益处。

## 标准

- 俯卧，前额放在瑜伽垫上。
- 双膝弯曲，双手握住脚踝外侧或者双脚前端，把双膝分开，与髋同宽。
- 吸气，小腿向后踢，腿部发力，用双腿的力量将胸部抬起。身体像拉满的弓一样充满能量。
- 将小腿外侧向中心线靠近，脚趾张开。
- 深呼吸，让胸腔打开。

## 改编与调整

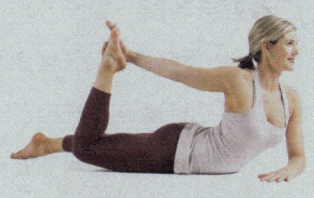

- 半弓式。如果感觉同时拉起两只脚踝太难，可以调整为半弓式。左手前臂横放在身体前侧，下压抬起胸部。右臂向后延伸握住右脚脚踝，形成半弓式，向后踢腿。肩胛骨收紧，同时胸部上抬。换另一侧重复。你还可以用伸展带钩住脚或脚踝，帮助手脚连接。

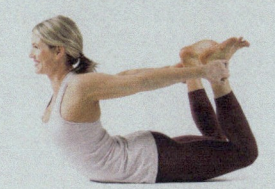

- 勾脚弓式。双脚勾起，指向 12 点钟方向。好像要站在垫面上一样，双脚的四角向脚趾方向拉伸。

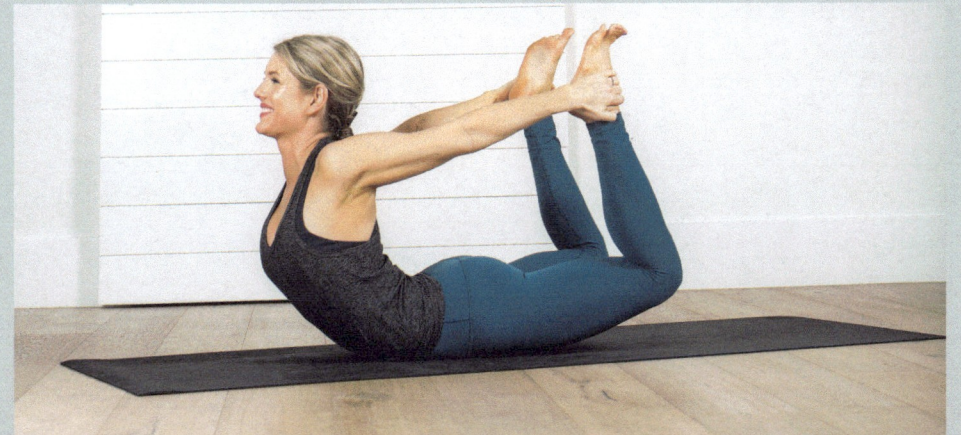

# 仰卧英雄式

## Supta Virasana

### 体式信息

这个体式在后弯中融合了对髋部、大腿、膝盖、脚踝和双脚的深度拉伸。在热身并打开身体后，这个英雄式的变式很适合作为顶峰期间的体式。

### 标准

- 来到英雄式，坐在双脚脚跟之间的垫面上。如果这样感觉过于紧张，可以放一个辅助物，直立坐在辅助物上。当你感觉准备好可以开始时，身体开始后仰。
- 尾骨向膝盖延长，下腹部发力，开始向后倾斜，可以用双手或者前臂支撑身体。
- 当你感到阻力时可以随时停下来，因为这是你遇到第一个极限的征兆。停在这个位置，在这个体式下保持放松。
- 如果可以的话，身体就可以一直向后倾斜，让肩部落到垫面上。双手越过头顶，抓住另一侧的手肘，手臂放在瑜伽垫上。

### 改编与调整

如果你感觉到任何膝部疼痛或其他剧痛，身体可以抬起一点以降低强度。在每个体式中，我们都应当在自己的极限上保持充分的呼吸，这意味着感到疼痛时不要强忍，而应该更加深入地呼吸并进一步感受。

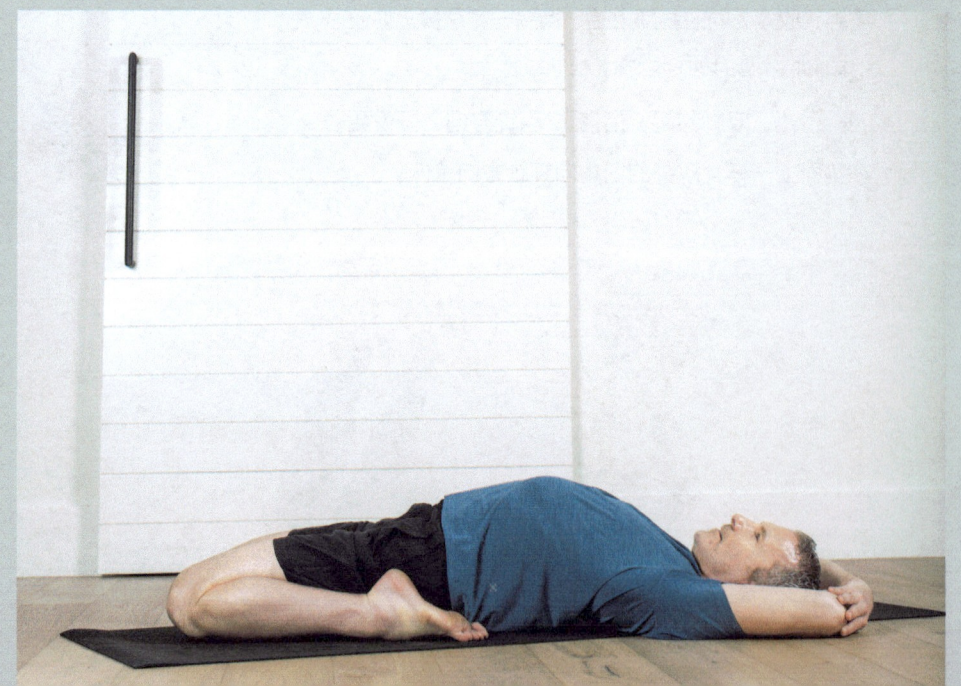

# 骆 驼 式
## Ustrasana

## 体式信息

　　骆驼式是一项进行深度后弯并激发能量的体式。在你打开胸腔和整个前半身时，这个体式能够刺激神经系统，让你更加警觉和有意识。骆驼式能帮助舒缓疲劳、焦虑并缓解头痛，但要留意不要用力过度或者不够用力，这样你才能在富有能量的呼吸中获得全部益处。

## 标准

- 跪立在瑜伽垫前端，双膝分开，与髋同宽，身体直立起来。你可以用脚背抵住瑜伽垫，也可以用脚趾抵住瑜伽垫，只要能更好地支撑身体。
- 双手拇指抵住下背部，然后肩膀向耳朵方向抬起，手臂向后夹紧，打开胸部。
- 向前推髋部，让臀部保持在双膝正上方，胸部向上向后卷曲。
- 如果感觉良好，可以让头向后垂下，打开喉部。

## 改编与调整

　　如果要增加难度，可以用双手扶住双脚脚跟。

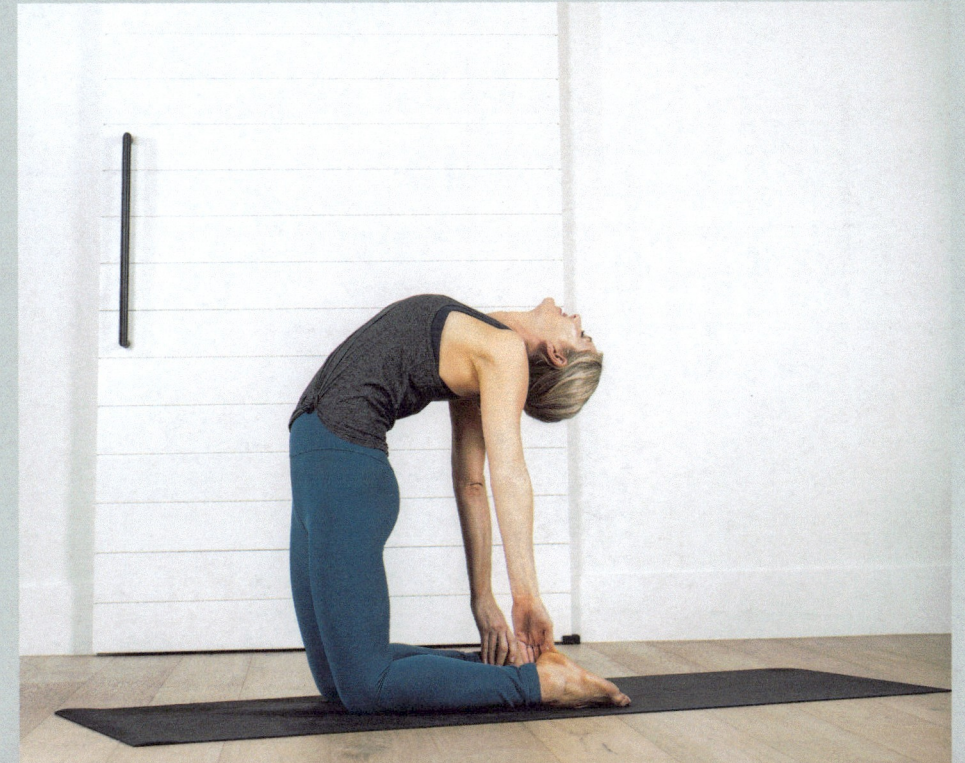

# 桥 式

## Setu Bandha Sarvangasana

### 体式信息

桥式既能加强力量，又有恢复滋养的作用。桥式能打开胸部、拉伸腹壁、加强腿部力量，它还能为完全轮式做好身体准备。

### 标准

- 仰卧，双脚分开，与髋同宽，膝盖处在脚跟正上方。
- 倾斜骨盆，尾骨朝向瑜伽垫前端伸长。
- 双脚的四角努力向下踩实，肱三头肌向下压。
- 吸气，抬高臀部，大腿内侧向垫面方向收紧。呼气，将臀部慢慢落下。

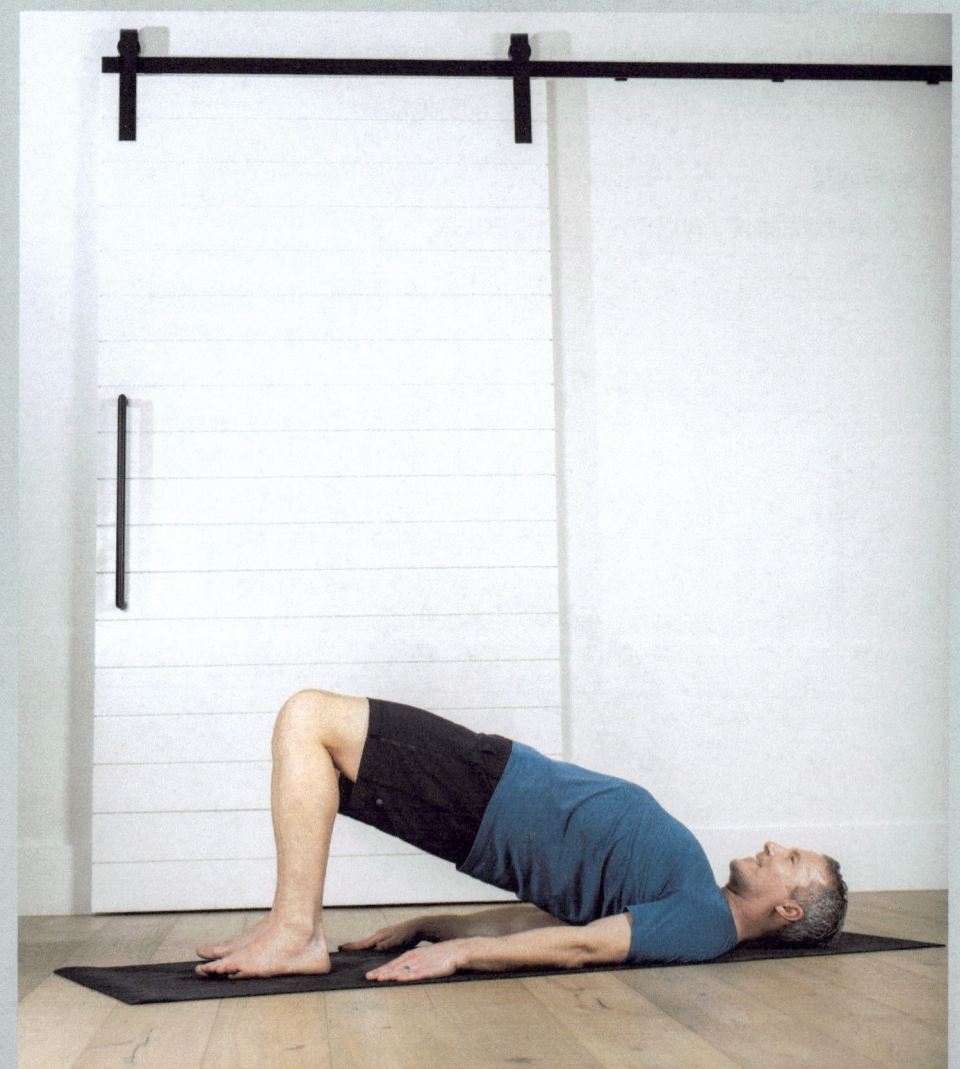

### 改编与调整

- 夹背桥式。肩胛骨向中心线摆动，双手握住，十指交叉形成夹背姿势。

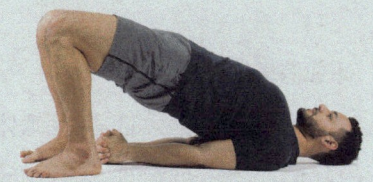

- 单腿桥式。要加强难度，可将左脚向下踩实，右腿抬起，右脚脚跟向天空方向延伸。伸展并保持5次呼吸以上，然后放下，换另一侧重复。

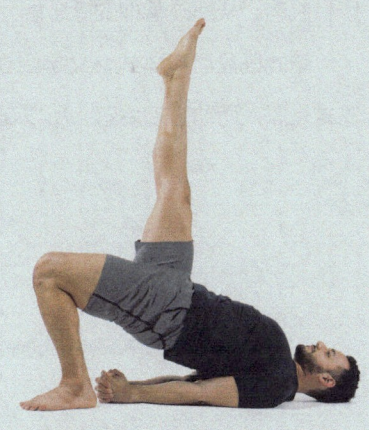

- 辅助桥式。这是桥式的一个被动变式，能打开下背部和骨盆，并且可以帮助身体为之后更主动的后弯做准备。仰卧来到桥式，并在可触及的范围内放一块瑜伽砖。双脚的四角向下踩实，髋部抬起，把瑜伽砖推到骶骨（脊柱底端的倒三角形骨头）下。你可能需要多次尝试才能找到脊柱底端的最佳位置和最适合你的瑜伽砖高度。找到最佳位置和适合的高度后，让瑜伽砖和瑜伽垫支撑起你的身体。也可以尝试将双手延伸过头顶或伸长双腿，如果这样能帮助你呼吸和放松。保持10次以上呼吸，获得这个桥式变式带来的滋养益处。结束动作时，将双脚踩回到瑜伽垫上，抬起髋部，把瑜伽砖推到身旁，缓慢降低背部。

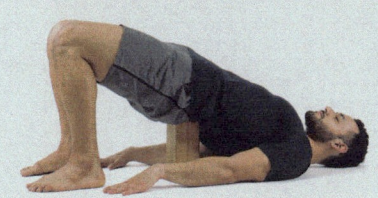

# 轮 式

## Urdhva Dhanurasana

**体式信息**

    轮式是一个强大的深度后弯体式，它需要全身配合发力，能增强手臂、双腿和脊柱的力量，能够拉伸胸部、舒展肺部并提供重要的能量。这个体式能拉伸和打开肋骨间的所有肌肉，从而改善你的呼吸能力。

    轮式既是后弯体式，又是倒立体式，它能让头部低于心脏从而使你获得益处。因为轮式是深入而动态的后弯，所以在进行之前需要确保已经热身并打开全身。

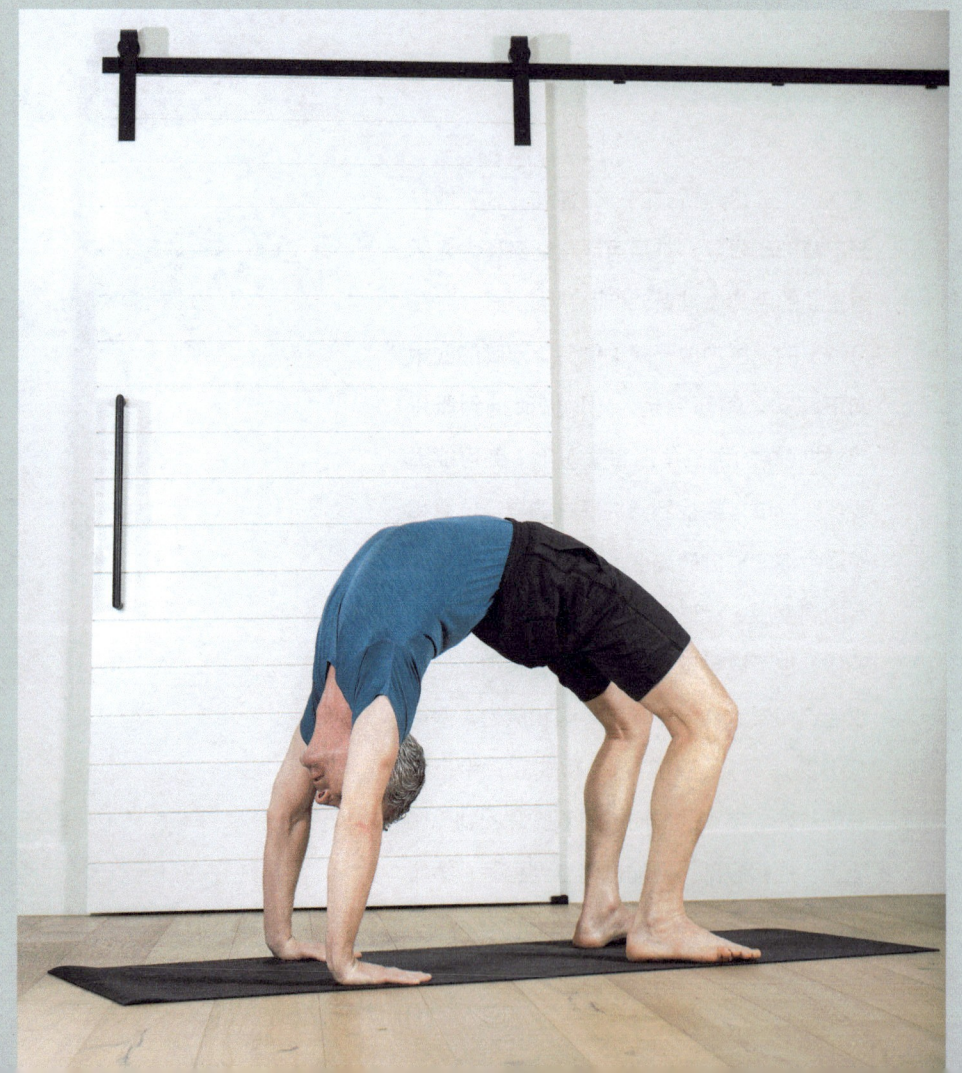

## 标准

- 仰卧，双膝弯曲，双脚分开，与髋同宽，双脚指向12点钟方向。
- 双手掌心向下放在肩膀外侧靠近耳朵旁边，掌间距离要比肩膀略宽，指尖指向身体后侧。
- 建立起稳定的根基并均匀呼吸。
- 吸气，头顶向下压。调整到位后暂停，肩膀向背部牵引。
- 下一次吸气时根基向下压，将身体抬离垫面。让整个身体前部和侧面打开，后半身、双腿和手臂充满力量。
- 大腿内侧向内下收紧，髋骨外侧向上抬。

## 改编与调整

如果你感觉要支撑起身体很困难，可以尝试让双手更加靠近肩部。轮式中，如果四肢间的距离太长，可能会感觉无法支撑起身体。缩短四肢间的距离，让身体成为一个整体以获得更多能量，才可能会成功。

在撑起身体之前让双手分开，比肩部略宽。肩胛骨向背后收缩，使肩部成为一个整体以获得更多的力量。有时距离加宽能让你有更多空间整合身体部位。第一次吸气时头顶顶着垫面，强调整体性。手肘向内靠近身体，肩胛骨向背部收紧，撑起身体，来到轮式。

# 朝天犬式

## 体式信息

朝天犬式是一个现代后弯变式，它体现了平衡，加入了核心和手臂的力量。这个体式能伸展胸部、肩部、颈部以及屈髋，能帮助缓解疲劳，调动你的情绪，是一个在流序列中很好的后弯体式。

## 标准

- 以下犬式开始，指关节下压，建立根基。
- 吸气，右腿抬高进入单腿下犬式。
- 弯曲右膝，脚跟向臀部方向收紧，右髋停在左髋正上方。抬起的腿勾脚，脚趾张开。
- 左脚脚趾下压。

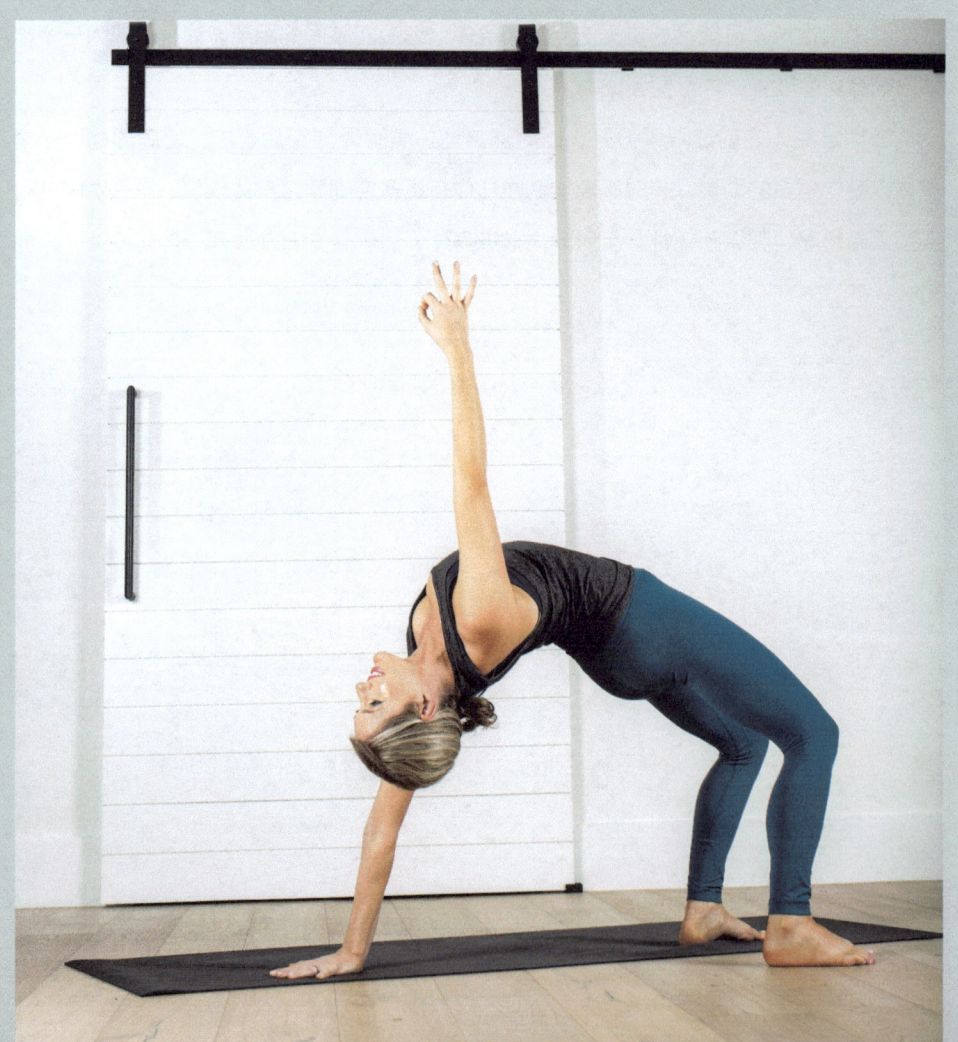

- 肩膀与背部保持呈一个整体，优雅地将右脚放到垫面上，双脚与肩同宽，翻转身体使脚趾指向瑜伽垫底端。双脚向下踩实。
- 髋部充满力量，向天花板方向伸展、打开。
- 两侧肩部挤压靠近，扩展胸部，上方的手臂尽量延长。
- 头部向后垂下，打开喉部，享受胸部和前侧上半身的开放状态。
- 换另一侧重复。

## 改编与调整

要进一步打开上半身，可以弯曲抬起的手臂，使其靠近身体肋侧。两侧肩胛骨挤压靠近，胸部上提、打开，用更大的力量伸直你的手臂。

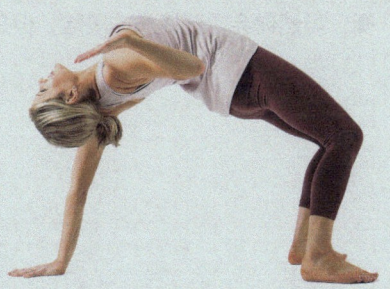

## 手臂平衡体式

手臂平衡体式能给你的练习带来新的挑战，增加自信和趣味性，也能锻炼你的核心和上半身力量，促进骨骼健康，提高反应能力，培养自律。此外，练习手臂平衡体式中的飞机式可以帮助你改变在生活中面对恐惧和挑战极限的看法。这类体式能够帮助你战胜困难，照亮通向成功的道路。

手臂平衡体式需要更深、更稳定的根基及轻盈能力。发展既有扎实的根基又有轻盈的技能，能使你在生活中同时体验这两种品质：用力和放松，以及力量和灵活间的平衡。虽然你会冒着摔伤的风险，但是在尝试过程中获得的智慧给你带来的收益会更多。

# 禅鹤式
## Bakasana

**体式信息**

禅鹤式能增强上半身和核心的力量，唤醒平衡和轻盈感。禅鹤式是手臂平衡体式绝佳的入门体式。

**标准**

- 从下犬式开始，双脚移动至双手所在的位置。
- 双手向瑜伽垫下压，尤其是前两个指关节努力下压。弯曲手肘，使手臂像一个支撑膝盖的架子。保持尾椎抬起，膝盖向上向内收紧，靠近腋窝，抵在手臂后侧。
- 凝视点放在手指前，重心转移到双手上，开始抬起双脚。
- 将双脚并拢，唤醒你的脚趾，点燃直至核心的能量线。

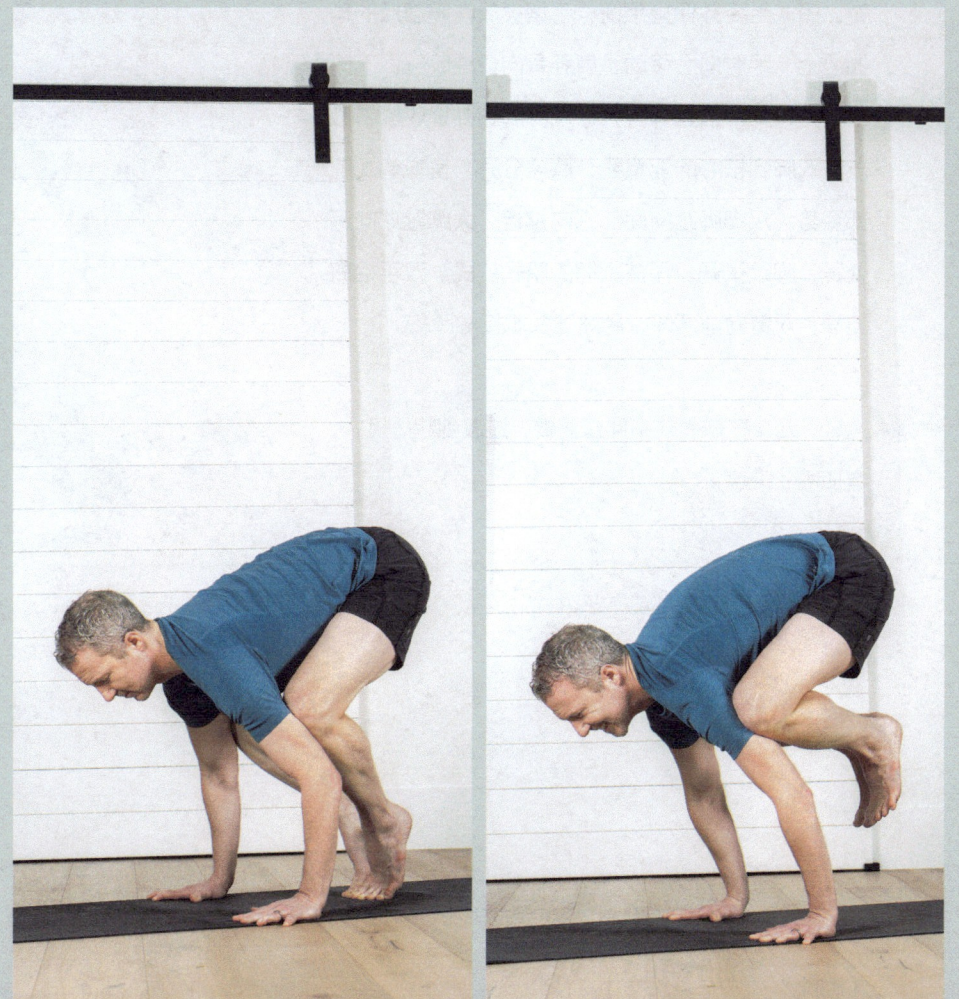

- 脚跟朝臀部方向紧紧拉起。起！保持5~10次呼吸。
- 结束禅鹤式时，双脚落回垫面上或双脚踩实垫面回到四柱支撑式即可，然后就可以进行串联体式。

### 改编与调整

- 瑜伽砖辅助禅鹤式。要改编禅鹤式，可以站在一块瑜伽砖上以抬高支撑面，下腹部向天花板方向提升。可以在此处保持这个动作，也可以缓慢将重心移到双手上，尝试抬起一只脚，然后再抬起另一只脚。

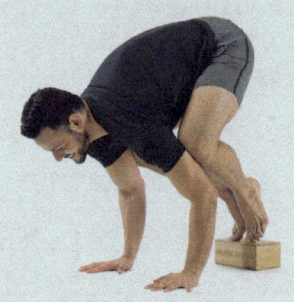

- 坐姿禅鹤式。可以以坐姿达到禅鹤式从而加强力量。船式坐姿并保持平衡，手指尖放在髋部后的瑜伽垫上。手肘向后移动，肩胛骨向脊柱收缩。下腹部发力，胸部抬起并打开。双脚脚跟并拢收紧，激发从双脚到核心的能量线，膝盖分开，呈禅鹤式腿部姿势。双脚脚趾向面部方向拉近，大脚趾球向远处蹬，脚趾张开。保持紧绷的船式变式。双手抬离垫面，双臂向前延伸，用肱三头肌接触膝盖。

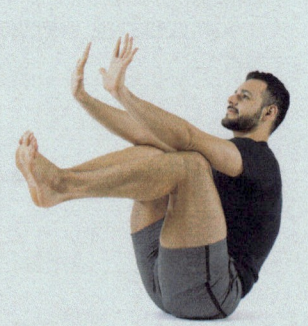

- 起重机式。在禅鹤式中伸直双臂，过渡到起重机式，增加挑战难度。

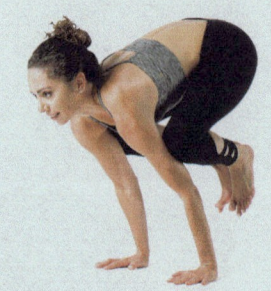

# 侧鹤式

## Parsva Bakasana

### 体式信息

侧鹤式既是手臂平衡体式，也是扭转体式。它能加强核心，尤其是腹斜肌的力量，同时也锻炼手臂、双腿和肩部。

### 标准

- 以扭转蹲姿开始，双膝并拢，双脚站稳保持平衡。
- 上半身向右侧扭转，就像祈祷扭转式一样。
- 双手放在右腿外侧的地面上，双手分开，与肩同宽。指尖指向身体外侧。（在刚开始练习时，这种紧张的扭转可能会使你停止动作，成为你的极限。）
- 目光落在双手前方，关注你的呼吸。
- 弯曲手肘，略抬起髋部，开始将重心过渡到双手上。
- 双腿和双脚并拢，用核心的力量将双腿作为一个整体抬起。
- 下压垫面，收紧核心。
- 换另一侧重复。

### 改编与调整

踩一块瑜伽砖，将其当作平台加深扭转，发力并利用杠杆完成腾空动作。

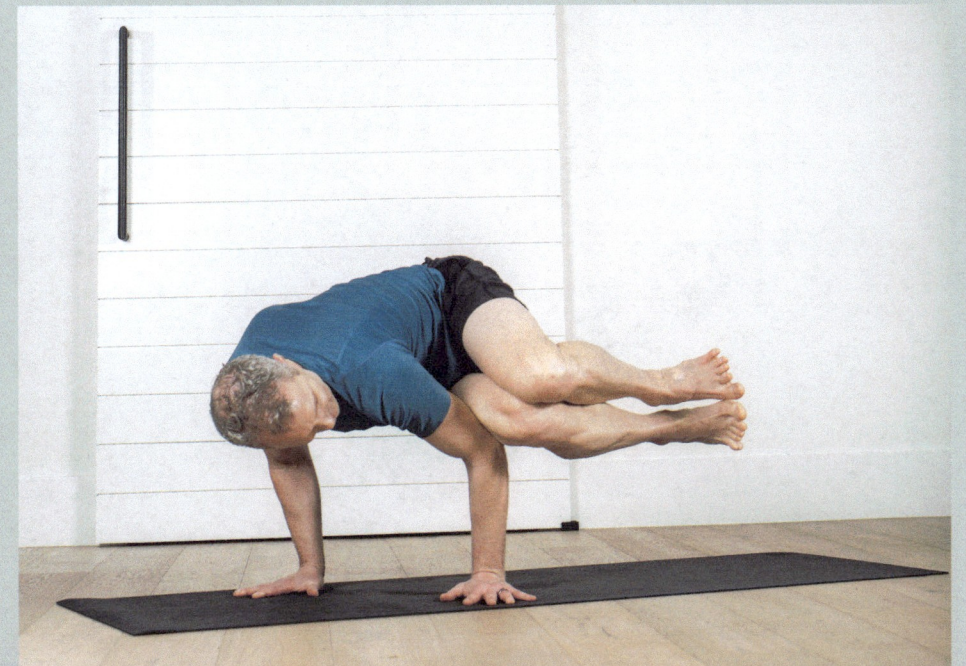

# 侧平板式
## Vasisthasana

## 体式信息

    侧平板式能整合上半身和下半身，利用身体的重量作为阻力，锻炼和加强手臂、手腕及躯干的力量。侧平板式有很多变式，因此可以建立稳固的根基，让你产生良好的感觉。

## 标准

- 来到斜板式，肩膀停在手腕正上方，双脚脚跟朝瑜伽垫后侧伸展。

- 右手用力向下压，双脚脚跟同时向右侧偏，让双脚足弓叠在一起（双脚也可以交叠，这被称为脚踝交叉侧平板式），抬起左臂指向天花板。

- 眼睛看向上方的手或自然平视，五指分开。

- 尾骨朝脚跟方向延长，肚脐向上向内提升。

- 臀部尽量向上提，打开胸部。

- 双脚回勾，脚趾张开，大腿肌肉收紧。如果你在侧平板式中没有激活的感觉，那是因为你过于依赖用手臂和核心的力量来抬升身体了。双脚、双手和核心作为一个整体发力才是这个体式的基础。

- 换另一侧重复。

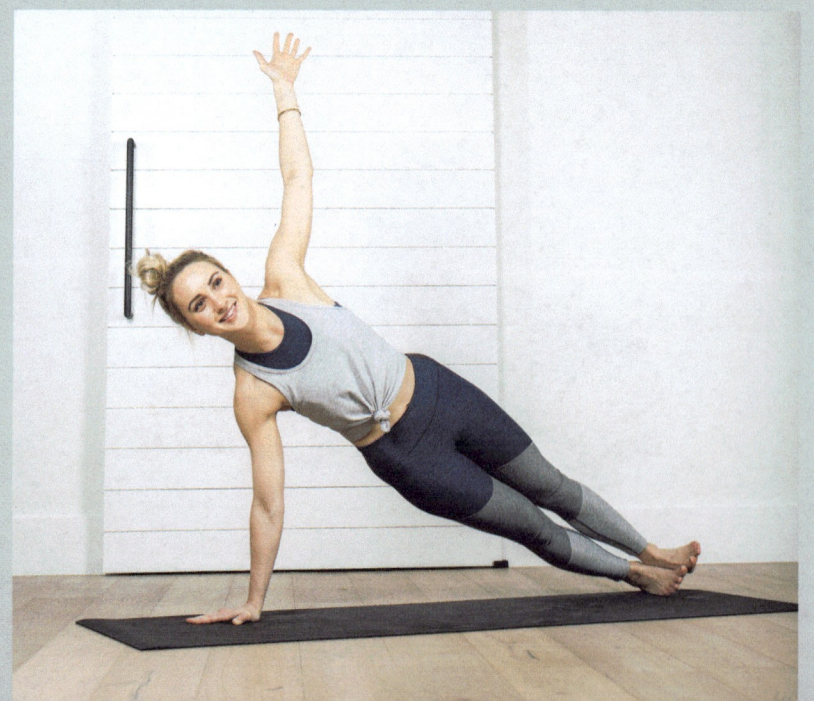

## 改编与调整

当你感觉根基稳定时，可以开始进行腿部变式了。将上方的腿抬起悬在空中，可以朝各个方向伸展，用上方的腿做树式。

- 狂野式。上方脚的脚趾踩在下方腿的后面，胸部向高处扭转。

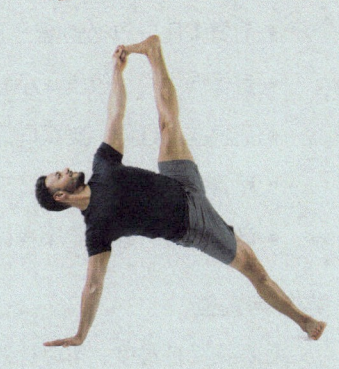

- 高级侧平板式。要做到这个体式，首先要勾起双脚，激活双腿，将上方的腿抬高。从核心中心开始移动，弯曲上方的膝盖靠近胸部。可以用上方的手抱住膝盖，也可以抓住大脚趾，或者脚的边缘。脚跟朝天花板方向延伸。所有动作都尽量朝各个方向向外伸展，同时身体肌肉向内向上收紧以保持稳定。

- 单腿跪地平板式。从桌子式开始，右脚向瑜伽垫后侧延伸，脚跟转向垫面，右髋在左髋正上方。左手向下压实垫面。吸气，抬高右侧手臂，从心脏部位开始扩展。目光向上越过上方的手。要获得更多支撑，可以将上方的手放在上方髋部。

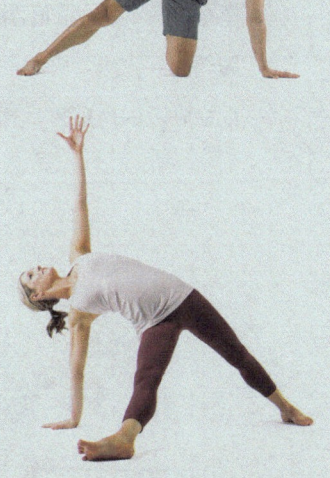

- 下降三角式。从单腿下犬式开始，呼气，重心转移至双手。用右膝触碰左手肱三头肌。右脚脚跟踢出，越过左手手腕。右脚外边缘下压，大腿内侧夹紧。右手指关节下压，左臂向天花板方向抬起，眼睛看向上方的手。要进一步加深打开的效果和动作，可以让头向后垂，触碰右手手臂的后侧。

# 前臂平板式

## 体式信息

这个体式是用前臂做直臂俯卧撑的一个变式。前臂平板式能加强核心力量，稳定和拉伸肩部，并能锻炼双臂和双腿。这个体式有时也称为海豚平板式。

## 标准

- 从斜板式开始，一次一只手臂地向下过渡到前臂平板式。可以让双手在瑜伽垫上放平，也可以双手十指交叉放在瑜伽垫上。
- 前臂下压，放松胸椎（上背部和中背部），让肩部成为一个整体。
- 身体向中心线收缩。小腿外侧向内收。腿部肌肉绷紧。
- 头顶向前延伸，脚跟向后延伸。
- 尾骨向脚跟方向延长，下腹部发力。
- 激活全身，感觉整个身体像一艘强大的船只一样协同工作。

## 改编与调整

如果要降低难度，可以让双膝落到垫面上。

- 斜板式到前臂平板式。如果想要产生热量和力量，练习时可以从斜板式到前臂平板式。从斜板式开始，右侧前臂放到瑜伽垫上，然后将左侧前臂落下，进入前臂平板式。右手再次支撑在瑜伽垫上，然后是左手，将身体撑起来到平板式。将这组序列重复10次，每次都交换开始时的手臂。注意配合你的呼吸，吸气时进入前臂平板式，呼气时撑起来到斜板式。
- 脚跟扭转式。两侧前臂平放在瑜伽垫上，呼气，双脚脚跟同时向右侧扭转。收缩腹斜肌，吸气，脚跟回到中心。下一次呼气时，双脚脚跟同时向左侧扭转。注意配合呼吸保持扭转，充分燃烧你的脂肪，产生大量热量。

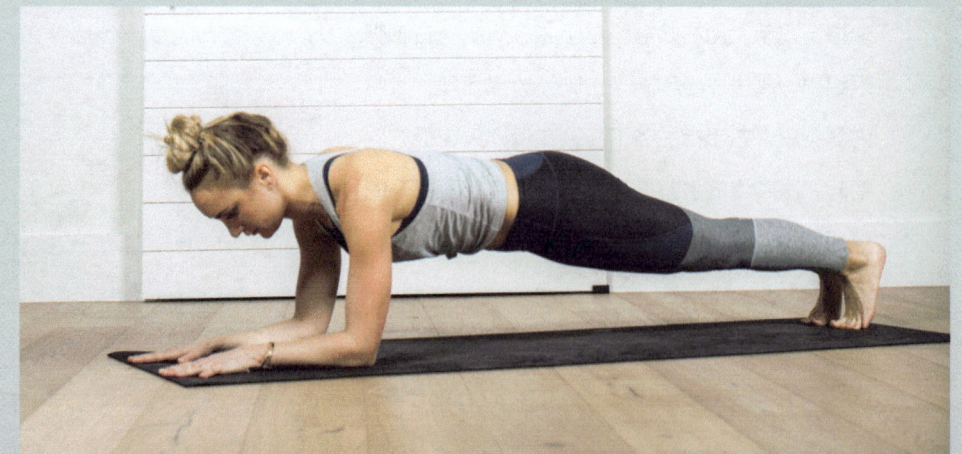

## 倒立体式

众所周知，倒立动作具有改善情绪、促进健康的好处，而且还是一个能帮助你从成人的严肃世界中逃离出来的好工具。倒立体式在瑜伽中被称为"青春的源泉"，让你从头上到脚下产生一种奇妙的探索感觉，让你的生活充满乐趣和力量。

倒立体式可以振奋精神和恢复活力，能促进循环，让能量流回关键器官中，缓解身体对脊柱产生的压力，并能减轻双脚、双腿和骨盆的肿胀感。这类体式能对身体的主要系统——内分泌系统、心脑血管系统、淋巴系统和神经系统产生积极影响。当你的头部位置低于心脏时，你就将世界"倒转"过来，这是重置你身体结构的过程。

这类体式通常有很好的镇静和舒缓作用，因为你在体式内创建了感官平衡，这种平衡感需要深度的专注力和注意力。头倒立式、手倒立式以及前臂平衡式等倒立体式能帮助你从头脑中跳脱出来，进入自己的身体。倒立体式有助于向大脑输送新鲜的能量和氧气，从而舒缓和滋养神经系统。颈部肌肉的放松就像打开了一条通路，使更多富含氧气的血液流向大脑。随着你在倒立体式中深沉地呼吸，你的每一次呼吸都会使更多的能量和血液进入大脑，使你的思考重新活跃起来。如果你感到头脑迟缓或是思维不清，可以试试转换一下，做个倒立体式。让能量上下倒置，看看将身体系统重置会为头脑带来怎样的清晰感。

你的脊柱和关节堆叠得越多，你就越容易在倒立体式中找到和建立平衡感。你必须建立起稳定的根基——通过双手、前臂或头，并让双脚向上延伸，好像站在天花板上一样。向下扎根，向上生长。

在我刚开始练习瑜伽的时候，倒立体式对我来说非常难。几年之内，我都无法进行手倒立式，我仍然没有从大学啦啦队摔倒的伤痛中走出来。有一次我在瑜伽练习中开始关注到自己的身体，我开始渴望这种挑战，于是我利用墙壁做支撑练习了手倒立式。我先是在工作室外进行了倒立练习，然后又在我的书桌旁练习了手倒立式。工作中进行电话会议时，我按下静音键，把脚放在墙上，将身体倒过来。我能感觉到倒立体式带给我的好处——在筋疲力尽、才思枯竭之前，我又重新感到清醒和焕然一新，经过长时间的电话通话后我又充满了灵感。最后，我终于能在瑜伽室里，在我的练习中开始进行手倒立式了。

## 倒立体式与生理期

在生理期进行倒立是否安全呢？很多人会问我这个问题。如果你已经闭经或者这个问题不适用于你，你可以直接跳过这部分。在某些瑜伽类型和传统中，不建议在生理期内进行倒立体式。从瑜伽的角度来看，这是不想逆转或打断生理期中自然下行的能量。

但是每一位女性都是不同的，而且每个人的生理期情况也不同。我建议你遵循与其他练习一样的智慧，做那些让你感觉良好的动作，并根据你自己的需求调整练习。我通常在生理前几天完全不想练习，即使练习，也会慢得多，选择的体式也是更偏重滋养型。在生理期的后期，我的能量回转，我通常能感觉到与核心的连接，并愿意将身体倒过来。因此，听从你的身体，练习对你最有效、让你感觉最好的体式。

上下倒置非常有趣，也并不难，你可以直接完全倒立，也可以进行更加具有滋养性的变式。在锻炼力量和面对恐惧时，我们要对自己保持耐心。瑜伽是一次旅程，不是一个终点。

# 头倒立式

## Sirsasana A

### 体式信息

头倒立式被称为"体式之王"。它以头为主要支撑点撑起身体并使之排列恰当，能协调和加强全身力量，并能清醒头脑。头倒立式能让富含氧气的血液和能量涌入全身和大脑，帮助缓解疲劳和压力。这个体式能够锻炼腹部、促进消化。

头倒立式被视为更加高级的体式，因此适合具有经验的瑜伽练习者。稳定的根基对建立这个体式是非常必要的，一旦你有了强大而持续的练习，就可以循序渐进，让头倒立式成为你练习中的顶峰体式。值得注意的是，瑜伽中没必要急着做任何体式，针对头部和颈部的体式更是如此。

### 标准

- 跪姿，前臂撑地平放在垫面上。双手放在对侧的肱三头肌上，让两侧手肘之间保持适当的距离。

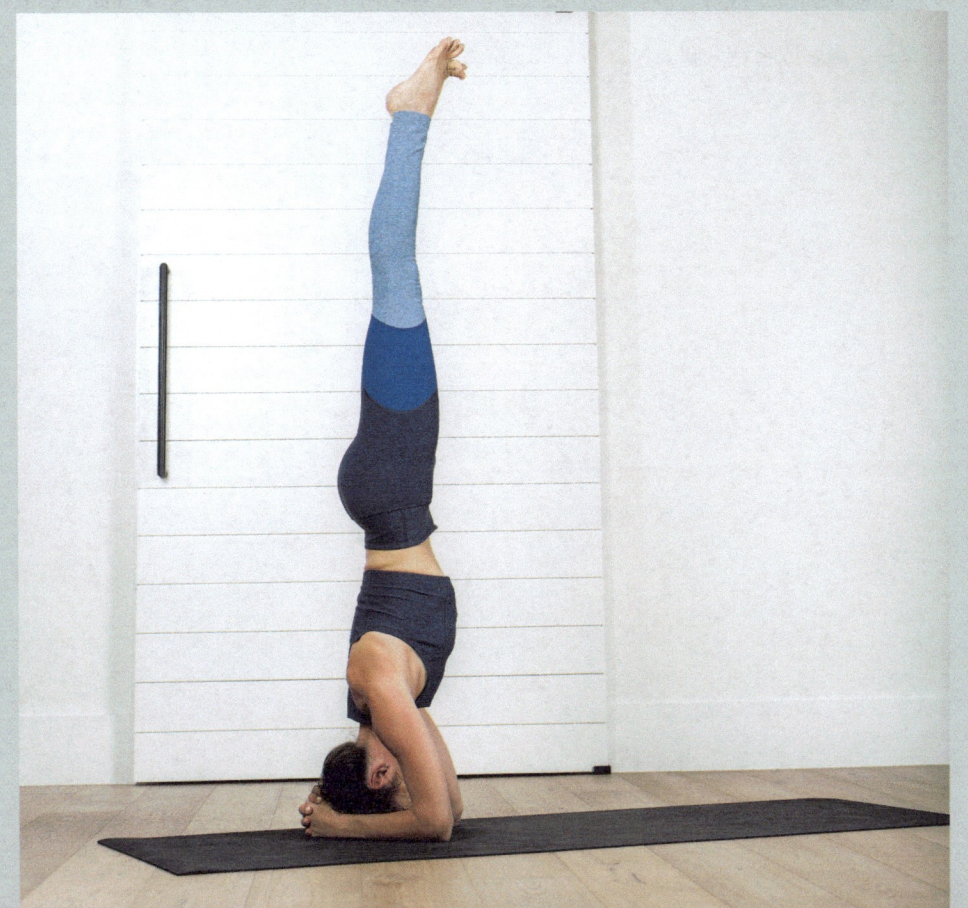

- 十指交叉，手掌根相互抵在一起。在进入头倒立式之前，必须让双臂之间建立起合适的距离，从而为根基建立一个等边三角形。身体的重量大部分落在手臂上。

- 头顶触碰垫面，后脑压在交叉的双手上。眼睛看向膝盖，确保视线与瑜伽垫平行。

- 伸直双腿，来到改良的下犬式。

- 双脚向手臂方向移动，直到臀部位于肩膀的正上方。

- 暂停一会儿，让你的核心找到静止点。

- 深呼吸，产生流（当你在进入倒立体式时，这可能是一个很好的暂停点和建立意识的时间点）。

- 膝盖抵住胸部，脚跟向臀部方向收紧。

- 手臂向下压。当你感觉准备好时，伸直膝盖，让整个身体形成一条垂直的线。

- 产生倒立山式的能量。保持10~20次呼吸。

- 慢慢下来，按照步骤倒退回去或者以髋部为轴，让双腿落下。进入婴儿式放松。

### 改编与调整

当你感到做头倒立式已经能够保持稳定，你就可以进行腿部变式。尝试弯曲双膝进行蹬车、鹰腿或者宽分腿。

# 三点头倒立式
## Sirsasana B

**体式信息**

三点头倒立式与头倒立式的益处类似，它也是很多高级过渡体式和手倒立式的入门体式。

**标准**

- 来到桌子式，将头顶放在双手前的垫面上，让头和双手形成一个等边三角形。手臂弯曲90度。这时候你应该能看到自己的手指甲。如果看不到，说明你的根基距离过短，应该移动双手向膝盖靠近。
- 脚趾抵住垫面，提起髋部，来到下犬式的变式。
- 双脚朝瑜伽垫前端移动，直到髋部停在肩膀的正上方。在这里暂停一下，专注于你的呼吸，让身体的重量在双手和头上均匀分布。（你可能会发现这里是你的极限，因此需要暂停一下。）

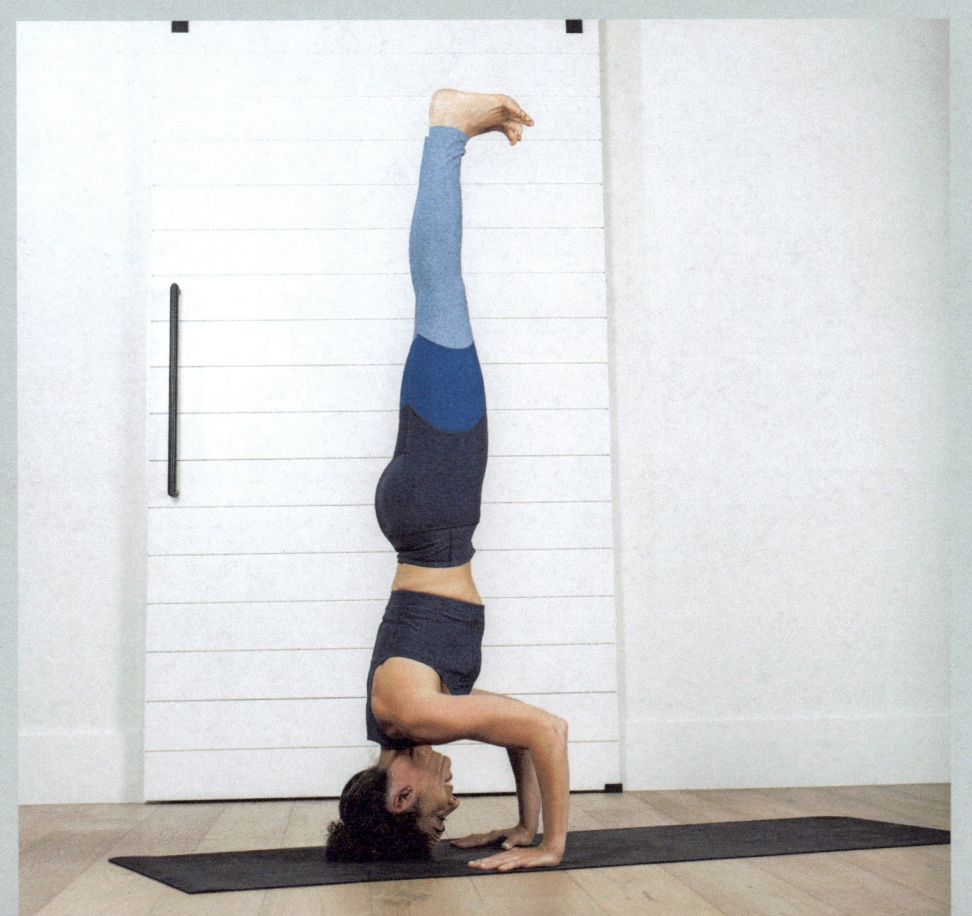

- 将双膝置于腋窝旁边，手臂就像是个架子一样支撑身体。在这个紧凑的三脚架根基上，双脚脚跟向臀部方向收紧，将你的力量聚集到中心。（这个姿势非常适合暂停以保持，因为它能产生力量。）
- 双腿并拢，膝盖保持弯曲，将膝盖向上移至髋部上方，脚跟仍向臀部方向收紧。
- 双脚向天花板方向延伸。
- 结束体式时，将以上步骤反过来进行即可。然后进入婴儿式并保持几次呼吸。

### 改编与调整

如果你感到头部的压力很大，可以尝试着在头顶下垫一条折叠起来的毯子。你也可以在墙边，以墙壁为支撑练习两种头倒立式。

# 海豚式
## Ardha Pincha Mayurasana

**体式信息**

海豚式是孔雀起舞式的准备体式，其本身具有很多好处。它能深度拉伸肩部和上背部，并能增强核心、手臂和双腿的力量。

**标准**

- 从斜板式开始，降低身体到前臂平板式。双脚移动至瑜伽垫前端，形成以前臂作为支撑的海豚式。
- 前臂用力下压瑜伽垫。
- 眼睛看向双手之间。

**改编与调整**

如果你的背部开始拱起，可以弯曲双膝以确保你的整个脊柱延长。

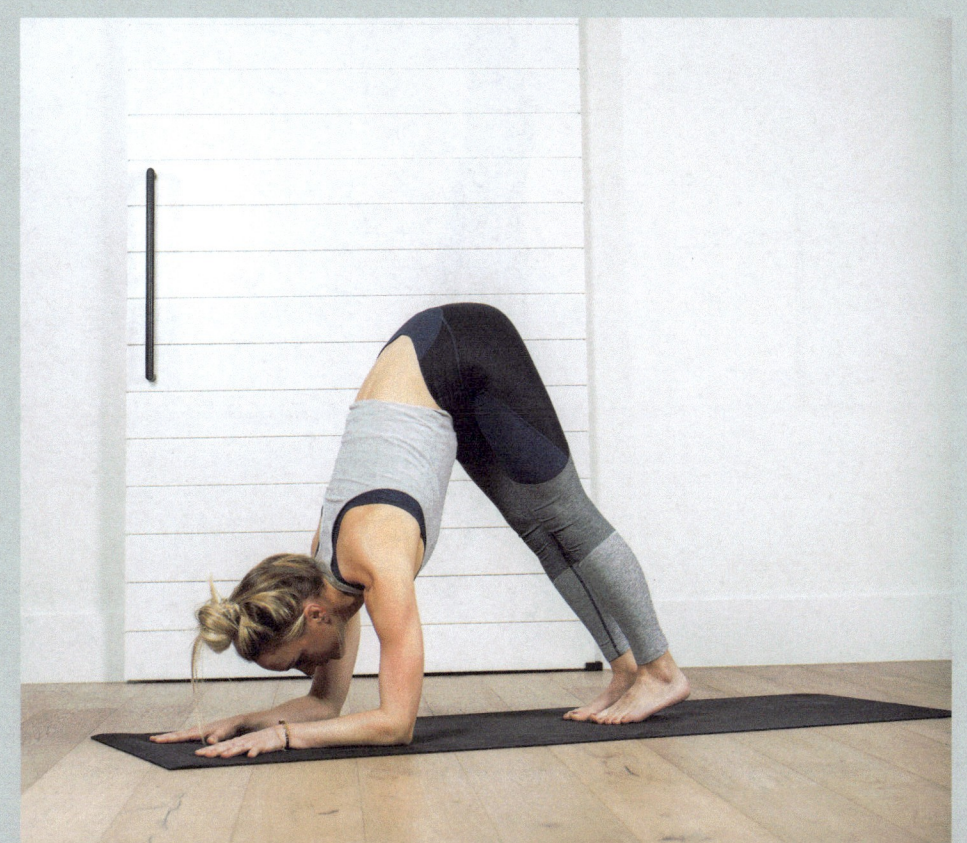

# 孔雀起舞式

## Pincha Mayurasana

### 体式信息

孔雀起舞式能增强手臂、颈部和上背部的力量，并能对这些部位进行拉伸。练习这个体式时利用墙壁作为支撑非常有用。

### 标准

- 在离墙30厘米的地方，以前臂作为支撑来到海豚式。
- 眼睛看向双手中间。双脚慢慢移动至瑜伽垫前端，直到你的髋部悬在肩部正上方。
- 右腿抬起，来到单腿下犬式变式。（如果到达了极限，在这里暂停一下，保持这个体式并配合呼吸。）

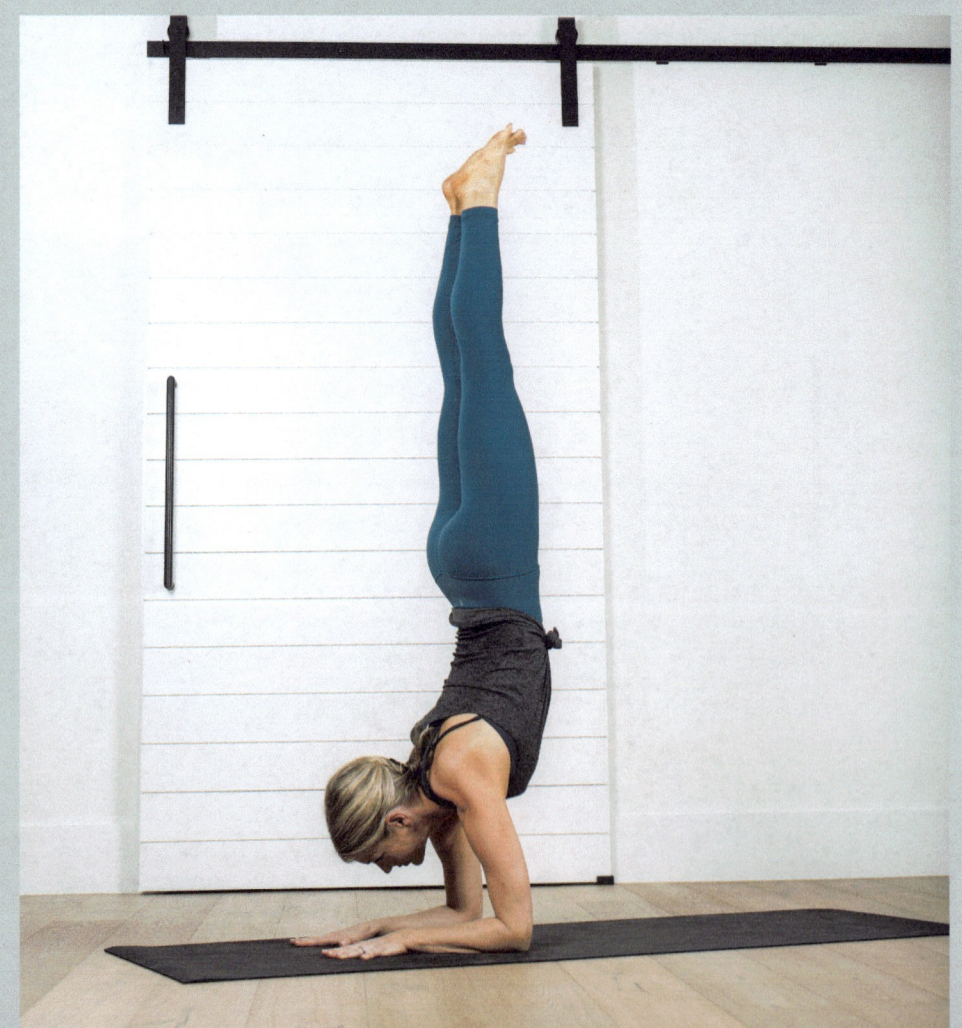

- 呼气，双脚抬起。如果你离墙很近，可以把右脚脚跟靠在墙上，左腿抬起紧贴着右腿。

- 双脚足弓靠近，让双腿成为一个整体，脚趾张开。

- 前臂向下压，脚跟向上延伸。

- 当你觉得身体处于稳定状态时，慢慢地抬离一只脚的脚后跟，使其离开墙面，然后另一只脚接着离开。

- 放下时一次先放下一条腿。然后换另一侧重复。

### 改编与调整

在倒立过程中，如果你发现双肘分别滑向两侧，你可以在手臂肱三头肌附近使用弹力带来保持根基的宽度，也可以在双手间放置一块瑜伽砖。放置瑜伽砖时，拇指和食指形成 L 形，扣紧瑜伽砖将其拉入你的中心线。

# 手倒立式

## Adho Mukha Vrksasana

### 体式信息

手倒立式非常有趣，而且充满力量，能让你从过度思考中解脱出来。手倒立式类似山式，只不过它是用手来形成根基，而山式是用脚。当你刚开始建立手倒立式练习时，我建议利用墙壁作为支撑。把你的根基设定在距离墙壁30厘米的位置，并要确保墙上没有挂任何可能影响到你的物品。

### 标准

- 双脚向瑜伽垫前方移动一半的距离，来到窄下犬式。
- 眼睛看向双手之间，移动肩膀来到手腕正上方，然后将右腿抬高。

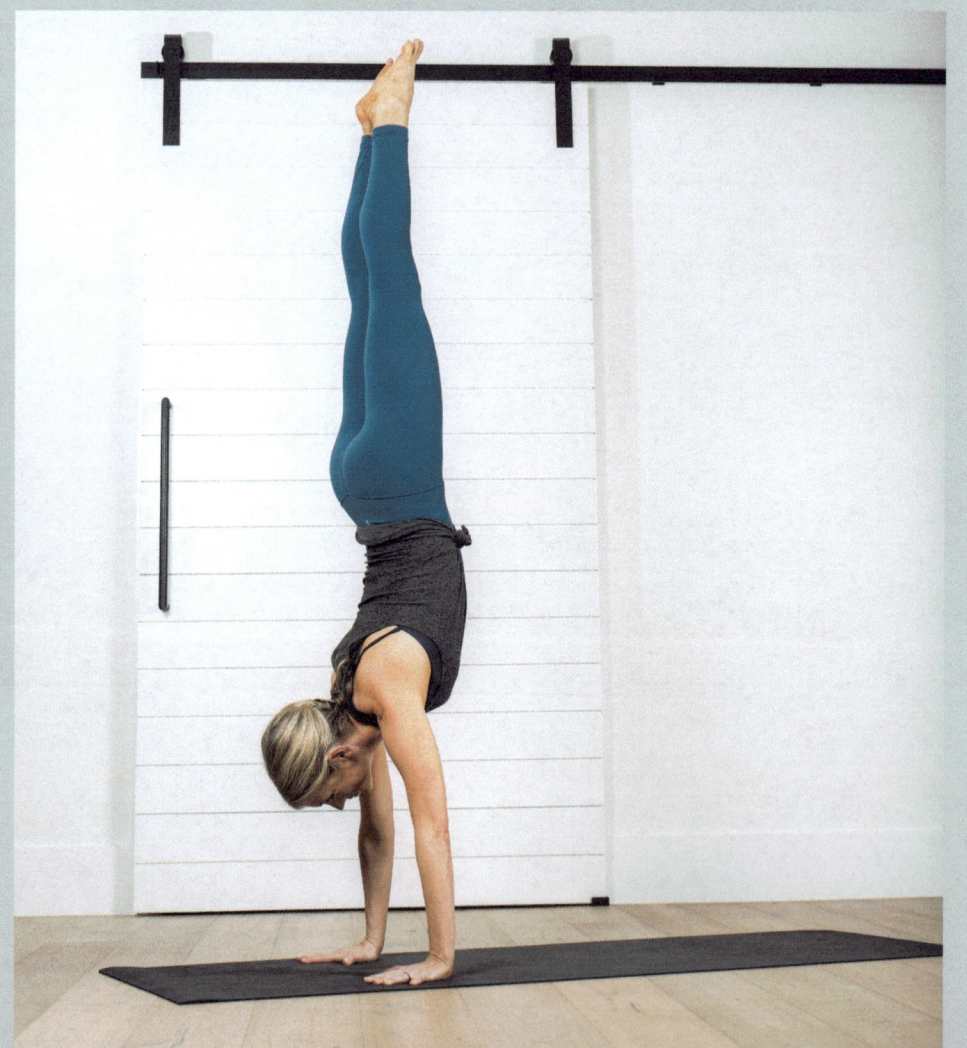

- 站立的左腿稍弯曲，彻底地呼气，以便利用核心的力量使双脚向上跳。

- 可以将双脚脚跟都靠在墙上，也可以没有倚靠地悬在空中。

- 换另一侧重复。祝你玩得开心！

## 改编与调整

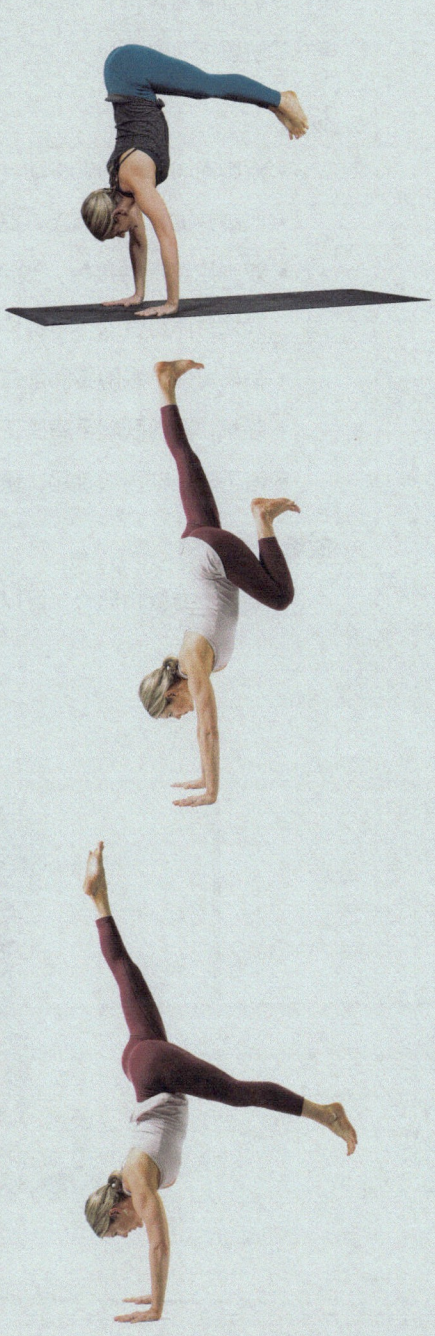

- L形手倒立式。双脚脚跟抵住墙壁，形成窄下犬式。双手努力下压垫面以形成根基。一只脚抬起，与髋同高，然后抬起另一只脚，形成一个L形，双脚抵住墙壁（非图片所示）。让你的髋部、肩部和手腕呈一条直线。手臂保持伸直且有力，臀部向天花板方向抬起。如果要加强难度，可以保持双腿并拢，呼气，双腿跳起伸出，形成手倒立式。

- 手倒立跳跃式。在窄下犬式下，眼睛看向双手之间，肩膀在手腕正上方，抬起右腿。左腿稍微弯曲，彻底呼气，跳起。重复几次，然后换另一侧重复。你还可以尽量弯曲站立的腿，帮助找到手倒立式中的平衡点。

- 手倒立交叉踢腿式。手倒立交叉踢腿式建立在手倒立式跳跃的基础上。对右侧进行练习时，呼气，跳起，待右腿落下时左腿同时踢高，以此形成手倒立式下的交叉踢腿式。左腿在上时，右腿踢起。换腿进行10组或更多，从而产生热量和增强核心力量。在这个过程中，我们还能利用手倒立式让自己更清醒。

# 蛙跳式

## 体式信息

蛙跳式是一个很有趣的体式，能增强力量，还能学习头下脚上的倒立技巧。在小幅跳动时通过骨盆保持一个流线性的体形并获得乐趣。蛙跳式还能加在拜日式回到四柱支撑式的阶段练习中。

## 标准

- 双脚向瑜伽垫前端移动一半的距离，来到窄下犬式。
- 双脚并拢，足弓相接，提起脚跟，膝盖分开，呈青蛙腿形。
- 双脚始终保持接触，激活从脚到核心的能量线，你在跳跃过程中要用核心力量，并让身体整合为一个整体。
- 抬高臀部，眼睛看向前方越过手指的位置。
- 呼气，臀部跃起至肩膀正上方。
- 落下时立刻再次跳起，重复10次。

## 改编与调整

想要产生力量和信心，可以在靠近墙壁的地方练习。

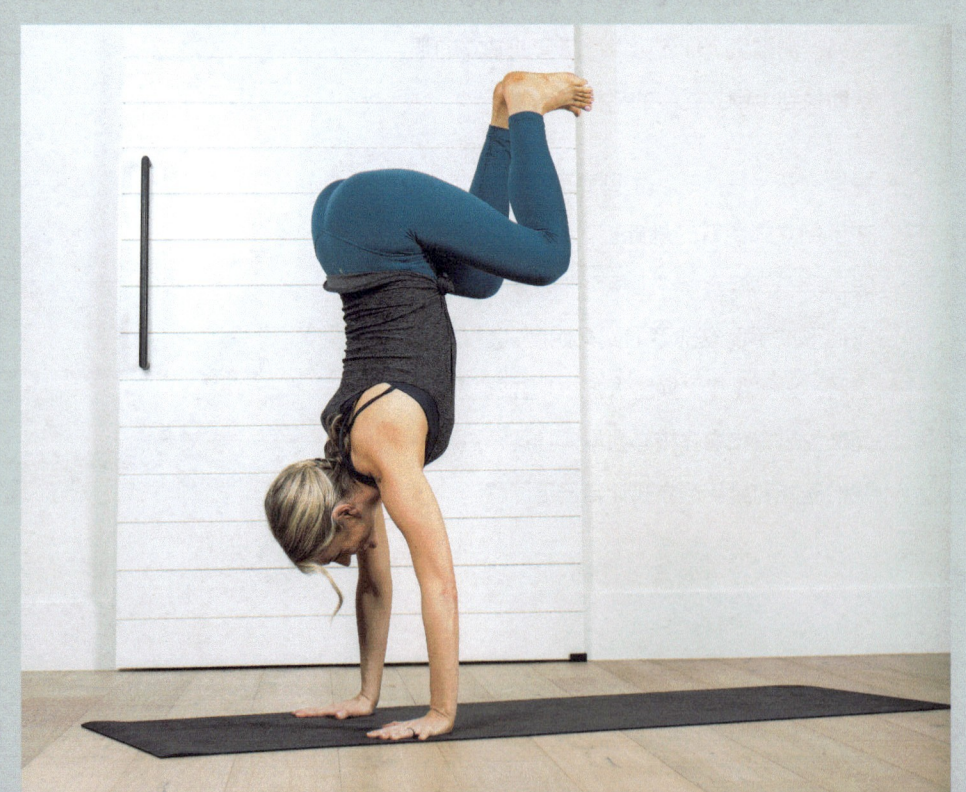

# 肩倒立式

## Salamba Sarvangasana

### 体式信息

　　肩倒立式被认为是瑜伽体式中最重要的体式之一。它是一种康复性倒立体式，能促进循环，帮助提高免疫力。这个体式还有镇静的作用，因为它能刺激副交感神经系统，协调身体和头脑。循序渐进且安全地进行肩倒立式非常重要，因为该体式中你身体的重量由肩部、颈部和头部来支撑。

### 标准

- 仰卧，手臂放在身侧。
- 呼气，手臂下压，膝盖卷起来到胸前，滚动下半身，肩部撑在垫面上，抬起髋部。两侧肩胛骨慢慢靠近收拢，手放在中背部以帮助支撑髋部。

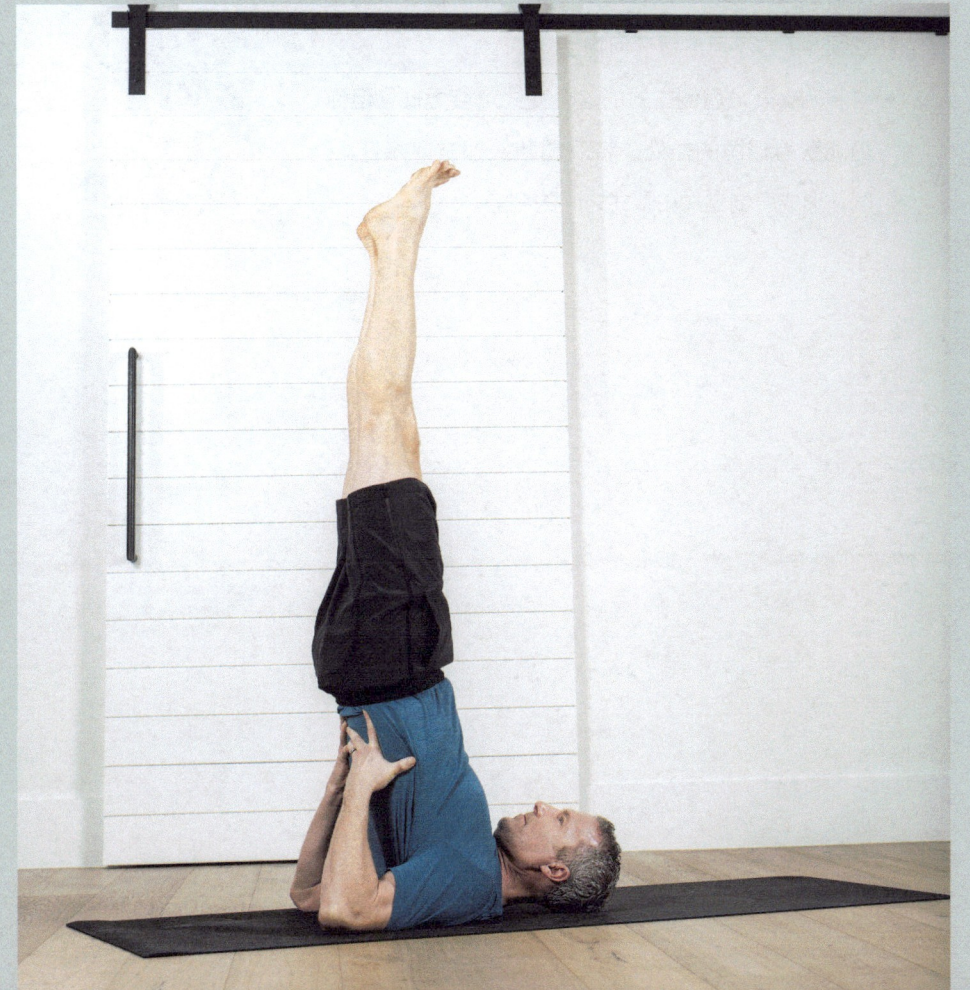

- 等你感觉准备好以后，将一条腿或者两条腿伸向天花板。

- 两条腿都抬起后，双腿并拢。勾起脚尖，提升脚跟，脚趾张开。

- 眼睛看向上方，颈部保持稳定、静止以保护颈部。确保脚跟向上提，以避免为颈部带来太大压力。

- 结束该体式时，双臂沿着瑜伽垫两侧平行，为脊柱形成一条通道。可以来到犁式，也可以将膝盖朝胸部方向弯曲。核心发力，慢慢地降低回到瑜伽垫上椎骨逐节下落。结束后保持几次呼吸，注意倒立带来的影响。

### 改编与调整

如果你有任何颈部或背部问题，或者感觉这个体式有困难，我建议你现在先不要练习这个体式。你可以练习靠墙倒箭式，它是肩倒立式非常好的替代体式。

要获得更多支撑，可以在肩膀下垫一条折叠起来的毯子。注意颈部下方不可放置任何物品。

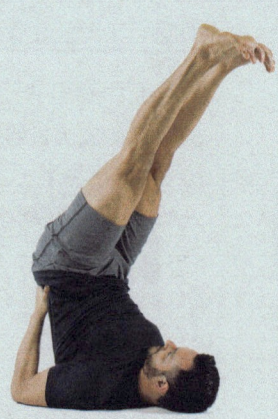

- 半肩倒立式。肩倒立式的这个变式难度更低，但你仍能获得相同的益处。将双腿朝头部方向降低45度，形成肩倒立和犁式之间的姿势。

# 靠墙倒箭式
## Viparita Karani

### 体式信息

该体式是一种被动辅助倒立体式，它能让腿部的血液回流。我建议你随时都可以在需要时进行靠墙倒箭式，以恢复和重置能量。这个体式对缓解下背部疼痛有非常好的效果。

### 标准

- 身体一侧的髋部靠在墙边，仰卧，双腿沿墙边抬起。可以在骶骨下面垫一块瑜伽砖或者一条毯子，将脚跟向天花板方向抬起。
- 用腿部的重量向后带动股骨，打开你的下背部。
- 双腿保持激活状态，但同时要放松，让能量和血液能从你的腿部流入重要器官。
- 手臂向两侧伸展，让你的身体恢复精力和活力。翻转手掌朝向天花板，作为你已经开放心态、准备接受新状态的象征。将这个体式保持10~20次呼吸或更多。

### 改编与调整

进行这个体式可以不需要用墙壁辅助。简单地仰卧在瑜伽垫上，双腿抬到空中，即可以获得相同的恢复元气的益处。你可以在骶骨下垫一块瑜伽砖。

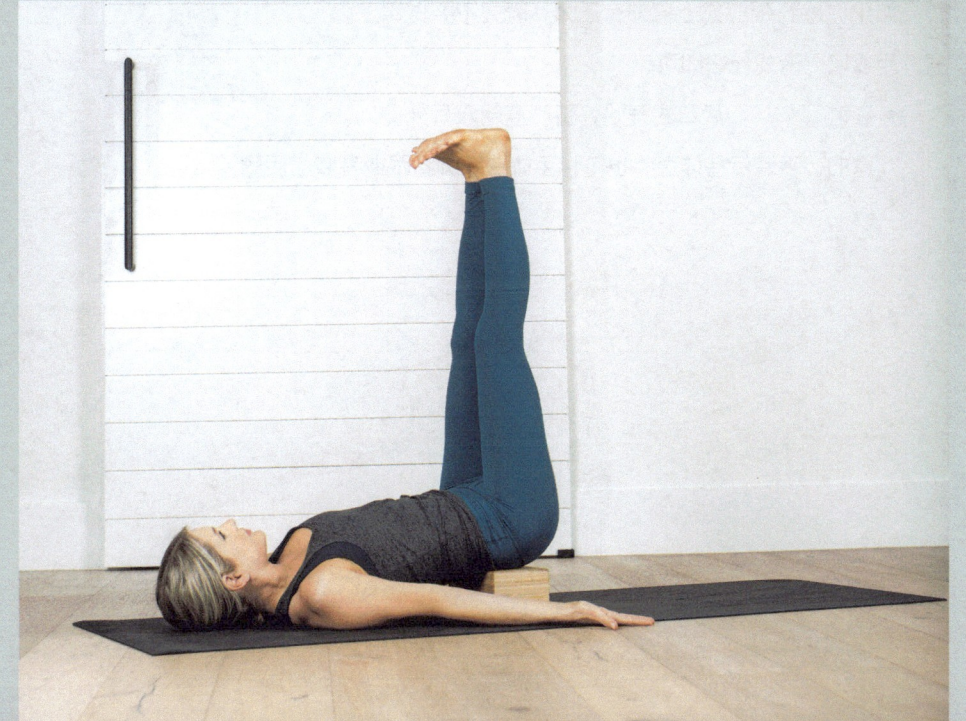

# 犁 式
## Halasana

### 体式信息

犁式能够深度打开背部，拉伸肩部和脊柱。它能刺激腹部的重要器官，可以帮助缓解背部疼痛和头痛。犁式通常在肩倒立式之后进行。

### 标准

- 如果你是从肩倒立式过渡到犁式，那么可以让双腿保持伸直，同时慢慢地将脚趾落到垫面上。否则，可以先仰卧在垫面上，双臂放在身边。
- 呼气时下压双臂，卷起身体，让肩部受压着地，髋部悬在肩部上方，双腿抬高处于髋部上方。
- 移动肩胛骨相互靠近，并将手放在中背部以保持稳定，或者双手手指交叉形成夹背。用肱三头肌压实垫面。
- 如果脚趾触碰到身后的垫面，勾起双脚，绷紧双腿，将膝盖后侧朝天花板方向提升。
- 眼睛凝视天花板，下颌略微抬起。在这个体式中不要移动头部或颈部。
- 结束体式时，手臂沿瑜伽垫两侧伸长。核心发力，让椎骨一节一节地缓慢降落到瑜伽垫上。

### 改编与调整

如果你感到颈部或上背部有压力，就先不要做犁式，用靠墙倒箭式代替即可。

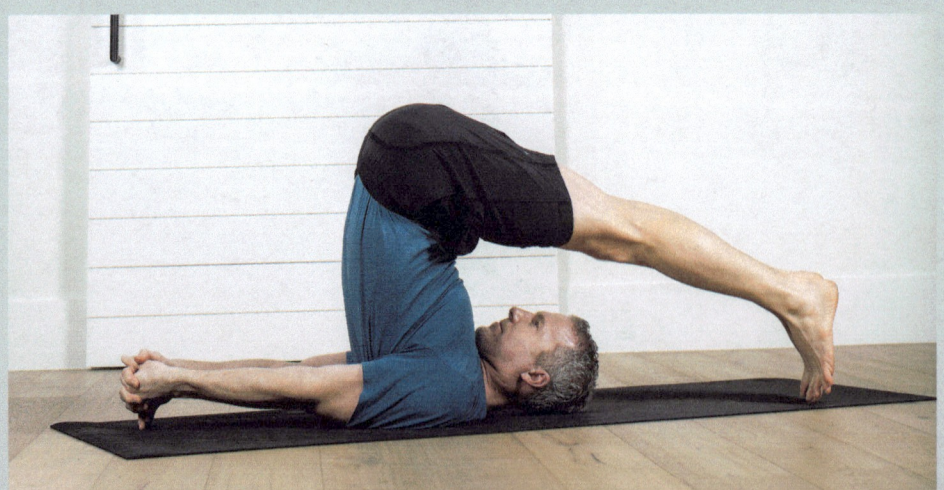

- 膝碰耳犁式。从犁式开始，将膝盖朝双耳外侧弯曲。手臂保持伸直，也可将手放在双脚脚跟或者膝盖后侧。

# 鱼 式
## Matsyasana

## 体式信息

鱼式是一种强大的反姿势体式，能舒缓背部的肌肉，并能打开喉部、胸部和躯干的整个前侧。鱼式能刺激并打开喉部和心脏区域，这里是自我表达和沟通交流的中心。鱼式通常在肩倒立式和犁式之后作为反姿势体式进行练习。

## 标准

- 仰卧，双腿伸直，脚趾向前延伸。
- 前臂与肩同宽，压向垫面，双手移动至坐骨下方，掌心朝向瑜伽垫。
- 肩胛骨向中心线方向靠拢，打开胸部和锁骨。
- 下颌向胸前收紧，然后让头垂下来，用头顶触碰垫面。
- 打开喉部，深沉地呼吸。

## 改编与调整

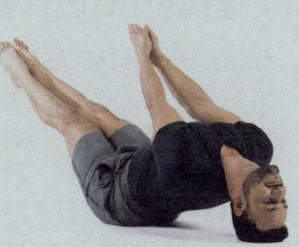

- 全展鱼式。要加深鱼式，可使双臂来到身体上方，手掌并拢，手指朝前面墙壁与天花板的相交处延伸。从核心开始，双腿并拢，双脚抬离垫面，脚趾张开。

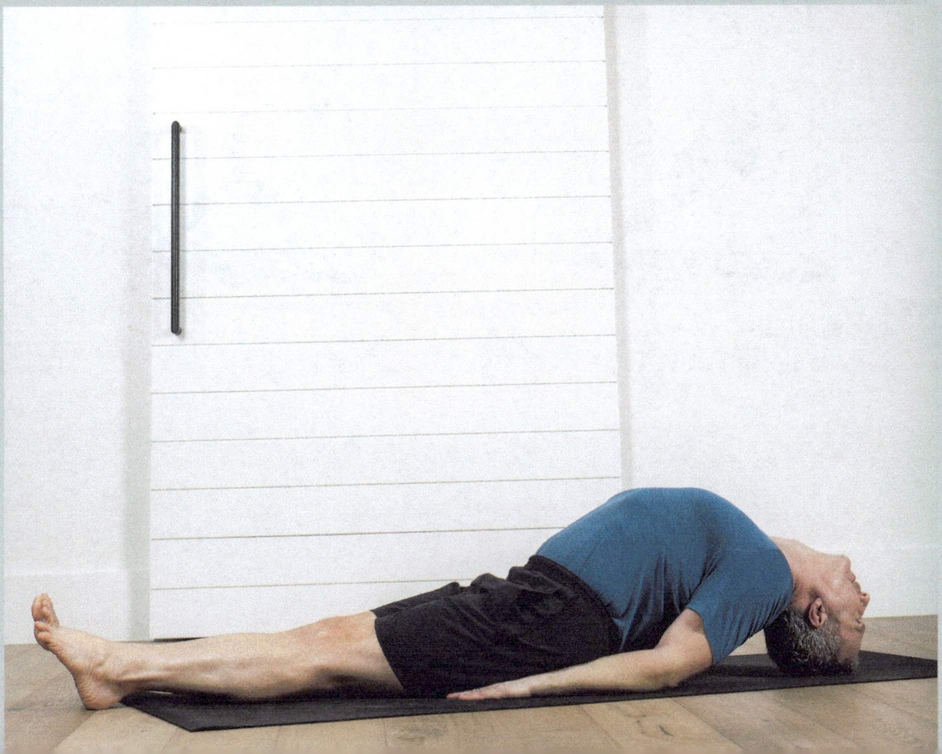

# 顶峰序列

顶峰序列是你练习中逐渐加强的部分，因为建立这个序列需要更多的开放性、技巧、专注力和热量。我建议在开始这个序列或练习顶峰体式之前，先用起始序列进行坚实的热身练习，例如用几轮拜日式A和拜日式B，以及包含站立体式、平衡体式和扭转的力量序列进行整体准备以打开身体。本章中的顶峰序列将会包含建议的准备体式，这类体式在前一章中有介绍，可以将这类准备体式作为顶峰体式的基础单元。

这是你练习中的顶峰，也就意味着它充满了挑战和不完美。给自己一些空间，让自己自由探索后弯动作和倒立动作，在失败和再次尝试中寻找智慧与乐趣，这就是我学习和成长的方法。当你愿意耐心而从容地接受瑜伽练习中的不稳定部分，那么在生活中遇到挫折的时候你便也能坦然接受，感受这份从瑜伽中获得的自由和轻松。

当你到达顶峰之后，要花些时间冷静下来，恢复能量并进行最终放松。我们会在下一章中介绍放松体式的细节。

## 后弯顶峰序列

### 准备体式

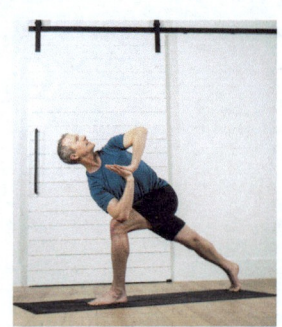

**1** 新月扭转式
（第141页）

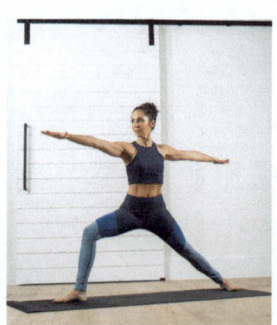

**2** 战士二式
（第103页）

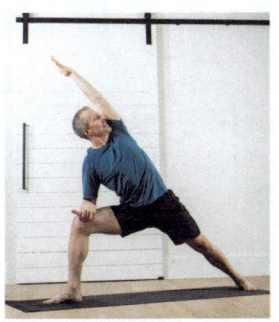

**3** 三角侧伸展式
（第105页）

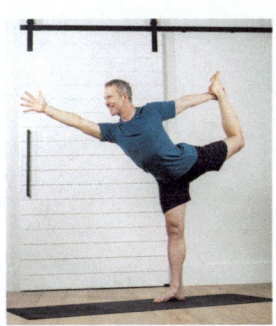

**4** 舞王式
（第132页）

## 顶峰序列

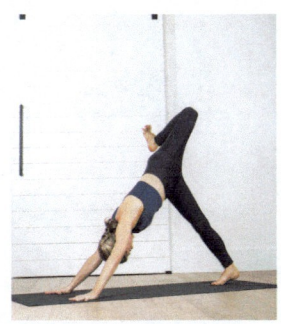

**1** 单腿下犬后弯腿式
（第69页）

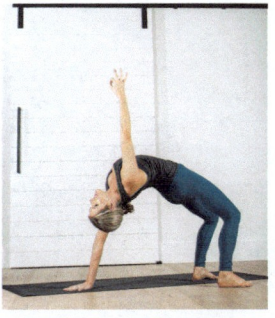

**2** 朝天犬式
（第170页）

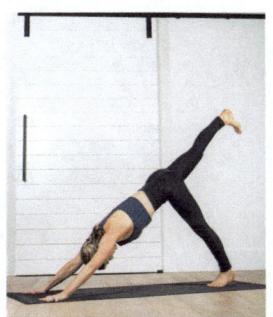

**3** 单腿下犬式
（第69页）

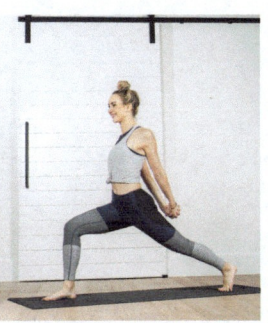

**4** 夹背新月式
（第111页）

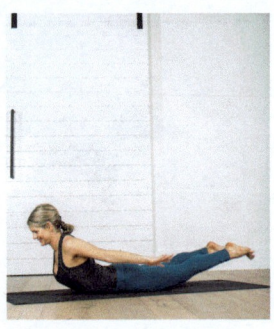

5 蝗虫式
（第162页）

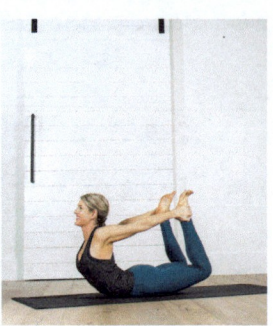

6 弓式
（第163页）

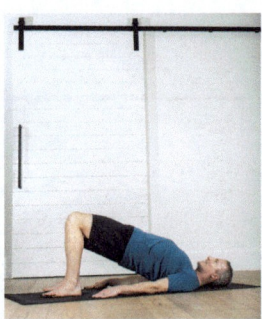

7 桥式
（第166页）

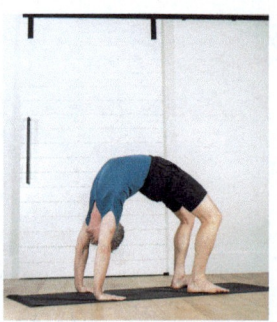

8 轮式
（第168页）

## 手倒立顶峰序列

### 准备体式

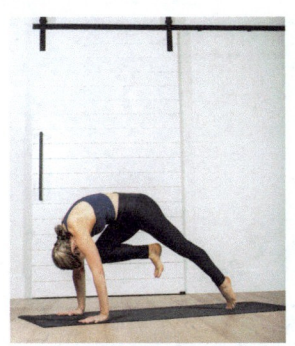

**1** 斜板卷腹式
（第74页）

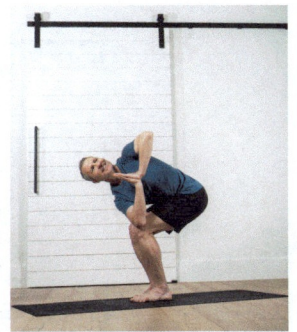

**2** 幻椅扭转式
（第139页）

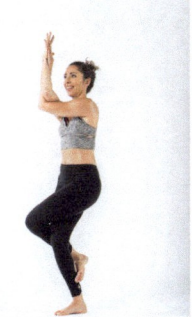

**3** 鹰式
（第126页）

### 顶峰序列

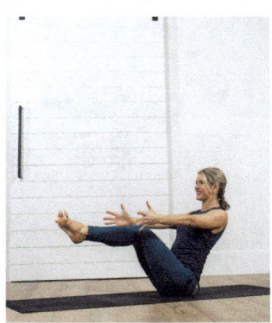

**1** 船式
（第234页）

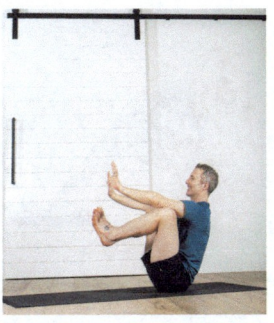

**2** 坐姿禅鹤式
（第174页）

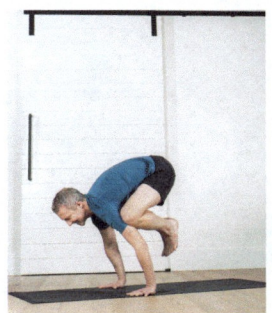

**3** 禅鹤式
（第173页）

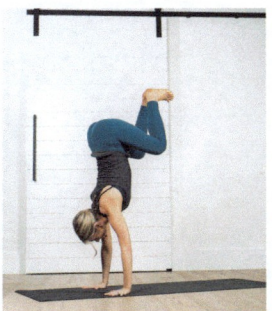

**4** 蛙跳式
（第190页）

## 倒立顶峰序列

### 准备体式

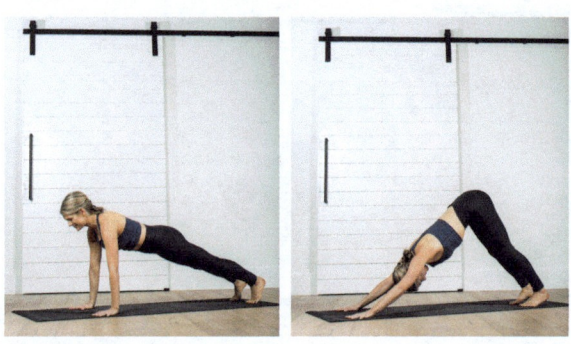

**1** 平板波浪式
（第237页）

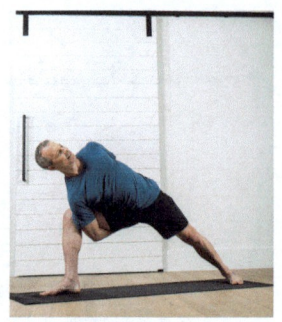

**2** 夹背三角侧伸展式
（第106页）

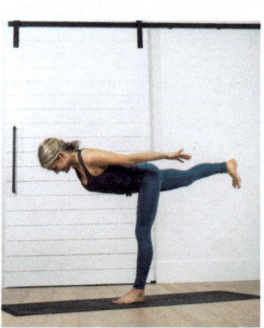

**3** 飞机式
（第136页）

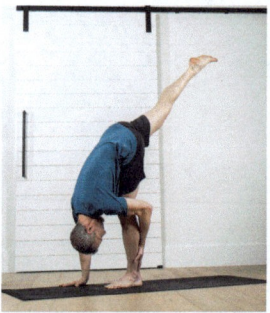

**4** 上伸腿式
（第137页）

## 顶峰序列

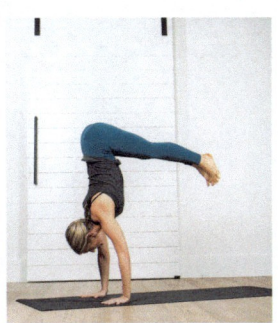

**1** L形手倒立式，注意这一步应抵住墙壁做，双脚放在墙上
（第189页）

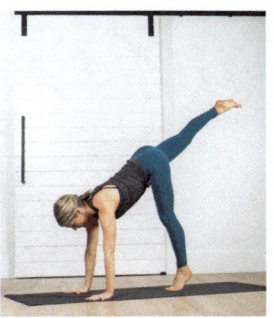

**2** 手倒立跳跃式（图中所示为准备动作）
（第189页）

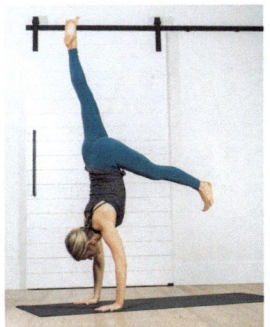

**3** 手倒立交叉踢腿式
（第189页）

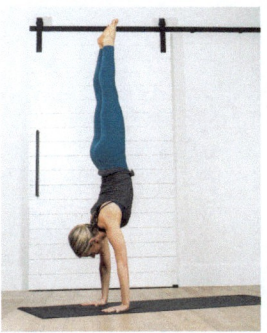

**4** 手倒立式
（第188页）

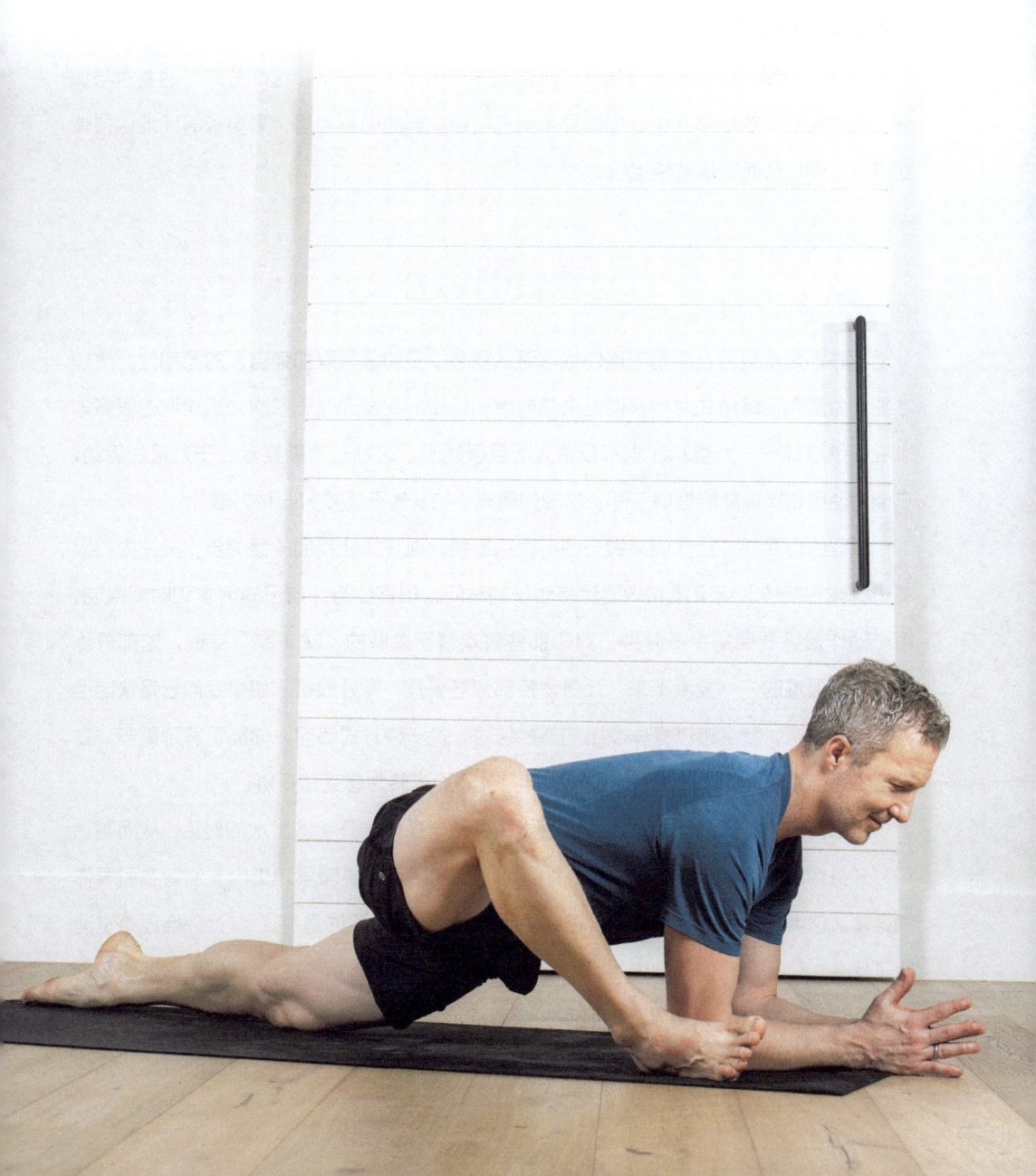

第7章

# 放松体式与序列

我们进行了热身，循序渐进地进行了顶峰体式，产生了热量，因此必须在练习结束时放松身体，中和剧烈的姿势产生的影响。放松体式和序列是身体在剧烈的练习结束后进行的全身整理运动，强调拉伸、接受和放松。此外，有时候你想要或者需要一些更加镇静和平和的练习，也可以单独进行这类体式。

本章中我们将来到在垫子上进行的结束体式，着重于髋部体式、前弯体式和放松体式。恢复和休息是身体、思想和精神成长所必需的，对日常高强度健身和快节奏生活的人来说尤其如此。

热身、力量和顶峰序列的强度让身体做好更加深入的准备。这部分练习的要求与加强力量的相反。放松体式中，你需要用到已经建立起的内在力量，要更长时间地保持体式进行拉伸，从而锻炼结缔组织。

# 矛盾的力量

我并不是个灵活、柔韧的瑜伽练习者。我必须多加练习以加强自己的柔韧性，这样才能让力量和顶峰体式对我来说越来越自然和轻松。我发现对于喜欢力量瑜伽的很多人来说都是这样——力量和汗水不仅诱人而且很熟悉。这是一项需要专注于力量的运动，它能为使用和提高体能提供空间。学习如何放手和妥协则需要另一种力量。

课程的后面部分让我们来做一些不同的事情。现在，让我们放慢脚步，关注内心以尊重身体和精神。结束体式需要保持较长的时间，根据姿势、自己的需求和时间限制，每个动作最好要保持1~5分钟。对于那些喜欢着手去做的"实干家"来说，这部分练习可能是最难的——要慢下来，让身体各部分舒展开，充分放松。如果我们总是快速运动、爆发力量，就会错过身体发出的微妙信号。换一种方式练习，你能了解到更多。在力量练习结束时，无须再加强力量和拉伸身体，而应转为感受和妥协。

髋部开放体式和前弯体式能通过感觉和呼吸与身体展开更深层次的对话，从而刺激和打开身体。在这种内省的体式中，让更加敏锐的感觉、更深层和更内在的智慧引导你的身体。这类体式需要的与"做"正好相反，这类体式需要的是"让"：让你自己感觉消除了什么，让练习在你的体内展开，感受你感受到的，但却不对它做任何事。我们必须愿意让这类体式发生，如果你迟疑不决或者抵抗某个体式，就会感到挣扎。只要呼吸、体验，看着这类体式如何展开，以及你在体式中有何感受。当你聆听自己的身体，它也会给你反馈，帮助你更加深入体式，给你的身体、思想和情绪带来更多的自由和平静。

这类体式应当既结构合理又益于恢复。身体排列恰当且姿势标准能帮助你产生放松感。从激活你想拉伸的肌肉开始。例如，在前弯时抬升股四头肌以拉伸腘绳肌。当然，你可以在激活肌肉的同时在短时间内保持主动伸展，练习时间有限时这样做最好。但是，通过我自己的练习和与学生的分享，我发现最大的力量存在于激烈练习之后充分地伸展、深度地保持以及妥协之中。当你稳定呼吸并构造好了体式，就可以过渡到放松练习。

在瑜伽中探索相反的事物很重要，这有助于创造完整的经历。我们在力量瑜伽中强化身体的同时，必须培养身心间的平衡。阴瑜伽的锻炼目标在于身体深层的结缔组织，即筋膜。筋膜支撑和围绕着身体主要的系统、肌肉、关节和器官，它是包含神经的保护层和连接层，影响身体和思想的能量。结缔组织非常强劲并具有纤维性，无法像肌肉一样对快速而有节奏的运动做出反应。筋膜的质地常被比作太妃糖，如果你慢慢拉扯太妃糖的两端，它就会缓慢拉伸并保持拉伸之后的形状。但是，如果你想要把它快速拉开，太妃糖就会断裂。身体深层的结缔组织也是一样，而且它们的运动更加缓慢，因此你需要以不同的方式接受它们。在瑜伽中，这个方式就是热量和时间。产热的力量瑜伽课程的结尾有一个放松肌肉及锻炼肌肉、骨骼和关节周围结缔组织的独特机会。力量瑜伽是瑜伽的现代演绎，我们已经发现，调整阴瑜伽并将其与主动力量练习结合可以产生不可思议的力量和结果。

这类体式的意图是放松和释放，但并不意味着这类体式很容易或者没有疼痛。恰恰相反，当你进入身体深层组织时，长时间地保持这类体式可能会是力量瑜伽中非常具有抵抗性最让人痛苦，是最具治疗性的部分。

当你忽略外在刺激，你就能安静下来，向内看。当你慢下来，转而关注内在，你就能注视着思绪的跌宕起伏，观察自己体内发生了什么。关注你重复出现的思绪是哪些，是厌倦、焦虑、挫败、恐惧？它们是否唤醒了你陈旧的回忆或情绪？不要被你头脑中萦绕的思绪牵绊，只是单纯地呼吸着、观察着、接受着这一切。

我们经历的一切都是具有能量的，都会在我们的身体上留下印记。印记有多深刻取决于体验、环境和人，有时还取决于旧的回忆和情感。当这些没有被完全消化或释放掉时，就会储存在我们身体里。每次当你深刻感受时，你就处在积极转化的过程中。当你在体式中感受这些感觉时，可以把呼吸当作清洁的工具。通过每次呼吸和释放的程度，你可以放松并消除多年的紧张情绪，化解陈旧的能量。在你呼吸和妥协时，你会摒弃旧的模式、习惯，以及身体、思想和精神上的局限，利用这类体式进入身体，利用呼吸打开心结。

　　当你感受它、面对它——能量、情绪、不安、紧张，你可以选择把这些保存在体内，也可以把它清除和释放掉。呼气是净化的途径，带着平静的心态，稳定地面对这种感觉，均匀地呼吸。你知道，这一切，也都会过去。暂时的痛苦是释放过程的一部分，它是你身体和思想获得更多自由旅程中的一部分。

　　吸气时，让空气充满肋间的空间。利用吸气从内向外扩张，为向内探索创造空间。呼气是释放、放手的关键，是将你不再需要的陈旧能量清除出身体的关键。随着每一次呼气，都拉伸得更多一点，让自己融入这个体式。身体上肌肉的释放能在精神上促进你释放掉生活中的一切。

　　进入一个体式需要花时间，因此要对自己的身体多一点耐心，对你感觉紧张的部位多一点耐心。我建议这类体式的保持时间至少在10次呼吸，最多为5分钟。我曾经在练习这部分时放弃尝试，但当我的身体和思想随着呼吸合而为一时，我经历了我在瑜伽练习中变化最为明显的时刻。

　　当你的思想徘徊不定或迷失在思索中时要注意，思绪很自然地想要把你从这种体验中拉出来。每次当你的思绪尝试夺取主导地位时，就要返回关注呼吸和身体。要记住瑜伽是一个把思绪带回到当下的系统，它与控制无关，它关乎放手、关乎全身心投入当下。

　　在瑜伽之外的生活中，当我们抗拒或者逃避不适的感觉，躲避不愉快或紧张的体验，抑或是过度思考某件事时，我们便常常会错过生活中丰富多彩的瞬间。生活要求我们适应和发展，而变革是一个充满混乱而情绪化的过程。生活中总有如此多的事物是我们无法控制的！瑜伽教会我们接受和拥抱事物本来的样子，而不是抵抗或者尝试着改变它们。当你越让自己接受事物本来的样子，你就产生了越多的力量。从细微之处掌控形式、关系或瑜伽体式，让它们满足你的喜好，这些都是要耗费能量的。你越让自己在暴风雨的中心感受该情境的强烈冲击，充分面对，深沉而有目的地呼吸，你就越能在生活中的压力情形下坦然面对。你正在瑜伽体式中建立肌肉记忆和情绪力量。

　　瑜伽提供给我们在事物原本的面貌中寻找平静的机会，也包括我们身体中的平静。当我们放弃需要改变的想法时，我们便超越了感知的界限。当我们爱上最完整的自己时，我们便实现了瑜伽的目标。

# 髋部体式

要清除体内的不安和紧张感通常意味着要锻炼髋部。髋部就像是身体内的情绪储物柜，这里保存着我们陈旧的紧张、不安、压力和记忆。在髋部体式中，我们会通过关注那些日常活动中可能被忽视的地方，为身体"开箱"。一旦你清除了髋部的紊乱和紧张，身体和思想的自由与清晰便随之而来。

髋部体式的目的是要打开和放松，因此要知道你在这个过程中会遇到内在阻力。身体内的紧张是阻塞的能量。将呼吸输送到你身体中需要更多关注的部位，把你在整个练习中塑造出的工具用到从动态运动向强大感知的转变中去。

如果你在做髋部体式时感到烦躁或焦虑，要知道这就是髋部的能量被扰动起来的征兆，要用你平静而稳定的呼吸应对这种能量。在你用呼吸应对不适时，任何不适都会开始消融，你将进入成长和放松的新高度。当你静下来关注内在时，保持静止，仅在需要时做一点简单的调整。只要感受你的感觉，与感觉相随，只要呼吸到使髋部得到拉伸的深度。在这种深入、长久的呼吸中感受每个瞬间，接受它们原本的样子，看着它们在你体内展开，让你的思绪保持平静。

# 蛙 式
## Mandukasana

### 体式信息

蛙式能拉伸和放松大腿内侧、腹股沟和臀部的深层组织。这个体式可能会让你感到强度很高，因为会锻炼到日常活动或其他体式中不常锻炼到的组织。正因如此，蛙式能释放髋部深层肌肉的能量。放松是可以做到的，但是只有在你愿意的时候才能做到，因此要选择相信你的呼吸，让自己在这个体式中舒展开，松弛下来。

### 标准

- 双手双脚着地，然后前臂趴在地上。
- 尽量打开双膝，大腿和上半身保持垂直，膝盖弯曲呈90度角。从髋部到膝盖再到脚踝，均要屈曲至正确的角度。勾起双脚。
- 让自己保持稳定的呼吸，然后用手臂支撑身体，到达你的极限位置。你可以坚持用前臂支撑身体，双手叠起，做成一个枕头，让下颌放在上面放松，胸部落在地面上，双臂手肘向两侧延伸，也可以将一块瑜伽砖移动到胸前帮助支撑。做出一个能让自己呼吸并保持几分钟的足够舒适的姿势。

### 改编与调整

膝盖不应该有任何疼痛感。如果感到疼痛，可以将膝盖下方的瑜伽垫边缘卷起，或者在膝盖下放毯子帮助支撑。如果你仍感觉膝盖疼痛，或者是在膝盖有轻微伤病的情况下练习这个体式，可以尝试抵住墙壁仰卧着练习。

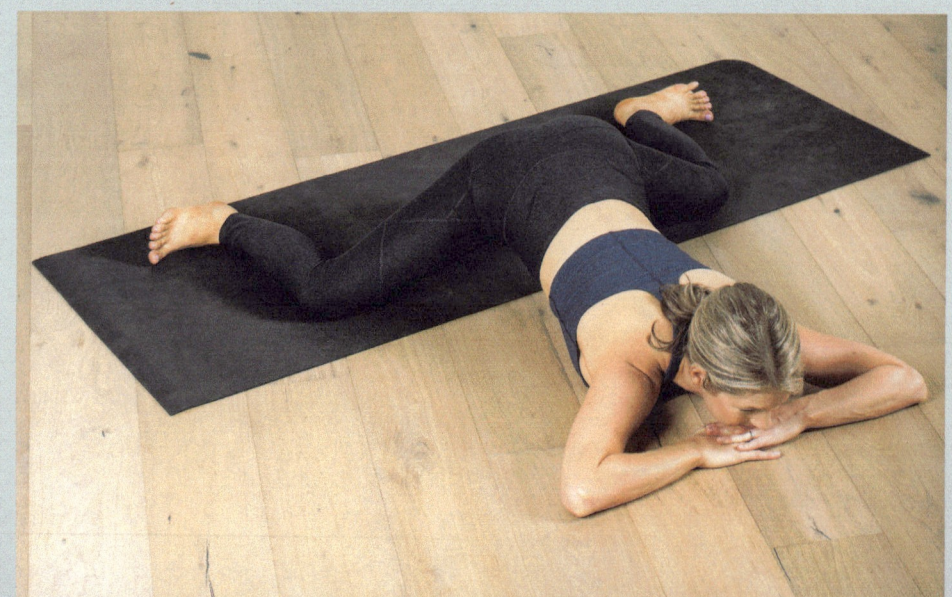

# 半鸽式

## Eka Pada Rajakapotasana

### 体式信息

半鸽式对于前腿的梨状肌和后腿的腰肌都有极好的拉伸作用。通常跑步者和运动员的这些肌肉都很僵硬，久坐和其他日常运动也会让这些肌肉持续紧张。

### 标准

- 从下犬式开始，右脚向前跨一步，来到左手手腕处，将右膝放在右手处，并向瑜伽垫方向下压。勾起前脚。这是一个外旋姿势，你的小腿与瑜伽垫前端越接近平行，这个体式练习的程度就越深。你可以根据自己的需要移动右脚脚跟，使其靠近自己以更好地进行调节。

- 将后腿延长伸直。两侧髋部向前，双手处于髋部外侧，指尖下压，抬起和打开胸部，保持几次呼吸。

- 大腿内侧向中心线拉近，让力量向上向内提起。

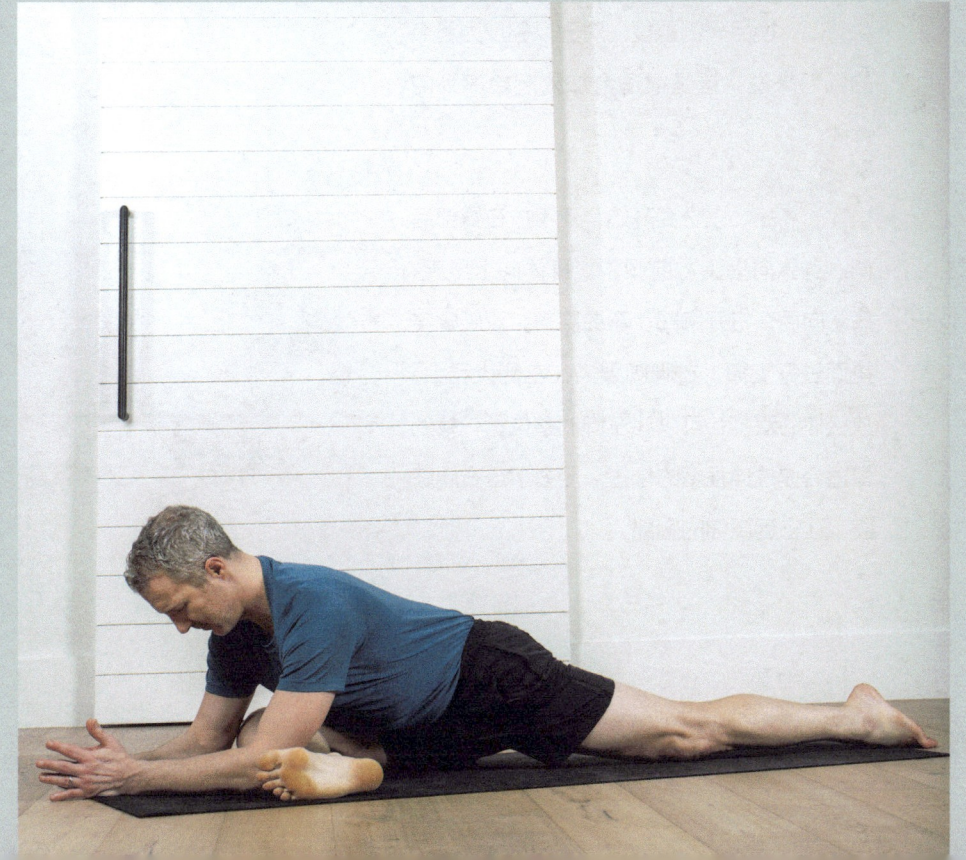

- 呼气，双手向前移动，上半身弯曲进入半鸽式。前额放松并贴在垫面上，或者用前臂支撑起你的身体。
- 让你的呼吸延伸进入髋部和下背部。每一次吸气时都伸展整个身体，每一次呼气时都让身体更加贴近垫面。
- 结束体式时，双手回到原位，坐直，换另一侧重复。

### 改编与调整

如果前侧髋骨离开垫面，可在该侧髋部下放一块瑜伽砖作为支撑。

- 仰卧半鸽式。对膝盖有伤病或膝盖感到疼痛的情况个体来说，这是一个很好的变式。仰卧，双膝弯曲。右脚脚踝在左侧大腿前交叉。双手抱住左侧小腿或大腿后侧。勾起双脚，把双腿拉近身体。可以用右肘将右腿向远离身体的方向压去，帮助你更深层地激活臀部肌肉。深深地呼吸，感受你的下背部、髋部和臀部。换另一侧重复。对于以髋部为重点的练习来说，这是很适合加入起始序列的体式。

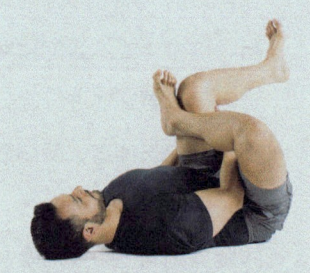

- 坐姿半鸽式。以坐姿开始，双手放在臀部后侧。身体向指尖方向倾斜。身体向上坐直，肩膀向后，打开胸部。弯曲膝盖，双脚踩实垫面进行支撑。右脚脚踝搭在左侧大腿上，放松你的双脚。可以让左脚调整位置，找到最适合你拉伸程度的位置。用力下压右腿膝盖，让它远离你的胸部。

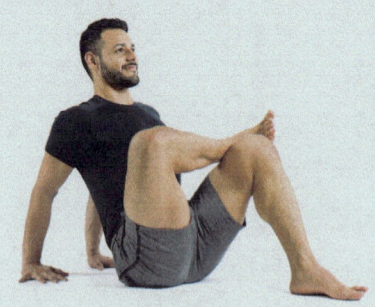

# 双鸽式

## Agnistambhasana

## 体式信息

双鸽式又叫方形式，是针对髋部（尤其是梨状肌）的高强度拉伸体式。这个体式需要一些时间才能做到，因此要给自己一些时间，让这个体式随着你的呼吸慢慢展开。

## 标准

- 在坐姿中，将左侧小腿叠放在右侧小腿上，双腿都与瑜伽垫前端平行。
- 勾起双脚，让腿部产生热量，并保持稳定。
- 双手在髋部两侧下压，髋部向后移动几厘米，帮助骨盆向前倾斜。
- 吸气，胸部上提，打开你的胸腔。
- 以髋部为轴，随着呼气上半身向前弯曲。前臂放在垫面或瑜伽砖上。放松头部和颈部。
- 慢慢起身，交换双腿位置，换另一侧重复。

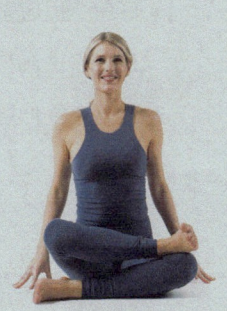

## 改编与调整

- 如果你感觉达到极限，可以坐直进行这个体式。尝试着将双手手指在髋部两侧立起来，帮助提升和延长上半身。
- 如果想要加大难度，可以将上方踝骨向下方膝盖的外侧移动。上半身前弯，放松头部和颈部。翻转掌心朝向天花板，使自己完全放松在这个姿势和呼吸中。

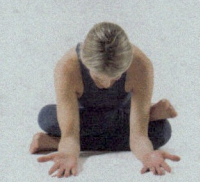

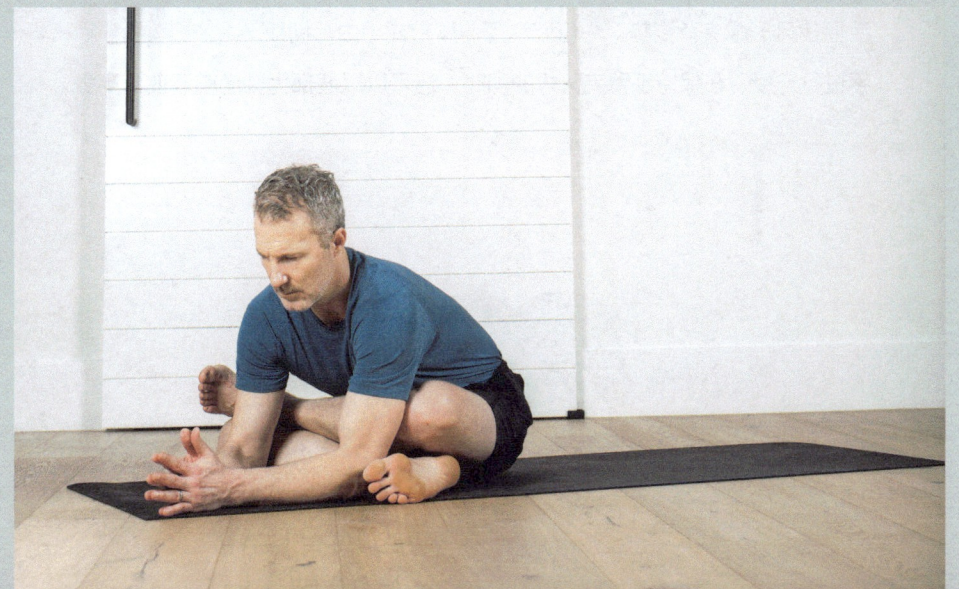

# 牛面式
## Gomukhasana

## 体式信息

这个体式能强力拉伸髋部、大腿和脚踝。你的双腿会做出像牛面部一样的姿势。

## 标准

- 坐在瑜伽垫前端。左腿向身体前方伸直，右脚向上交叉来到左侧大腿外侧。左脚脚跟向后滑动，来到右髋旁。
- 膝盖叠在一起，调整双脚，让双脚靠近或远离身体，直到找到最适合你的位置。
- 向下压向瑜伽垫，头顶向上提，延长你的脊柱。
- 呼气，以髋部为轴上半身向前弯曲。向上举起双手，或移动前臂，将其放在瑜伽砖或者瑜伽垫上。
- 坐起来，伸展身体，换另一侧重复。

## 改编与调整

- 改编牛面式。要进行体式改编，可以让下方的腿保持向前伸直。坐直，双手握住上方的小腿，上半身尽量向前弯曲到你可以到达的程度。

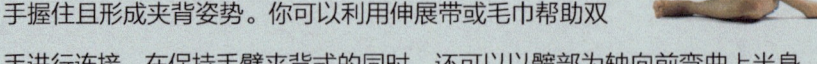

- 手臂夹背牛面式。要获得更加深入的体验，可以增加手臂夹背动作。右腿在上，左臂向上伸直指向天花板，弯曲手肘，让左手前臂从颈部后侧落下。右臂动作正相反，向下延长手臂，弯曲手肘，让右手沿着脊柱向上延伸，直到双手握住且形成夹背姿势。你可以利用伸展带或毛巾帮助双手进行连接。在保持手臂夹背式的同时，还可以以髋部为轴向前弯曲上半身。

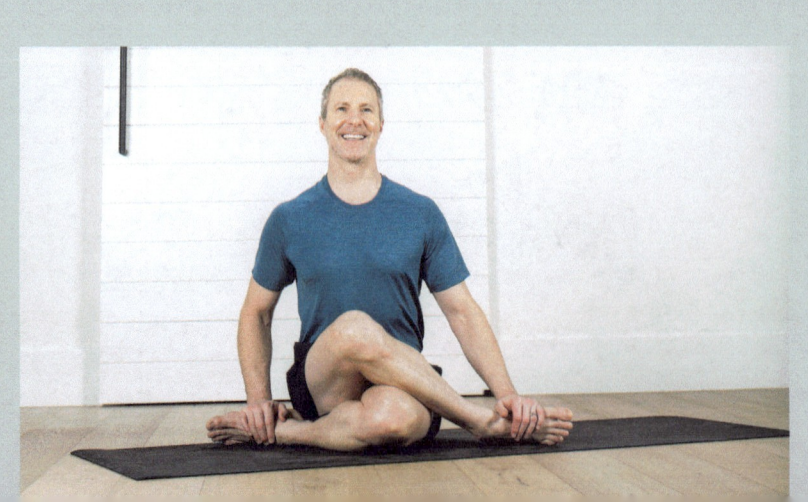

# 束 角 式

## Baddha Konasana

## 体式信息

束角式有助于深度打开髋部和腹股沟。它能打开和放松在有氧运动中激活的肌肉，并能为你一整天的坐姿和行走提供支撑。

## 标准

- 坐姿，弯曲双膝，脚底并拢，双膝向两侧打开，让脚跟尽量向骨盆拉近。
- 拇指移动到足弓处，向两侧拉动脚掌，好像要打开一本书一样。
- 臀部向下坐实，抬升胸部，尽量坐直。
- 呼气时，握住双脚，上半身向前弯曲，胸部向双脚靠近。手肘向身体两侧弯曲，手臂压住双腿，拉伸髋部，让双腿更加贴近垫面。
- 垂下头部，深沉地呼吸。想要保持更长的时间，可以向前延展双臂，翻转掌心向上，用于放松双手。

## 改编与调整

如果你的膝盖抬得很高，背部拱起，可以尝试坐在毯子或者瑜伽砖上，还可以移动脚跟，使其远离身体几厘米以保持双脚并拢。即使你无法向前弯曲，也要集中精力维持脊柱延长和胸部延伸。

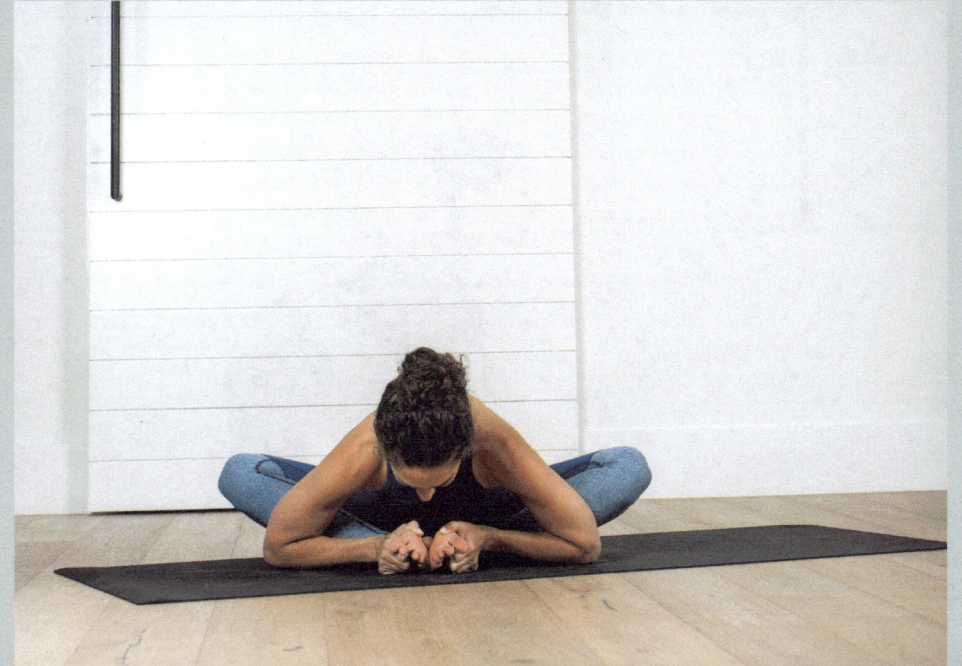

# 半神猴式
## Ardha Hanumanasana

### 体式信息

半神猴式是对腘绳肌进行深层动态拉伸的体式，它还能拉伸大腿其他肌肉和腹股沟，为神猴式和前弯体式做准备。半神猴式有时可用作跑步者的弓步练习，因为它能缓解双腿的僵硬，对跑步者有益。

### 标准

- 来到低弓步式，右腿在前，后侧膝盖落在垫面上。后脚脚趾抵住垫面。
- 左膝保持在瑜伽垫上，左侧髋骨移动到左膝上方，伸直右腿，勾起右脚，呈半神猴式。如果有需要，可以在手下垫一块瑜伽砖以帮助支撑。
- 吸气，上提，胸部向上延伸。
- 呼气，以髋部为轴，上半身向前腿上方弯曲。前腿外侧向后脚方向拉伸，左腿肌肉收紧。让紧张感随着呼吸从你的腘绳肌和下背部中消散。
- 结束体式时，将重心前移至右脚，双手在瑜伽垫前端下压，推起身体，来到下犬式。
- 换另一侧重复低弓步式和半神猴式。

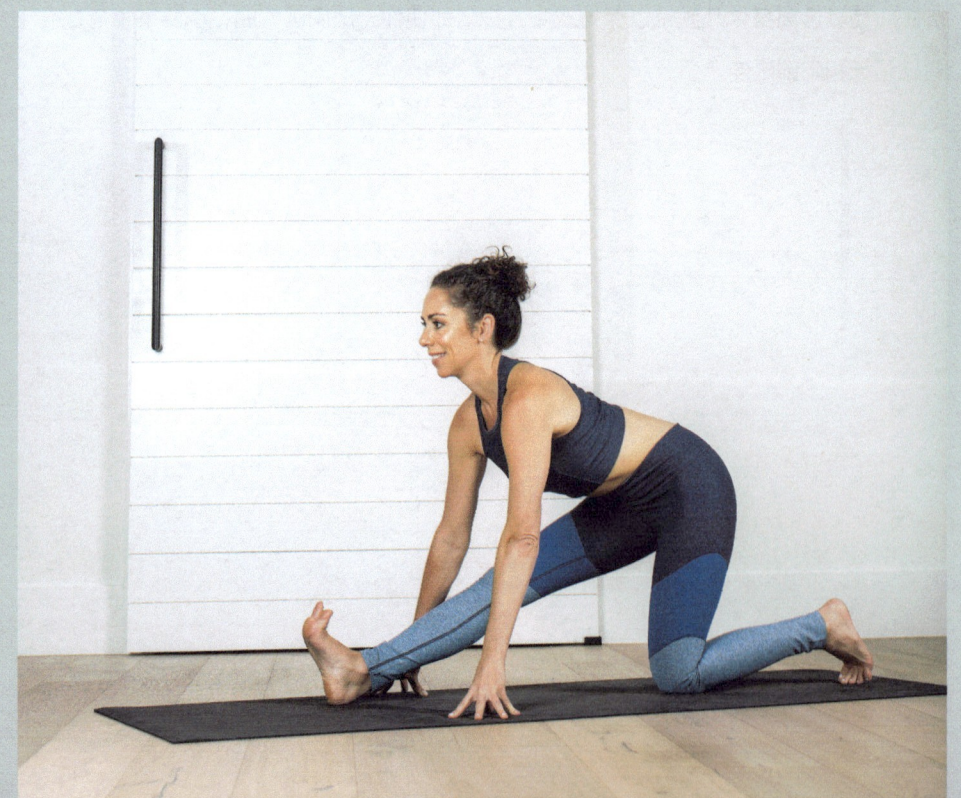

### 改编与调整

要加深半神猴式中的弯曲动作，可以用左手握住右脚外缘，让左侧肋骨转向瑜伽垫。注意打开身体空间，使身体向前延伸，向更深层折叠。

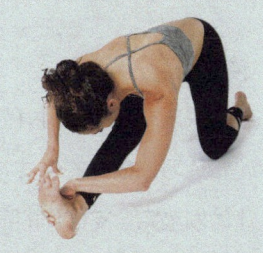

- 神猴式。从半神猴式开始，前腿移动并向前伸展，后腿向后伸展，一直达到你的极限。双肩向上，双臂向后伸展，打开胸部。如果你的双腿能完全伸展，则上半身可以向前腿的方向弯曲更多。

# 快乐婴儿式
## Ananda Balasana

### 体式信息

快乐婴儿式能打开髋部，拉伸腘绳肌、大腿内侧并放松下背部。这是一个可以用于起始练习的很好的体式，它能轻柔地唤醒和打开髋部；也可以用于在练习结束后，用以让瑜伽垫完全支撑你的身体，从而放缓心率。

### 标准

- 仰卧，将双膝抱在胸前。
- 抓住双脚外侧，脚底翻转朝向天花板。
- 双腿和手臂反方向用力，帮助进一步提高臀部拉伸的程度。手臂向垫面方向下拉双脚，把双脚踢回到手里。
- 如果感觉良好，可以左右滚动。

### 改编与调整

如果感觉抓住双脚太紧张，可以抓住膝盖后侧，将大腿向瑜伽垫方向拉伸。可以将一条腿或两条腿伸直，增加腘绳肌的拉伸感。

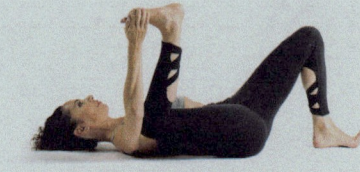

- 半快乐婴儿式。双膝收回到胸前。右手握住右膝，左手压在垫面上。右膝向右侧腋窝方向移动。勾起双脚，激活脚趾。可以用右手抓住右脚边缘，也可以握住膝盖后侧，右脚脚跟伸向天花板方向。两侧肩胛骨向瑜伽垫方向下压。左手放在左髋上。右手用力将右膝拉向垫面，同时右脚向天花板方向踢去。这个相反的动作更能打开髋部。双膝回到胸前，换另一侧重复。

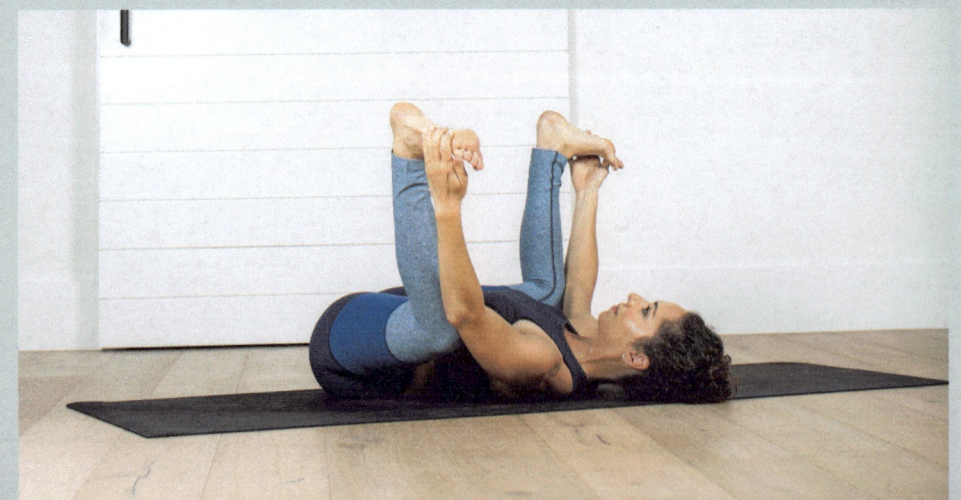

# 蜥蜴式
## Utthan Pristhasana

## 体式信息

蜥蜴式能很好地拉伸髋屈肌、腘绳肌和股四头肌。它能加强腿部、臀部和骨盆的力量，并帮助打开这些部位。这个体式也是一些高级手臂平衡体式很好的准备体式。

## 标准

- 从下犬式开始，指尖在瑜伽垫中心靠在一起。
- 左脚踩到左肘外侧，右膝下降放到垫面上。
- 左脚脚趾指向10点钟方向，重心转至脚的外侧，让左髋打开。
- 前臂撑地或撑在一块瑜伽砖上。如果感觉拉伸得过于紧张，可以用手撑住垫面，抬起身体。
- 后脚脚背平放于垫面，提升身体稳定性，放松头部和颈部。
- 换另一侧重复。

## 改编与调整

如果要增加难度，可以将后膝抬离垫面。

- 蜥蜴扭转式。在蜥蜴式中，右臂向瑜伽垫后侧延伸，打开胸部。左膝弯曲，用右手抓住左脚。将左脚脚跟向自己拉近，拉伸股四头肌。两侧肩胛骨收缩靠近，扭转胸部向上。慢慢放下左腿，换另一侧重复。

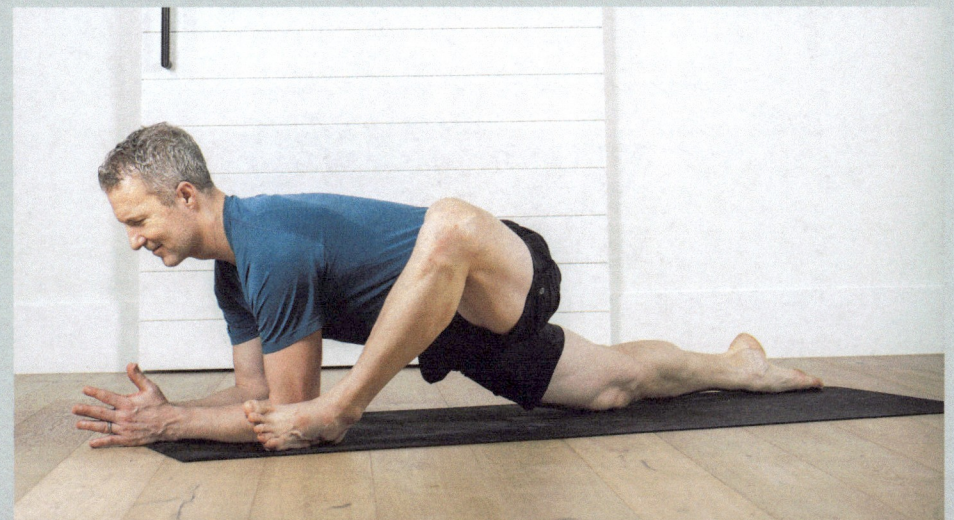

# 反台式

## Ardha Purvottanasana

### 体式信息

　　反台式能够帮助打开身体前侧，在心脏处创造空间。这个体式是日常产生紧张、僵硬和圆肩姿势的反姿势，它能加强手臂、手腕和双腿的力量，并拉伸肩部和胸部。反台式可以作为一个简易的后弯变式，也可以作为前弯体式和髋部体式的翻转姿势。

### 标准

- 以坐姿开始，双腿向前伸展。弯曲双膝，双脚分开，与髋同宽，双脚向下踩实。
- 双手在髋部后侧，压向瑜伽垫，指尖指向瑜伽垫前端。双手双脚向下压实，形成稳定的根基。
- 吸气，抬起臀部，让你的大腿和上半身与瑜伽垫平行。你的目标是让髋部、膝盖和肩部保持相同的高度。
- 双肩在背后向脊柱方向收紧，使心脏部位抬升得更高。
- 如果感觉良好，可以慢慢向后垂下头部以打开喉部。

### 改编与调整

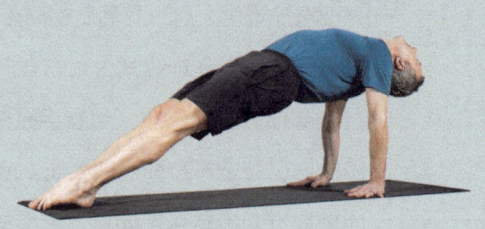

- 直腿反台式。这是反台式完整且更高级的变式。在这个体式中无须弯曲膝盖，而是在坐姿时保持双腿向前延伸，双脚并拢，脚尖指向前方。双手撑在肩部下方，指尖指向瑜伽垫前端。抬起臀部，双腿保持伸直并完全发力。

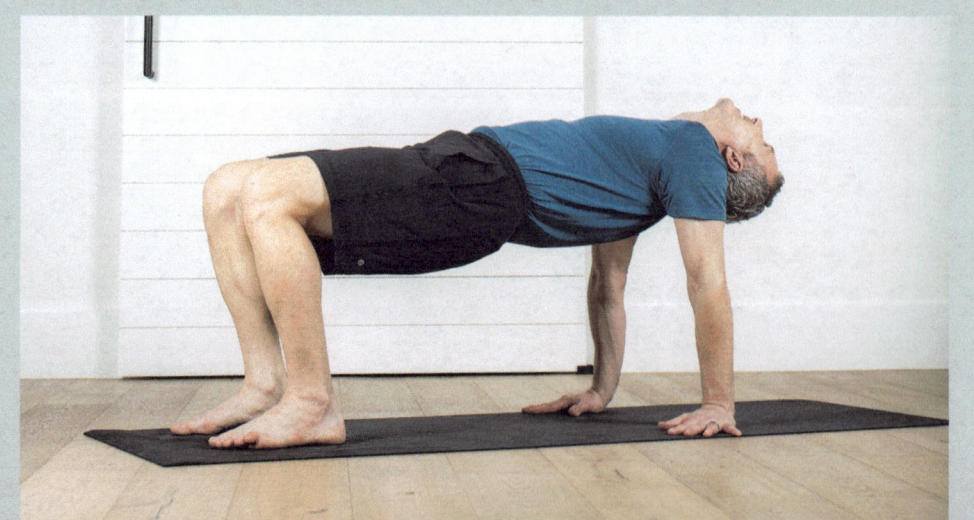

# 前弯体式

　　前弯体式能够延长下背部、肋骨和躯干，拉伸腘绳肌和髋部的同时为全身和关键器官带来新的能量。这类体式在本质上是内省的，因为你需要向内关注自己。它们对神经系统和大脑有镇静作用。前弯体式是课程后期帮助身体放松的体式，作为练习过程的一部分能带来全面的锻炼效果。

　　当你感到身体开始转移、弯曲，要轻柔地用你的呼吸做出回应。在第一次感到极限时要停顿下来，把注意力转移到呼吸上，慢慢地你会看到自己的极限在提高。随着呼吸进一步深入——每一次吸气时，延长；每一次呼气时，深入弯曲。因此，当你的思绪徘徊不定时，仅需要返回到关注呼吸，关注自己的身体即可。

　　我建议你在每次练习结束时，用坐姿前弯式来结束，然后再进行仰卧放松，这样有助于整合在瑜伽垫上的所有动作和体验，并遵循自己力量柔和的一面，将自己带回到身体的中心。

# 坐姿前弯式
## Paschimottanasana

### 体式信息

坐姿前弯式能够拉伸背部、肩部和腘绳肌。当你向前弯曲进入自己的中心，你便刺激了自己的消化系统、肝脏、肾脏和生殖器官。这种弯曲动作能镇静大脑、缓解压力，并能治疗抑郁、生育问题和失眠。让你的呼吸引领你进入更深层的前弯体式，而不要在这个体式中的任何部分使用蛮力。

### 标准

- 坐下来，双腿向前延伸。

- 勾起双脚，同时并拢，激活腿部肌肉。

- 吸气，双臂向上延伸，以髋部为轴，随着呼气上半身向前弯曲。双手抓住双脚外侧边缘。

- 吸气时，延伸你的脊柱。随着每次呼吸，上半身都进一步弯曲。放松你的颈部和肩部。

- 想要保持更长时间，可以放开双脚，让双手放在瑜伽垫上，翻转掌心向上，用于放松双手。

### 改编与调整

在前弯过程中应根据自己的感觉决定膝盖的弯曲程度，延长你的下背部。注意力放在让你的肋骨向大腿靠近和延伸脊柱，而不是放在保持双腿伸直。你可以用伸展带钩住双脚，也可以坐在瑜伽砖或者毯子上以拉伸腘绳肌。

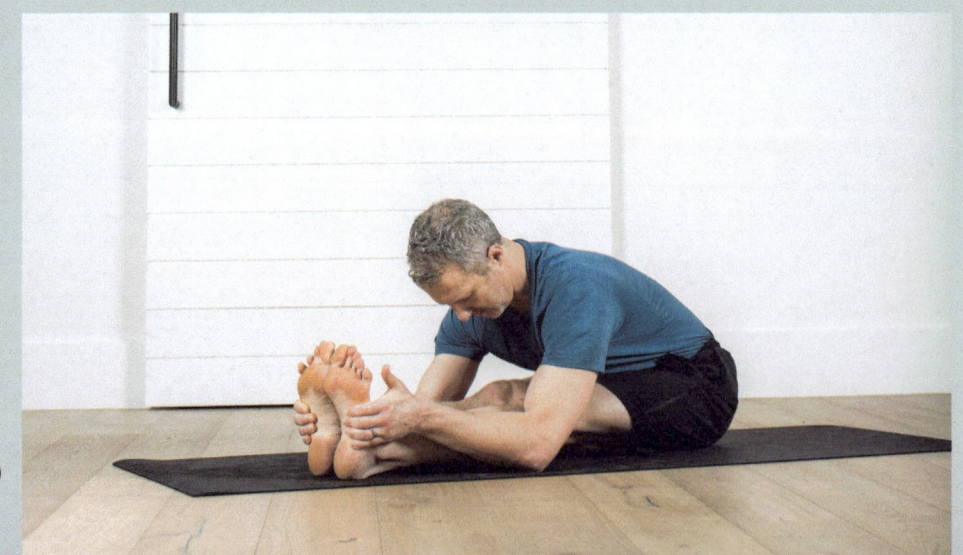

# 头碰膝式
## Janu Sirsasana

### 体式信息

这个体式能够拉伸和放松小腿、腘绳肌、腹股沟、背部和肩部。它能清洁你的消化系统、肝脏、肾脏，并对思想和神经系统有镇静作用。

### 标准

- 保持坐姿，右腿向前伸展。
- 左膝弯曲，左脚抵住右侧大腿内侧。
- 右脚勾起，努力让右脚的5个脚趾指向天花板。
- 努力向下坐实。
- 吸气，双臂举过头顶，向上延伸。呼气，以髋部为轴，上半身向前延伸。
- 每一次吸气时，延伸身体；每一次呼气时，放松身体，进一步前屈。让你的头自然垂下，放松颈部。
- 换另一侧重复。

### 改编与调整

根据你的需要，可以让伸直腿的膝盖弯曲，并让前额向小腿靠近。

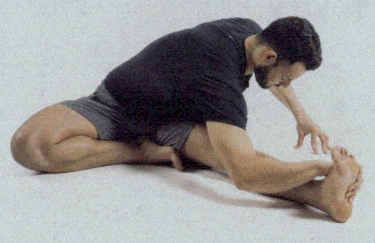

要进一步弯曲，可以用右手抓左脚的外缘，右侧肋骨向瑜伽垫靠近。你可以将左手放在臀部左侧，帮助上半身下压和发力。

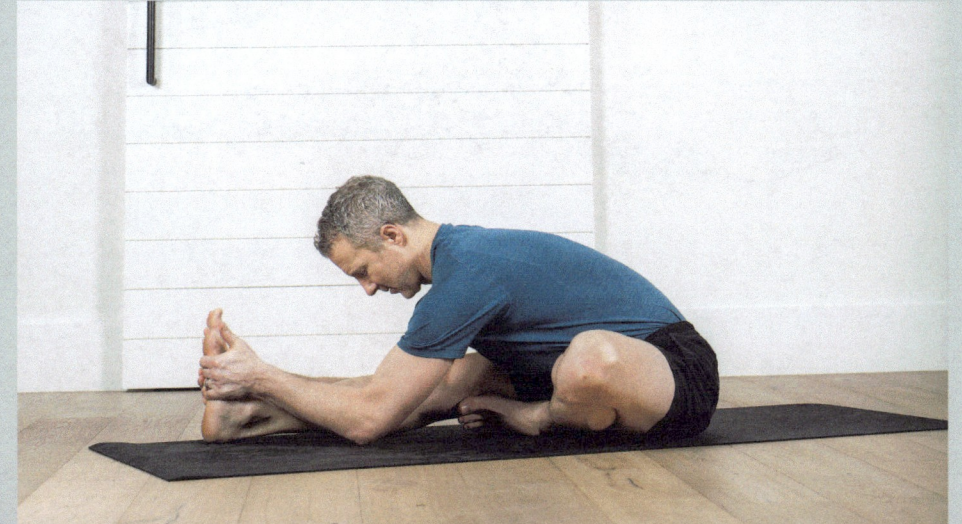

# 坐角式
## Upavistha Konasana

### 体式信息

坐角式能打开双腿后侧和大腿内侧，拉伸下背部，加强脊柱的力量，刺激腹部的关键器官。

### 标准

- 坐下来，双腿分开形成一个V字形。勾起双脚，让所有脚趾都指向天花板。
- 双手放在身前的地面上，向下坐实，吸气时抬升胸部。
- 呼气，双手慢慢向前移动，远离你的身体。当你感觉到背部拱起，或者感到有阻力时停下来。放松颈部和头部，彻底地享受呼吸。
- 随着时间，当你能在这个体式中放松后，继续让你的双手向前移动，找到你的极限。你可以改用前臂作为支撑，让胸部贴紧地面，也可以抓住双脚外侧。

### 改编与调整

如果练习时腘绳肌很紧张，你可以坐在毯子或者瑜伽砖上，你还可以在前弯时在头部下方放一块瑜伽砖进行支撑。

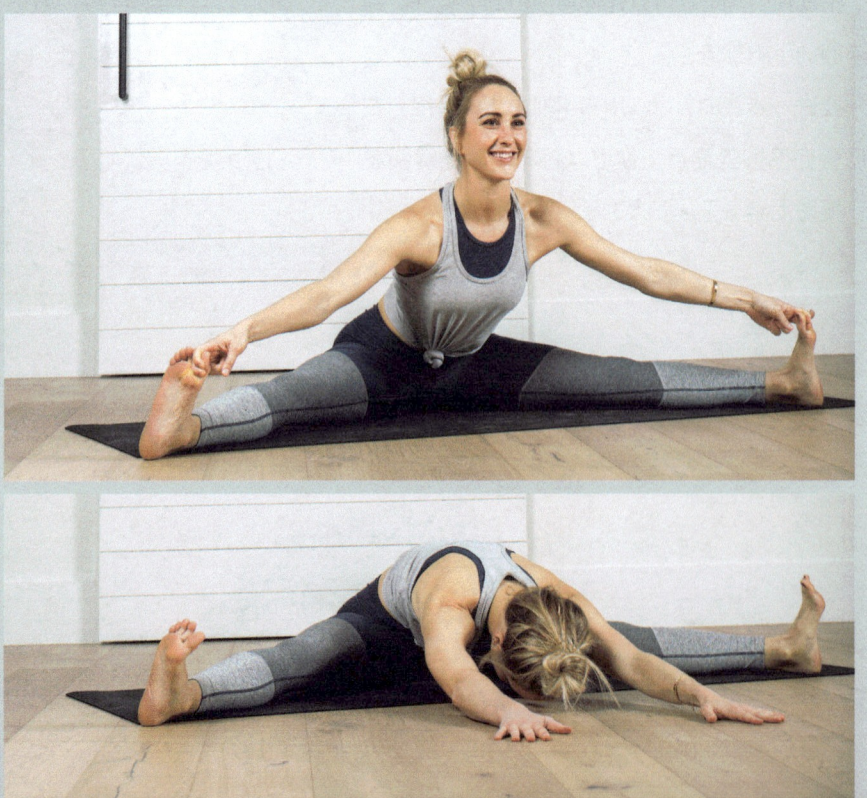

# 放松体式

　　你会不会常常感到很匆忙？在这个飞速运转的世界中，瑜伽能帮助我们放慢速度、进入内心，使自己停下来并恢复我们的能量。我们一直都在学习如何在更少的时间内做更多的事，以致很多人都发现自己不仅很难做到慢下来，连睡觉也变得很难。2013年，美国疾病预防控制中心报道称，超过900万美国人在晚间需要服用助眠剂才能入睡，并且估计还有超过百万人在使用非处方镇静剂。这些药物和其他麻醉剂，无论是几杯酒还是低质量的电视剧，都是让我们的身体和头脑慢下来、关闭外在的方法。在我们追求更多、做得更多的过程中，我们的行动也变得更快，以至于让人感觉在练习中加入放松是不对的。但是用不同的方式做事可以有巨大的力量，在力量瑜伽练习结束时，我们选择花一些时间放松，就是待在那里，什么都不做。

　　所有瑜伽练习的最后一个体式都是最重要的体式。早在几个世纪前，瑜伽练习者就知道了放松的力量，因此他们把放松体式加在每次练习的结束时。每次在瑜伽垫上的最后的时间里，花5~10分钟时间躺下来，让自己进入深度放松。在这个安静的空间里放松身心，让练习的益处融入你的身体、能量和情感当中。放松体式是使你的锻炼合而为一的方式，也是你的锻炼扎根生长的地方。想要让练习的益处最大化，花时间将放松体式整合进练习是必不可少的。

　　当你在放松体式中，躺在瑜伽垫上，你就收获了这个体式中的很多益处。放松式教给我们妥协，让你的瑜伽练习在你的体内生根发芽。放松体式的益处还包括以下方面。

- 放松。
- 训练你专注而不紧张。
- 缓解压力和疲劳。
- 让身体与能量的练习融合在一起。
- 让身体和思想进入平衡状态。
- 提升自我意识。
- 给你完整、和平和统一的体验。

　　在放松体式中，你需要练习的就是让一切努力妥协。妥协不是放弃你的力量，而是完全相信和信任一切安好，相信你是得到充分支撑的，相信你与结合一切生命的能量紧密连接在一起，相信你与这能量合而为一。一天当中的这短短几分钟，当你完全抛开各

## 整合休息

　　尝试着在你的一天当中多增加一些休息和有目的的暂停。在会议或是午餐之后休息一会儿，不带电话出去散步，在办公室里躺一会儿，闭上双眼进行几次深呼吸，只要时间允许，就让你的思想平静下来。这类体式和练习并不局限于在瑜伽垫上进行。休息能让你得到整合、吸收，让你利用起生活中发生的所有事情。花些时间将你的练习注入你的生活和你的身体中，这件事情本身就蕴含力量。休息可以为生活、健身、朋友、家庭及你做的一切带来更多益处。

种责任时，你就可以把压力抛在脑后，让自己重新恢复能量。你要做的只有放松，接受练习带给你的馈赠、休息带给你的滋养。静静地保持不动，让这些变化和成长在你的身体里扎根。这种有意识的暂停把你带回到自然状态，让身体、思想和精神稳定下来，形成一体。这种彻底的妥协，你练习得越多，就越能获得休息和放松带来的强大益处，并将它们用在生活的其他地方。

　　当你的最终体式——放松体式完成时，让眼睛仍保持闭合，然后开始轻柔地再次唤醒自己。用拇指揉搓你其他手指的手指肚，晃动脚趾，慢慢地转动你的手腕和脚腕。当你准备好后，将双膝带回到胸前，用手臂抱住小腿。以这种"小球"的姿势，轻柔地左右滚动，哪边需要就向哪边滚动。如果你的能量仍比较柔和且停留在内，那就在那里停留一会儿，表达你的感激之情。仍然闭着双眼，默默地对你的身体表示感谢，感谢你的身体如此乐意为你工作，感谢你生命中那些有他们的存在你才能练习瑜伽的人和场景，从工作中帮助支持你的同事，到家里操持一切的伴侣。当然，还要感谢自己在瑜伽垫上所做的努力，感谢自己坚持进行练习。根据你的感受决定你在瑜伽垫上停留的时间。

　　等你准备好时，闭着双眼，双手轻柔地下压垫面，支撑自己盘腿坐起，在胸前双手合十。在这个冥想坐姿下，审视你的身体和思想，注意你能获得什么。在你全神贯注地建立呼吸、有意识地运动，并进行让自己与更高意图靠近的练习后，你获得了哪些可能？你现在感觉怎么样？你会怎样将这些收获运用到生活中其他方面呢？瑜伽，取之于生活而用之于生活。用一点时间反思你想要在生活中如何将这些力量分享和传递给他人。

教学建议

## 强大的放松体式

　　进行放松或练习放松式不要太着急，也不能省略这个过程。我发现很多力量瑜伽老师把课堂上的大部分时间用来加强力量和产生能量，然后压缩结束体式和恢复的时间，这对学生来说有害无益，因为这样就无法让他们进行完整的练习。学生来上瑜伽课是为了让自己重新统一身体、思想和精神，就连大部分运动员来上瑜伽的目的也不仅仅是锻炼身体。体式和冥想能够开启副交感神经系统，可以平静身体和大脑，并刺激免疫系统，让内分泌系统保持健康，使关键能量流动起来。为了让身体重新恢复平衡，请为你的学生留出放松和消化练习的时间。放松体式能让所有人有机会观察内心，并学会放手。在你的课程中为强大的结尾部分安排出时间，尽你的能力做好课堂的这个部分，辅助每个学生。在结束课程前调暗瑜伽室的灯光，播放一些有助于学生向内关注的音乐，让整个世界安静下来。总之，有意识地用强大的放松体式结束你的课程。

# 放松式
## Savasana

## 体式信息

放松式也叫摊尸式，是在每次练习结束时有意识地放松。这是一个永远都不应当被省略的体式。放松式让你的神经得到滋养，让你的器官得到休息，让你的身体不用做任何努力，让你的思想放松下来，放松身心。这种放松让你在瑜伽垫上所做的努力进入身体，融入你的神经系统，成为你的一部分。它会将你逐渐引导至更好的状态，让你感觉更加滋润、更有活力。放松式让你把不再需要的事物抛在脑后，让多余的事物消失。当从放松中恢复过来时，你就像一块"空白的画布"，可以重新开始了。

## 标准

- 仰卧，双腿伸展，双臂放在体侧。
- 双腿微微弯曲，双脚向外张开，放松你的身体。
- 翻转掌心向上，这是你开放心态、接受练习给你带来益处的象征。
- 闭上双眼，无须继续喉式呼吸，回到自然的呼吸即可。
- 放松所有肌肉，放弃所有努力，主动开始放松。你的身体和思想仍处于清醒状态。

## 改编与调整

如果你感到下背部疼痛，可以弯曲膝盖，双脚踩在瑜伽垫上，将双膝并拢。

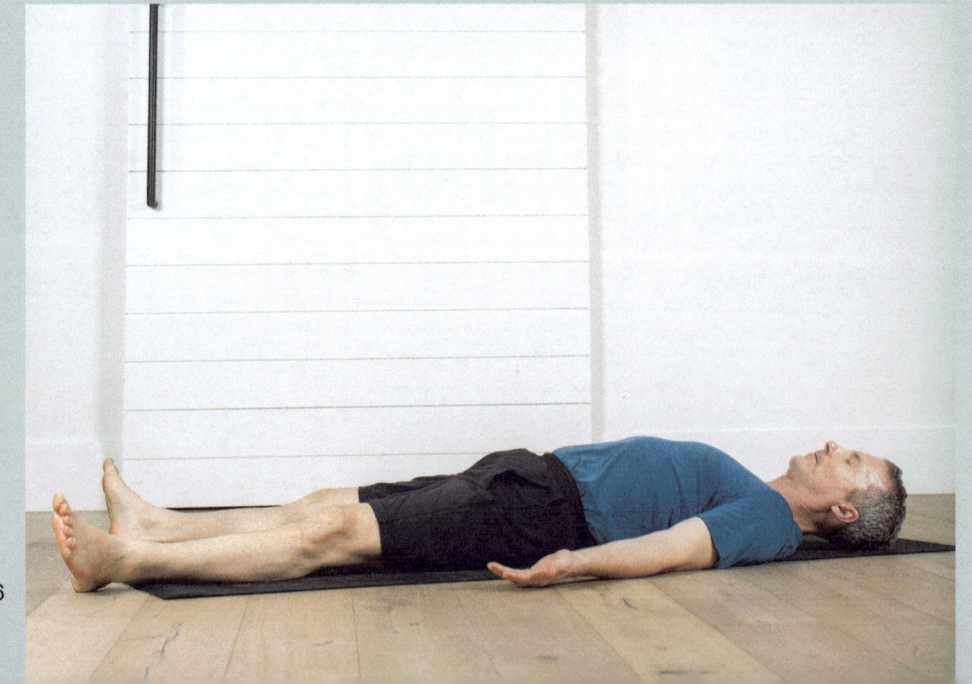

# 放松序列

　　放松是以不同的方式拉伸、打开和加强力量的机会，这类体式能够让你的身体和思想得到放松和恢复。和力量瑜伽中的所有体式一样，在体验中创造能量远比具体的体式重要。放松时，要考虑到整体练习和顶峰体式中的能量，思考如何拉伸和放松在运动中激活的肌肉，以及如何使这类体式打开你的身体并为你赋予能量。这类体式还能很好地给予你的身体部位额外的爱和关照，你身体的某些部位一直以来都在渴望更多的呵护。放松对于身体的茁壮成长和治愈都非常重要。

　　以下是放松序列的一些建议。跟随呼吸的引导，让身体更长久、更深入地保持放松体式，以接受和放松的心态去练习。

## 5分钟放松序列

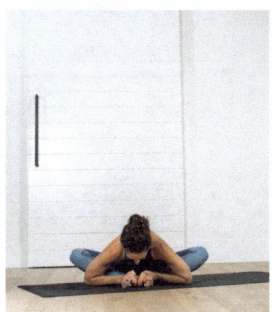

**1** 束角式，保持10次呼吸
（第213页）

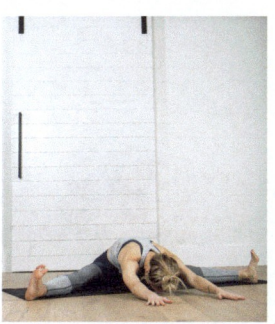

**2** 坐角式，保持10次呼吸
（第222页）

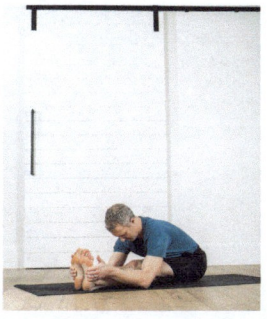

**3** 坐姿前弯式，保持10次呼吸
（第220页）

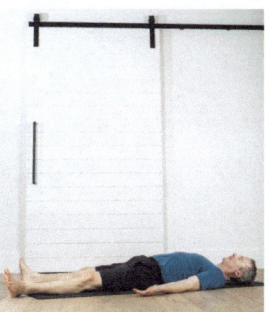

**4** 放松式，2分钟或更久
（第226页）

## 10分钟放松序列

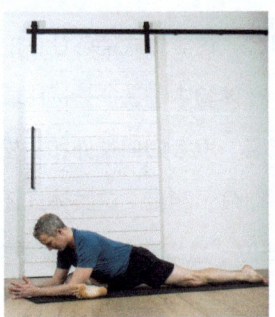

1 半鸽式，每侧保持15次
呼吸
（第209页）

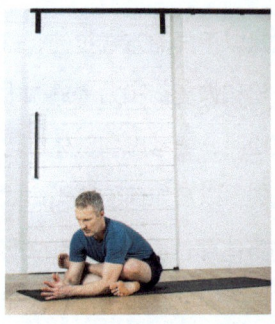

2 双鸽式，每侧保持10次呼吸
（第211页）

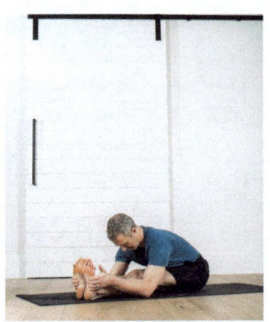

3 坐姿前弯式，保持10次呼吸
（第220页）

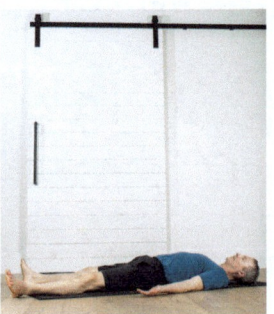

4 放松式，4分钟或更久
（第226页）

## 15分钟放松序列

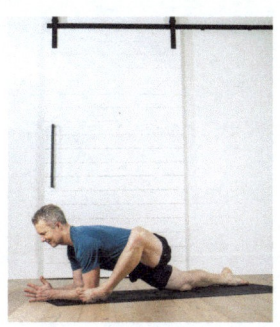

1 蜥蜴式，每侧保持10次呼吸
（第217页）

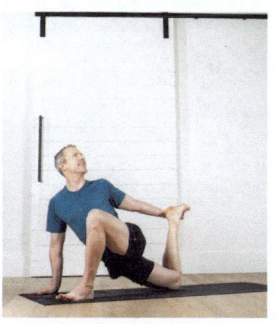

2 蜥蜴扭转式，每侧保持10次呼吸
（第217页）

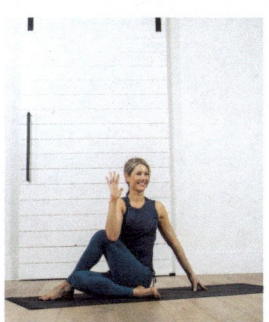

3 坐姿扭转式，每侧保持5次
呼吸
（第143页）

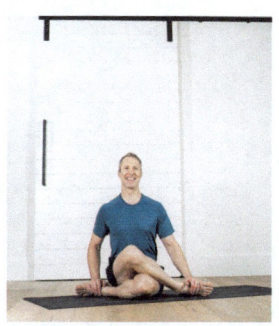

4 牛面式，每侧保持15次呼吸
（第212页）

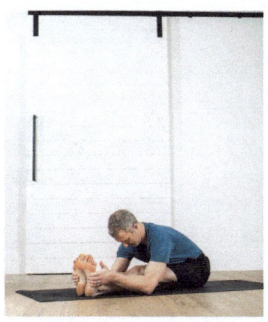

5 坐姿前弯式，保持20次呼吸
（第220页）

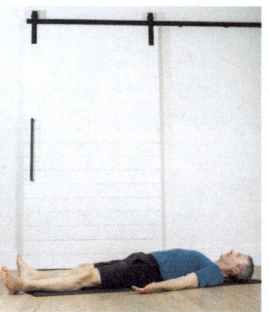

6 放松式，5分钟或更久
（第226页）

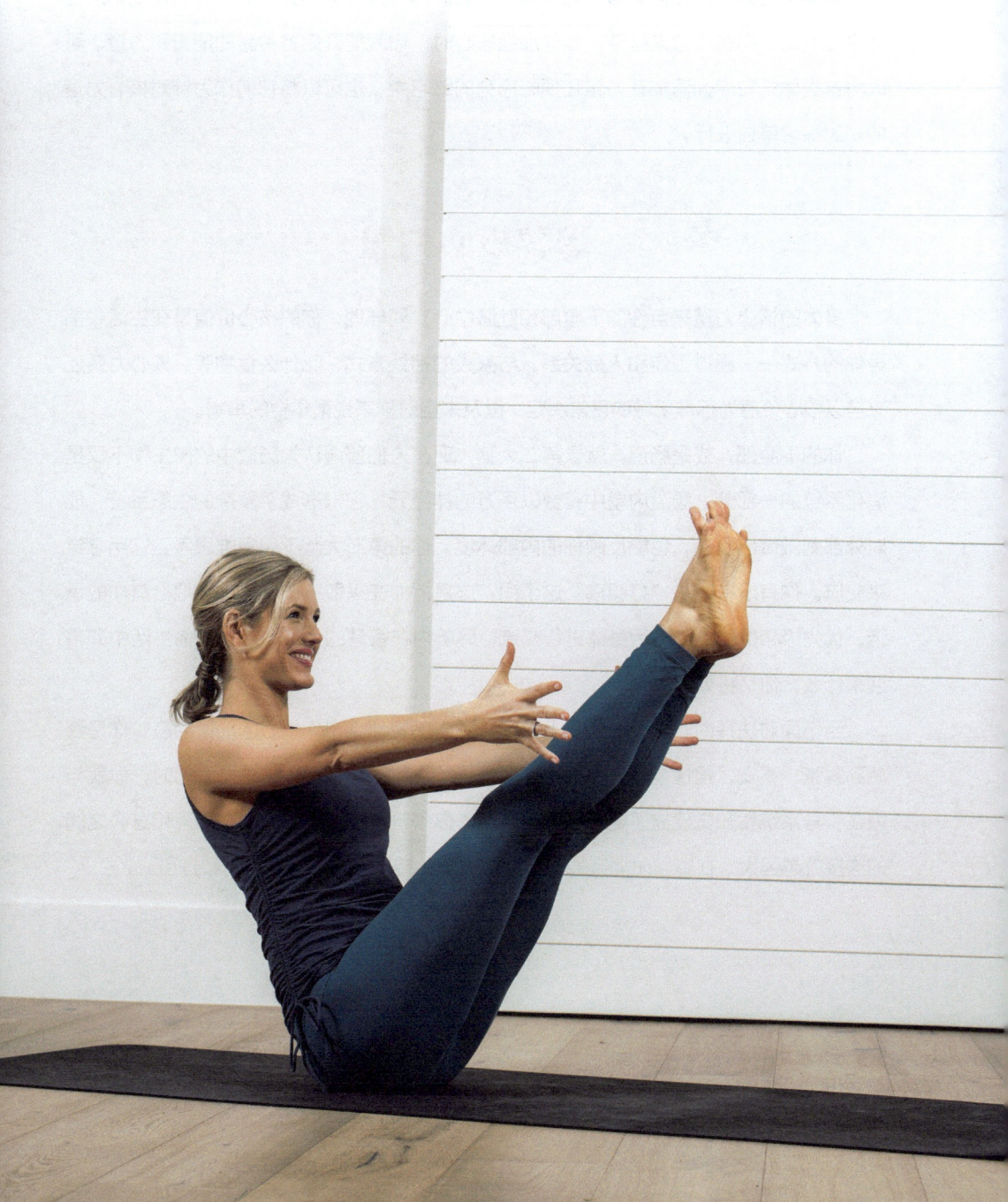

第8章

# 核心力量体式与序列

核心是身体的力量中心，核心力量影响到每一个体式。强大的腹肌支撑着你每天的运动，改善姿势，稳定下背部，并保证你的健康和活力。瑜伽中，强健的腹肌能产生更有效的运动，并为所有体式提供力量。在瑜伽之外，强健的腹肌能让你以更好的稳定性和更高的效率完成其他工作。

本章中的体式和序列能够锻炼关键的核心肌群并提升你的力量。所有的体式都从身体中心发出，向各个方向延伸。当你加强核心时，你就能开启各种新的能量和力量。可以将这类体式和序列添加在力量和顶峰序列的练习中，也可以将它们作为针对核心力量的短时练习单独进行。

# 培养核心力量

身体的核心力量来自你的下腹部和肚脐中心。同样地，你的核心价值是在生活中指导你的方式——通过工作和人际关系、与家人的相处方式、吃什么食物等。核心力量还来自以核心价值为标准所做的日常决定，以及来自对你来说最重要的事物。

你的下腹部，或是肠道，就像第二大脑，现在人们普遍认为肠道中的微生物不仅是消化系统的一部分。肠道内壁中有数以百万的神经元，它们形成了复杂的生态系统，能对外部刺激做出反应，也能反映你的内部环境。你的第二大脑不用思维思考，它用感觉来交流。你有没有听过"打腹稿"这个词？这是指你在采取行动之前本能地检查你的承诺、优先级和价值。你利用身体进行交流，聆听内在智慧的引导，它告诉你生活中即将迎来什么，你又将如何应对。

当你面对抉择时，深呼吸，闭上双眼，倾听下腹部来自你核心的能量回应。你是否感到紧张、不安、担忧或者兴奋？当你用核心从身体和能量上活动这些肌肉时，你就与内在引导系统和知觉建立了更加紧密的连接。你倾听得越多，你的内在智慧和身心之间的连接就越强大。在练习时抛弃掉思想的束缚吧，转向用直觉寻找方向和指引。

当你打腹稿时，倾听那里的感觉和回应非常重要。当你非常关注一件事情时，你会在直觉中感觉到。想一想你第一次去约会，并且知道对方是个对你来说很特殊的人时；想想刚开始接触一个项目，你发现自己正在做一件了不起的事情时；或者为一次比赛或竞赛而训练，你突破了精神或身体上的极限，让自己的技能提升到更高水平时，这些时候你的身体有什么感觉。伴随这些突破和转折点而来的是一波新的能量，这就是瑜伽中的苦修发挥作用之处。你会感到强烈的兴趣、炙热的渴望和推进某事发展的热情，这种内在的呼唤就是来自你精神的交流。

在建立你的核心力量时考虑以下几个问题。当你想提出这些问题时，尝试着将双手放在下腹部，闭上双眼，关注核心带给你的内在指引。

我感觉怎么样？我能给这些感觉贴上标签吗？

在这种情况下我真正想要创造什么？

这种感觉和真实的自我是否一致？

这是否能创造出我想要感受的能量？

这个活动与我的核心价值是否一致？

当你从内在智慧中走出来，身体感觉良好时，你在瑜伽中和瑜伽以外的信心都会飞涨。你可以开始依赖并信任你的内在智慧——你的身体内与生俱来的天分。这种内在力量的深层来源让你能更加从容、自如地在这个世界上往来，并让你与自己的个人力量保持连接。

# 核心体式

在这类体式中，我们将着重从身体中心开始锻炼，培养你的核心力量。将你的注意力集中在培养和加强腹部肌肉力量，在所有移动中都从核心开始运动。从核心开始运动可以使身体整体融合，并让你有节律地呼吸，从而和身体保持一致。关注内在引导和呼吸，了解每个体式应当进行到什么程度。用你的呼气将所有部位收紧到核心，用吸气自内向外地扩张。

# 船 式
## Navasana

## 体式信息

船式能加强你的核心力量，并创造平衡感和全身整体性。它能锻炼腹壁和髋屈肌，稳定和支撑下背部。

## 标准

- 坐姿，双脚踩实垫面，弯曲双膝。尽量坐直并保持平衡。
- 双手抱住膝盖后侧，脚跟抬起到与膝盖同高，或者将脚跟向上向前伸出。双脚并拢，脚趾张开，激活你的双脚。
- 双手可以保持在膝盖后方以帮助支撑，也可以将双手向前延伸，五指张开。上臂向后牵引，扩展胸部。
- 下腹部发力，将胸部抬高。
- 结束体式时，交叉脚踝，翻转身体，来到斜板式或下犬式。

## 改编与调整

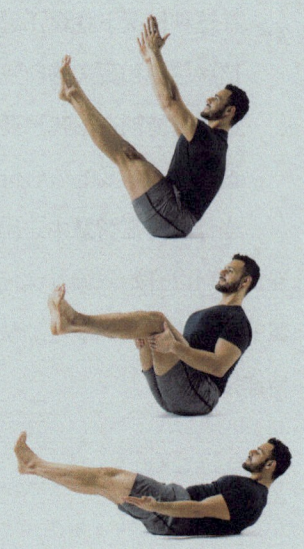

- 直腿船式。如果要加大船式的难度，可以将双脚脚跟伸高，双臂向前伸展。激活双脚，脚趾张开。
- 辅助船式。双手放在膝盖后，弯曲双膝，抬起小腿，与垫面平行，或者让脚趾接触瑜伽垫。下腹部发力，向上提升并打开胸部。
- 低船式。降低双腿，直到双腿和上背部在垫面上方近乎呈一条直线。双手向前延伸，保持背部展开。

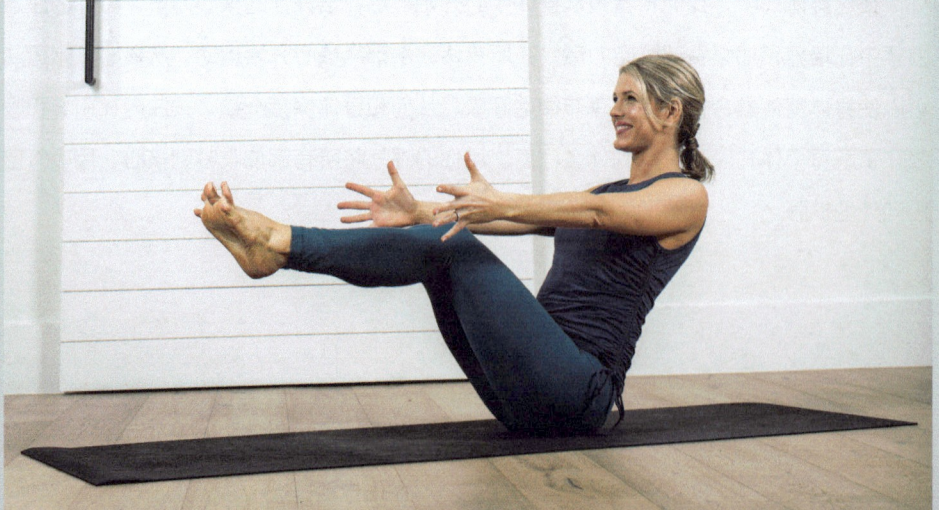

# 交叉抬腿卷腹式

## 体式信息

交叉抬腿卷腹式能够锻炼和加强整体腹壁力量，产生热量并集中你的能量。

## 标准

- 仰卧，双脚脚跟向天空方向伸展，勾起双脚。激活你的双腿，收缩肌肉。

- 双臂伸向天空，手掌并拢，像箭头一样。降低右腿，悬在距离垫面15~30厘米的位置。

- 呼气，抬起胸部，双手向左膝的外侧延伸。呼气时，下腹部向垫面方向收紧，抬起胸部和肩部，然后吸气降低。完成10次呼吸或以上，然后换另一侧重复。

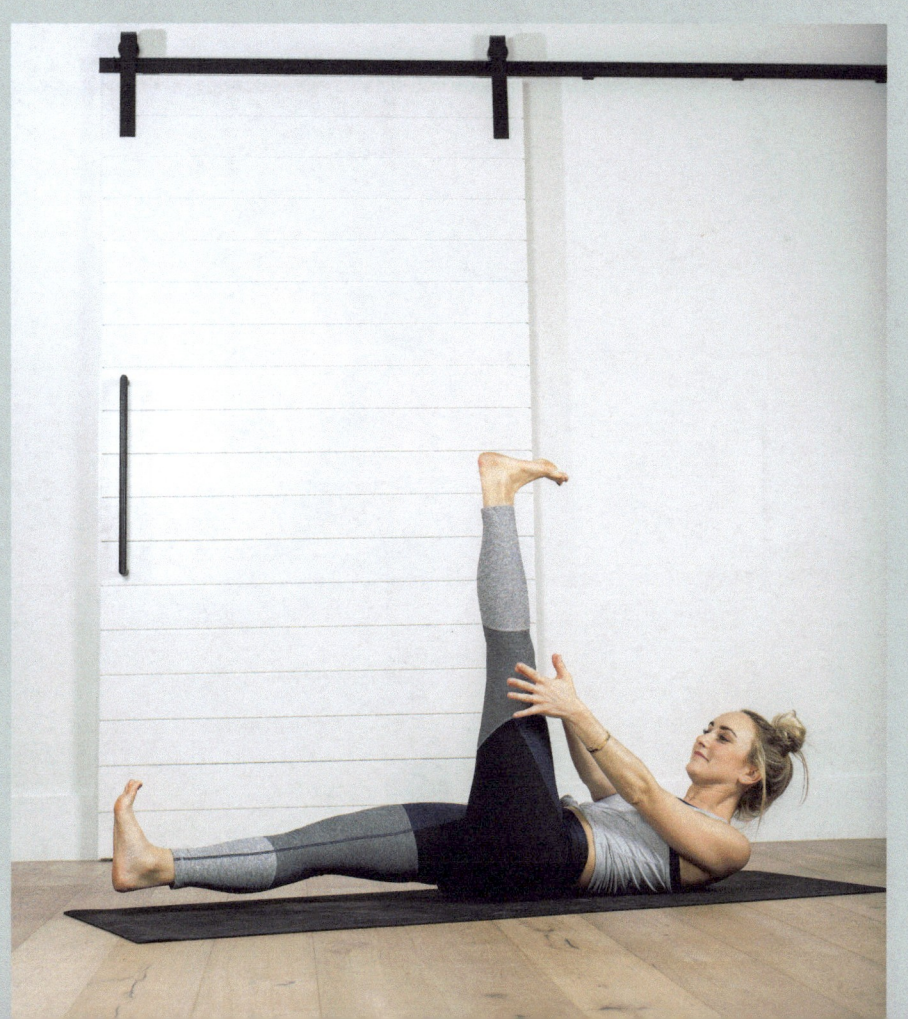

235

# 剪刀式

## 体式信息

剪刀式能够锻炼和加强你的核心力量，并建立身体的整体性和协调性。

## 标准

- 仰卧，双脚脚跟向天空方向延伸，勾起双脚。激活双腿，肌肉收紧。
- 手臂在身体两侧延长，手掌平压在垫面上。
- 降低左腿，让脚跟在距离垫面15厘米左右悬空。
- 呼气时完全伸展，吸气时换另一侧，1次运动配合1次呼吸。

## 改编与调整

要改编这个体式，可手掌向下将双手放在臀部下方，以略微抬起双髋并支撑下背部。

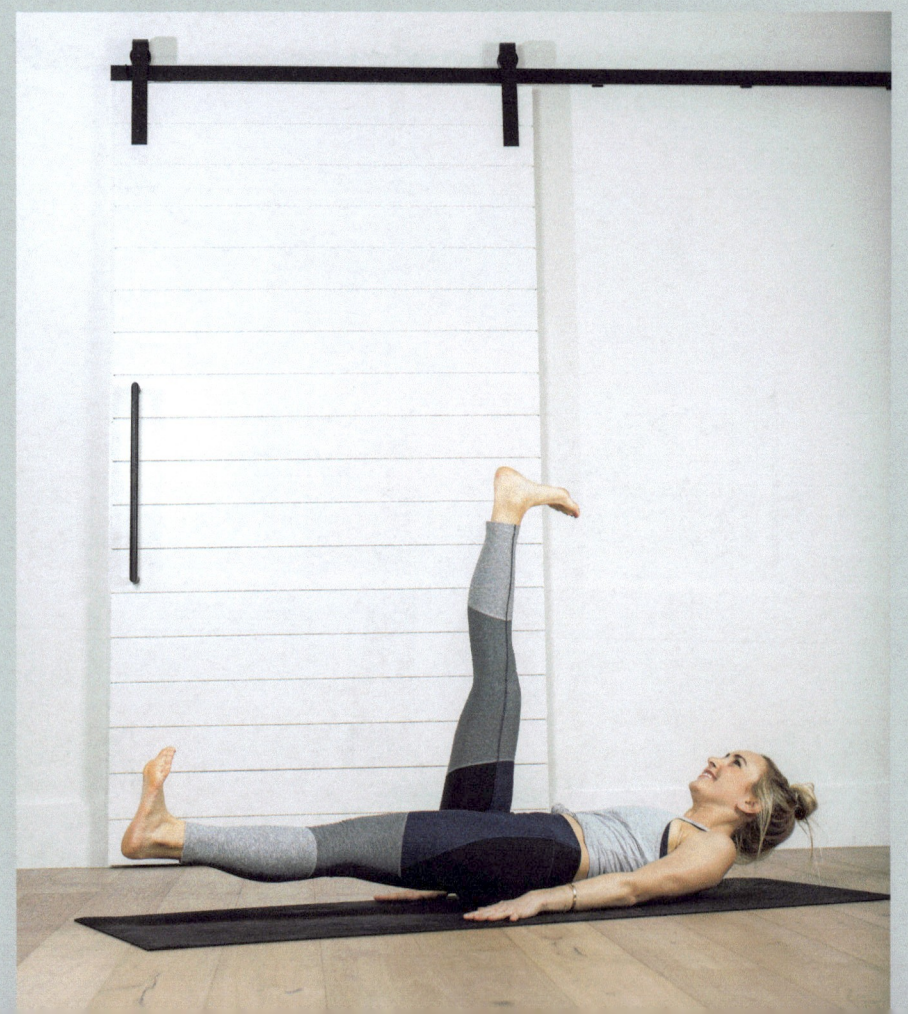

# 斜板卷腹式

## 体式信息

    斜板卷腹式是一项建立核心力量的动作，强调从核心力量和中心开始运动。在向前移动时，有3种主要变式可用于激发你的核心。

## 标准

- 可以从下犬式开始，也可以从斜板式开始。
- 呼气，向前移动，用右膝触碰右臂肱三头肌。核心发力，将右膝向腋窝方向抬高。
- 吸气，右腿向上抬，回到单腿下犬式。
- 呼气，向前移动，用右膝触碰左肘。腹部抬起，收缩腹斜肌（如图所示）。
- 吸气，伸展，回到单腿下犬式。
- 呼气，用右膝触碰鼻子，拱起上背部。
- 吸气，回到单腿下犬式，放下右脚。
- 换左侧练习，然后每侧重复一遍。

## 改编与调整

    无须以下犬式或斜板式开始，你可以将体式改编至在桌子式下进行卷腹，从而提升核心力量。

- 斜板波浪式。从下犬式开始，吸气，向前伸直身体进入斜板式。呼气，髋部抬起向上，回到下犬式。继续1个动作配合1次呼吸，吸气时向前伸直进入斜板式，呼气时向后拉回进入下犬式，进行波浪式的运动。核心发力，进行这种有韵律的动作。

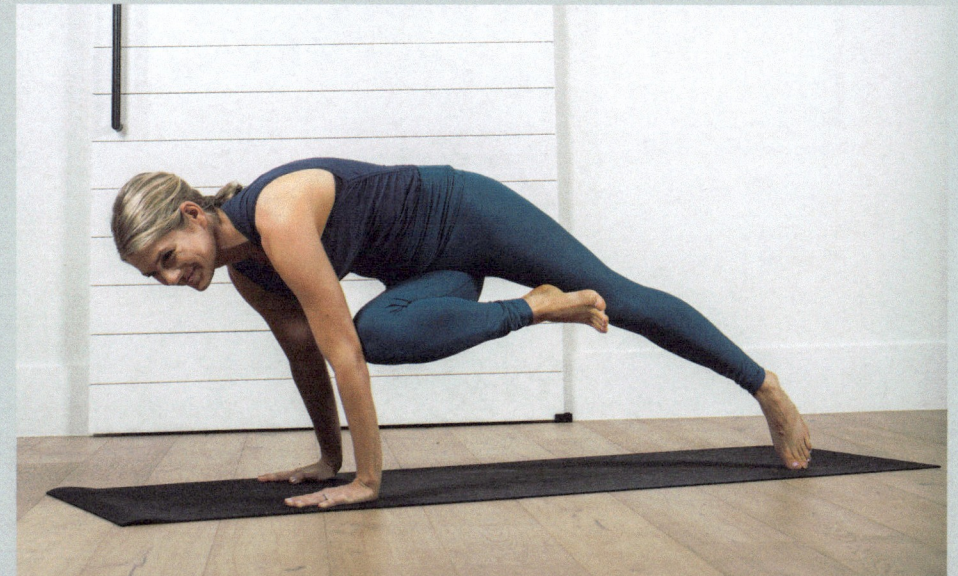

# 蹬车式

## 体式信息

这个腹部扭转体式能运用到深层核心肌群，燃烧你的腹斜肌，从而帮助扭转身体。

## 标准

- 仰卧，双膝屈曲90度，勾起双脚。
- 双手十指在头后交叉，打开手肘，保持胸部打开。
- 抬起胸部之前先激发核心，腹部肌肉向内收紧。
- 右腿伸直，保持左膝屈曲。呼气，抬起右侧手肘靠近左膝。双腿做蹬自行车的动作，呼气时让手肘和对侧膝盖靠近。吸气时换另一侧，一条腿收起时另一条腿伸直。

## 改编与调整

如果抬起胸部会让你的颈部感到紧张，可以改为只做腿部动作。

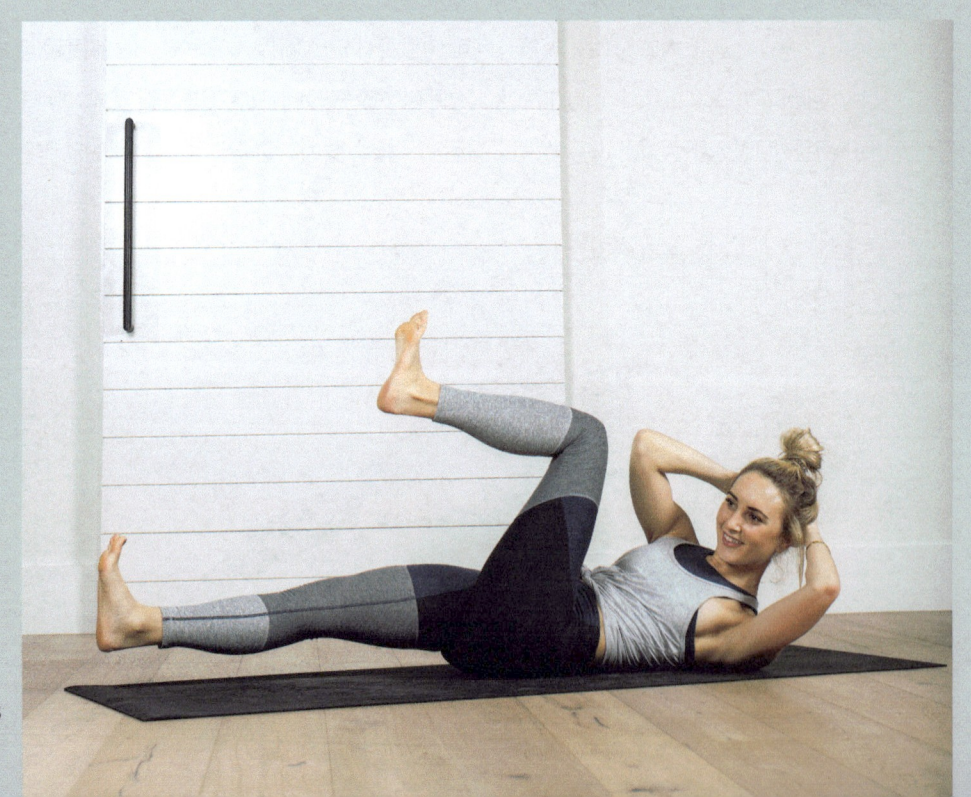

# 禅鹤卷腹式

## 体式信息

　　禅鹤卷腹式能增强上半身和核心的力量，双手能产生平衡感和轻盈感，背部着地时能极大加强腹肌力量。

## 标准

- 仰卧，全身伸展。双脚脚跟抬离至垫面15厘米处，双手举过头顶延伸。
- 核心发力，将肚脐向脊柱收紧，绷紧双腿。
- 深深地吸一口气。呼气时卷起身体，将身体卷成一个紧紧的球形，来到背部着地的禅鹤式变式。双膝抵住手臂后侧，夹紧腋窝，腹部收紧。双脚并拢，唤醒你的脚趾，点燃力量，激活你的核心。
- 重复这些动作，1次动作配合1次呼吸，吸气时伸展，呼气时收紧。

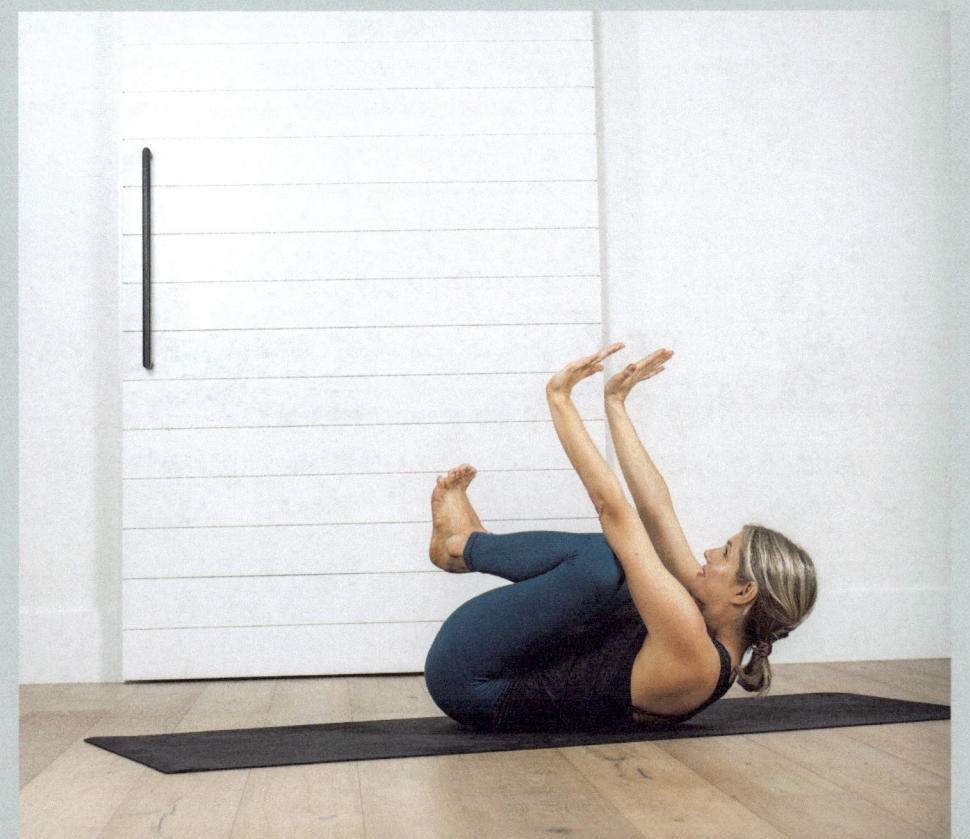

# 核心序列

这些序列能够点燃你的内在火焰，并在你的整个体内产生清洁的热量。你可以单独练习这些序列，也可将它们加在热身和力量序列之后以产生热量。这些序列都由针对核心的体式组成，包括部分前面章节中的基础体式。综合在一起后，这类体式能产生以核心为中心的全面序列。

## 5分钟核心序列

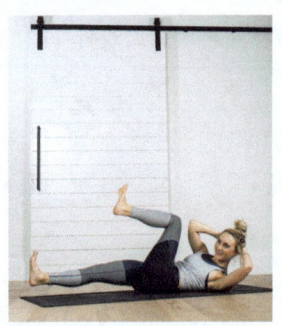

**1** 蹬车式，每侧保持10次呼吸
（第238页）

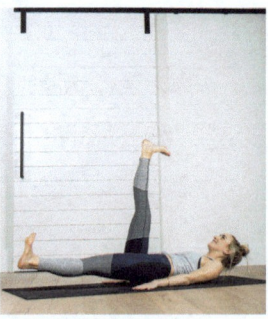

**2** 剪刀式，每侧保持15次呼吸
（第236页）

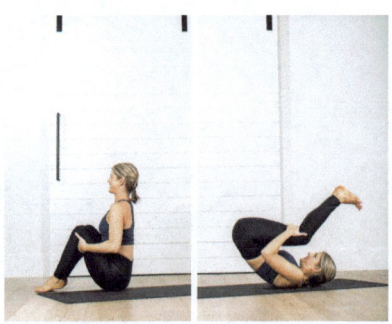

**3** 滚动式，保持3次呼吸
（第62页）

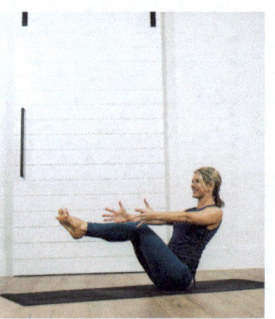

**4** 船式，保持10次呼吸
（第234页）

**5** 过渡，双脚脚踝交叉，用双脚滚动，来到下犬式

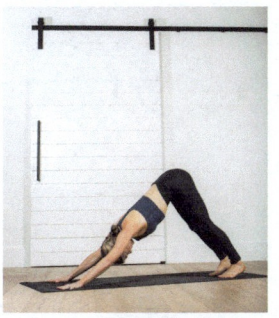

**6** 下犬式，保持5次呼吸
（第68页）

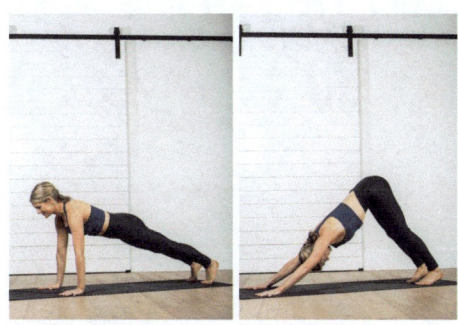

**7** 平板波浪式，保持5次呼吸
（第237页）

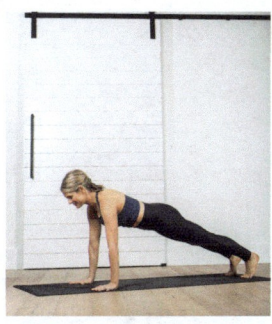

**8** 斜板式，保持5次呼吸
（第73页）

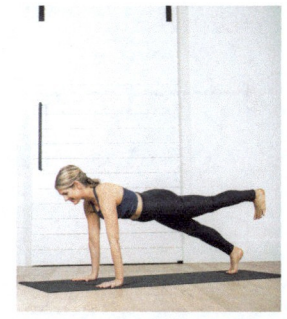

**9** 三点斜板式，保持3次呼吸
（第74页）

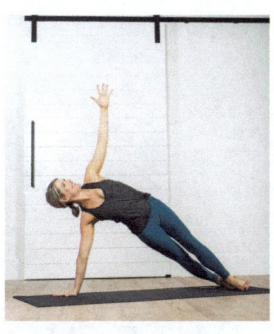

**10** 脚踝交叉侧平板式，保持
5次呼吸
（第176页）

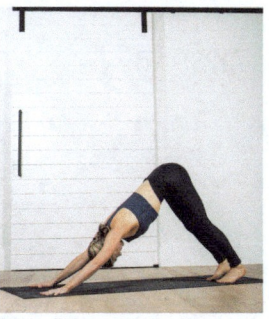

**11** 下犬式，保持5次呼吸
（第68页）

**12** 换另一侧重复

## 10分钟核心序列

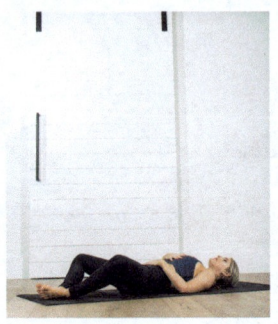

**1** 仰卧束角式，保持5次呼吸
（第56页）

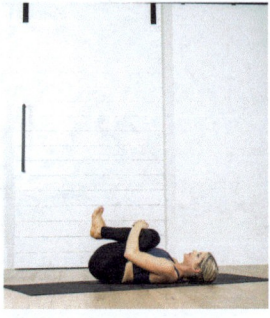

**2** 膝胸式，保持3次呼吸
（第61页）

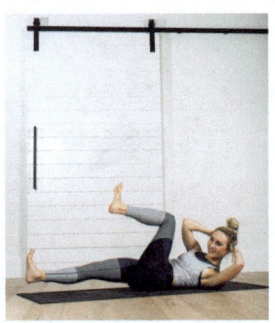

**3** 蹬车式，每侧保持10次
呼吸或更多
（第238页）

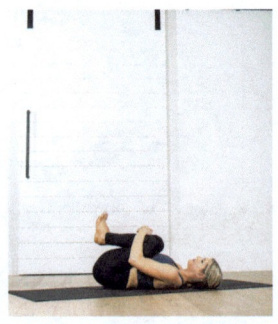

**4** 膝胸式，保持3次呼吸
（第61页）

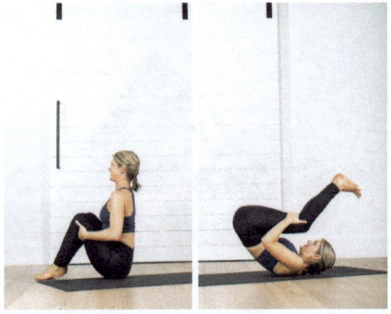

**5** 滚动式，保持5次呼吸
（第62页）

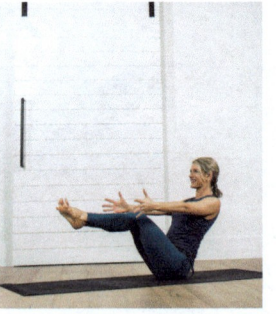

**6** 船式，保持5次呼吸
（第234页）

**7** 过渡，双脚脚踝交叉，用双脚滚动，来到下犬式

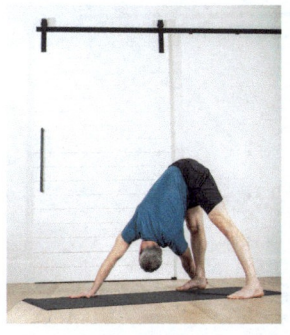

**8** 宽腿下犬扭转式，每侧
保持5次呼吸
（第146页）

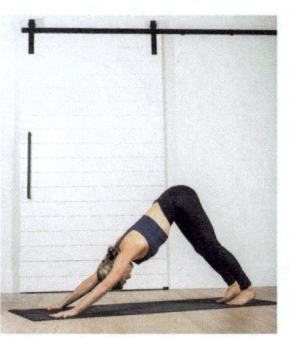

**9** 下犬式，保持5次呼吸
（第68页）

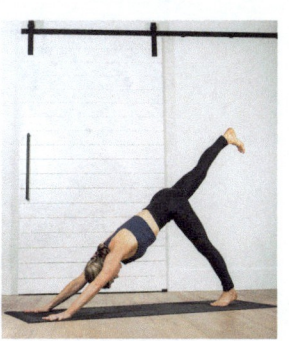

**10** 吸气：单腿下犬式
（第69页）

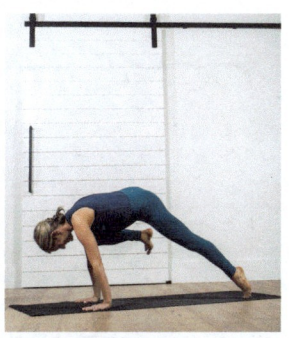

**11** 呼气：斜板卷腹式，膝盖触碰
同侧肱三头肌
（第237页）

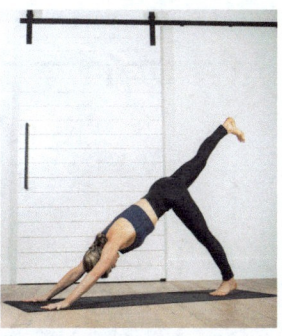

**12** 吸气：单腿下犬式
（第69页）

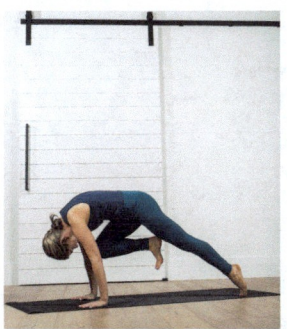

**13** 呼气：斜板卷腹式，膝
盖触碰鼻子
（第237页）

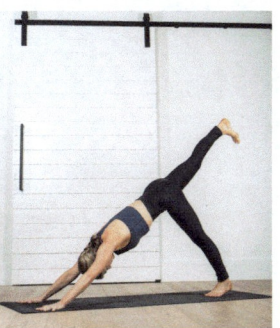

**14** 吸气：单腿下犬式
（第69页）

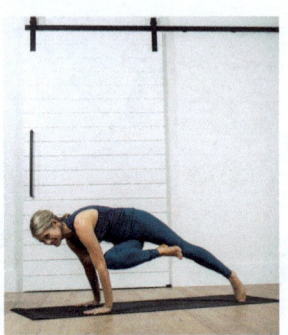

**15** 呼气：斜板卷腹式，膝盖触碰对侧手肘，然后踢腿，进入下降三角式
（第237页和第177页）

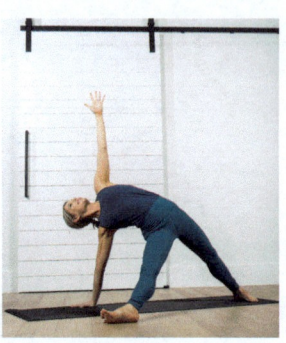

**16** 吸气：下降三角式，抬起左臂
（第177页）

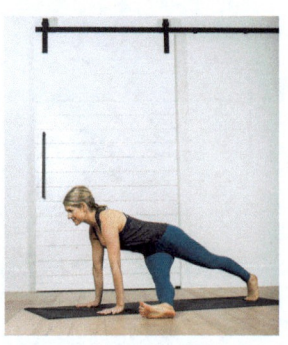

**17** 呼气：下降三角式，左手回到垫面上
（第177页）

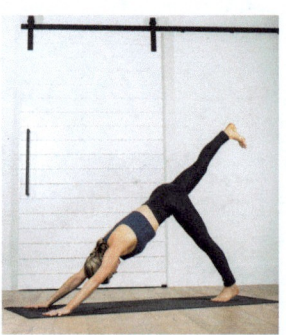

**18** 吸气：单腿下犬式
（第69页）

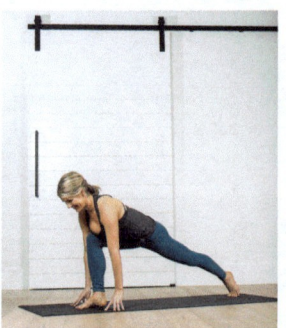

**19** 呼气：右脚向前跨一步，来到低弓步式
（第111页）

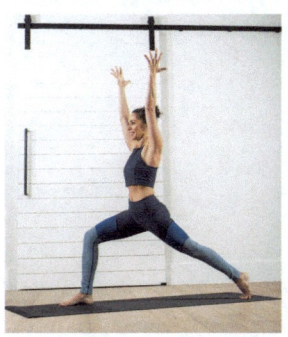

**20** 半月弓步式，保持 5 次呼吸
（第 110 页）

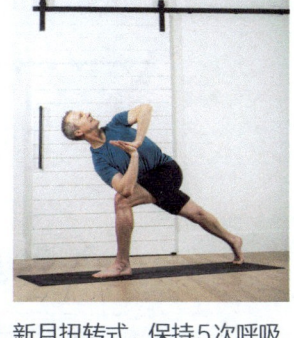

**21** 新月扭转式，保持 5 次呼吸
（第 141 页）

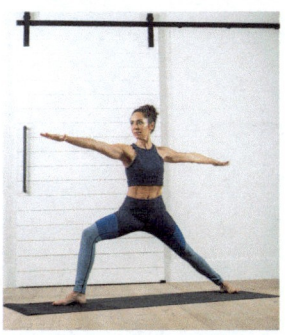

**22** 战士二式，保持 5 次呼吸
（第 103 页）

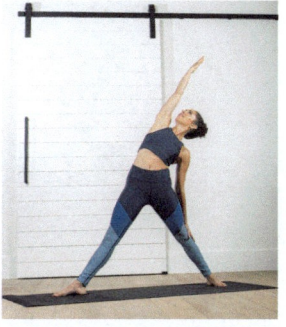

**23** 反三角式，保持 5 次呼吸
（第 108 页）

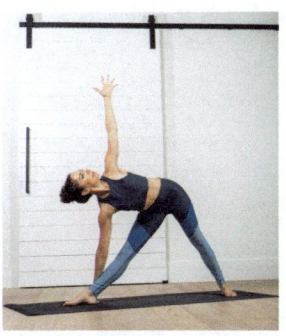

**24** 三角式，保持 5 次呼吸
（第 107 页）

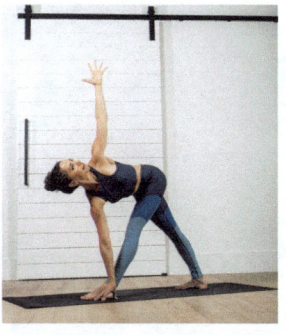

**25** 扭转三角式，保持 5 次呼吸
（第 144 页）

**26** 串联体式（第86页），第一次每个体式保持5次呼吸，然后进行多次重复，每个体式保持1次呼吸

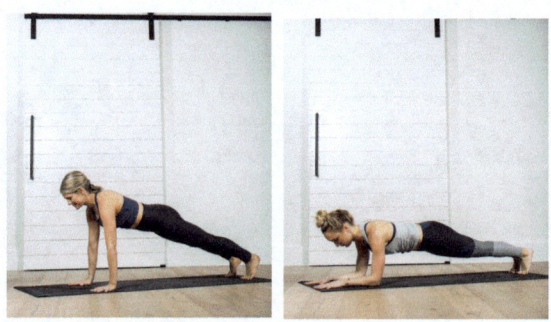

**27** 斜板式至前臂平板式，共5组
（第73页和第178页）

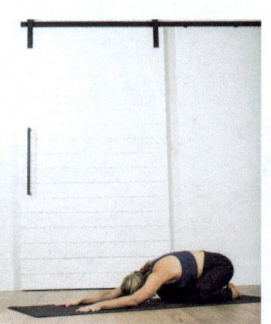

**28** 婴儿式，保持5次呼吸或更多
（第51页）

## 15分钟核心次序

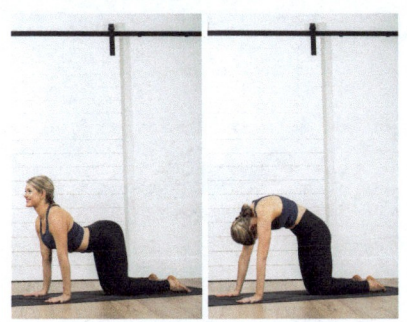

1 猫式和牛式，共5组
（第54页）

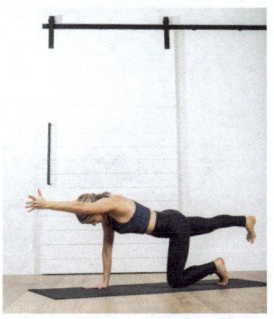

2 伸展桌子式，每侧保持5次呼吸
（第53页）

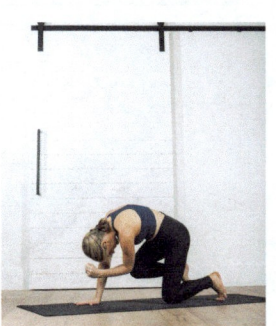

3 桌子卷腹式，每侧分别进行5组
（第53页）

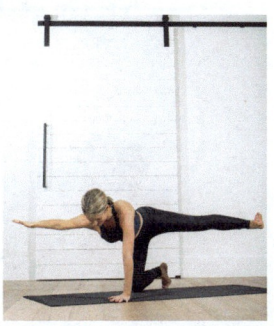

4 翻转飞机式，每侧保持5次呼吸
（第53页）

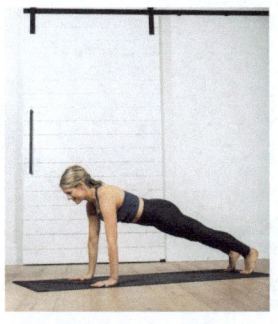

5 斜板式，保持5次呼吸
（第73页）

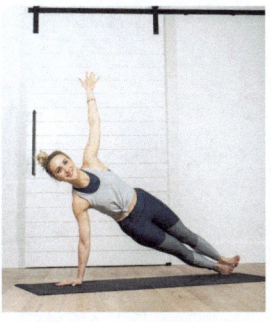

6 侧平板式，每侧保持5次呼吸
（第176页）

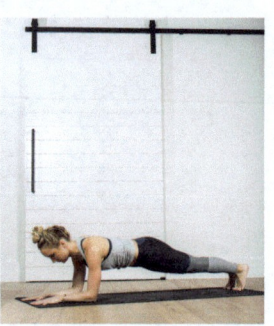

**7** 前臂平板式，保持5次
呼吸
（第178页）

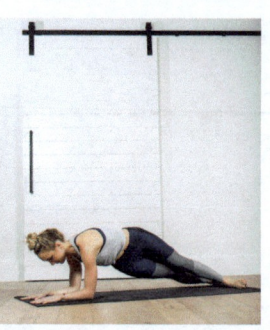

**8** 脚跟扭转式，每侧保持10次
呼吸
（第178页）

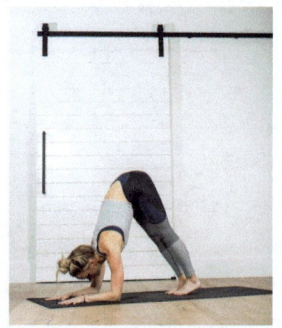

**9** 海豚式，保持5次呼吸
（第185页）

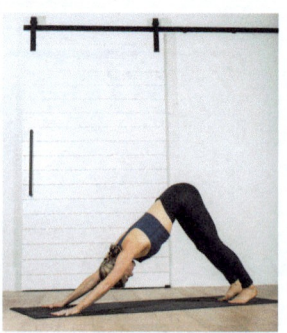

**10** 下犬式，保持5次呼吸
（第68页）

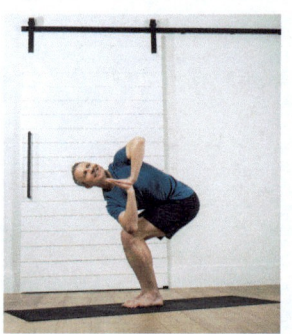

**11** 幻椅扭转式，每侧保持5次
呼吸，两侧之间在中间保持
1次呼吸，然后站立到瑜伽
垫前端进行幻椅式
（第139页和第78页）

**12** 串联体式
（第86页）

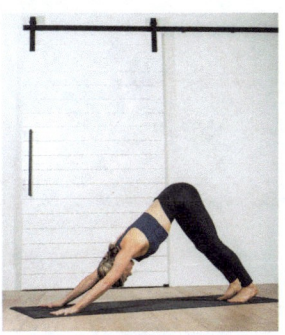

**13** 下犬式，保持5次呼吸
（第68页）

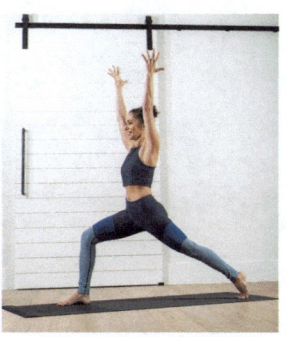

**14** 半月弓步式，保持5次呼吸
（第110页）

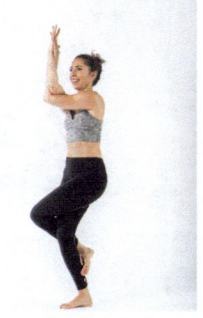

**15** 鹰式，保持5次呼吸
（第126页）

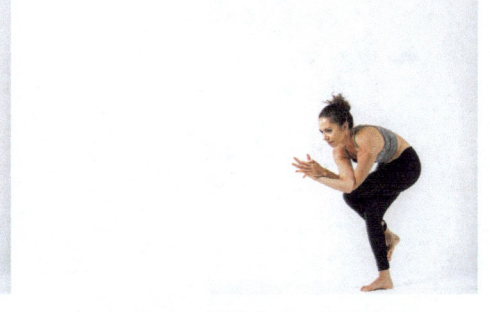

**16** 归巢鹰式，保持5次呼吸
（第127页）

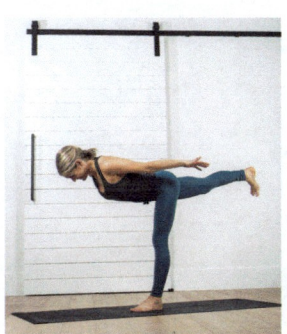

**17** 飞机式，保持5次呼吸
（第136页）

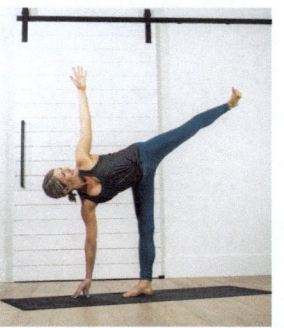

**18** 半月式，保持5次呼吸
（第134页）

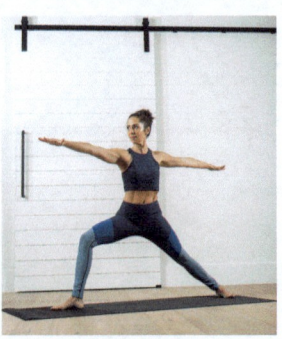

**19** 战士二式，保持5次呼吸
（第103页）

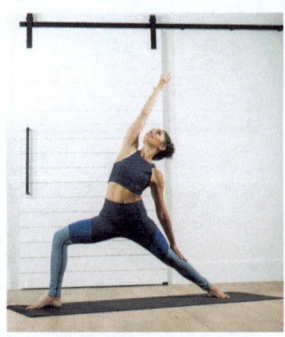

**20** 反战士式，保持5次呼吸
（第104页）

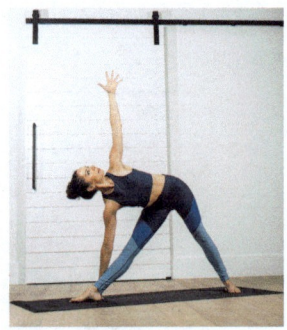

**21** 三角式，保持5次呼吸
（第107页）

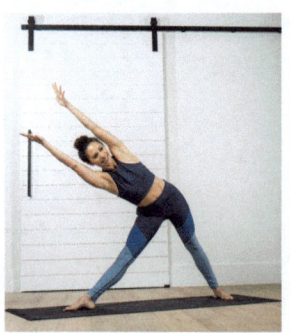

**22** 展臂三角式，保持5次呼吸
（第108页）

**23** 串联体式（第86页），并换另一侧重复，第一次时每个体式保持5次呼吸，然后每个动作配合1次呼吸，重复2次以上

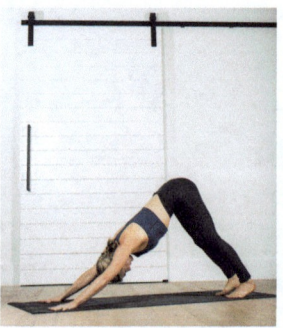

**24** 下犬式，保持5次呼吸
（第68页）

**25** 过渡，向瑜伽垫前走一半的距离并坐下，或者跳到瑜伽垫前端然后坐下

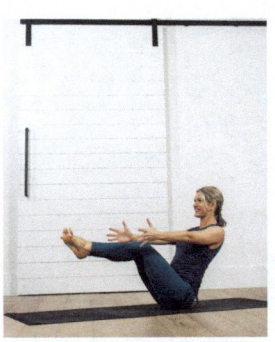

**26** 船式，保持5次呼吸
（第234页）

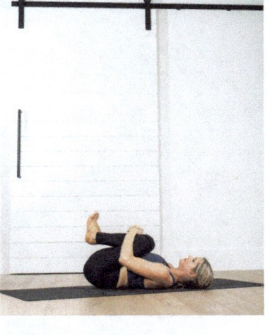

**27** 膝胸式，保持5次呼吸
（第61页）

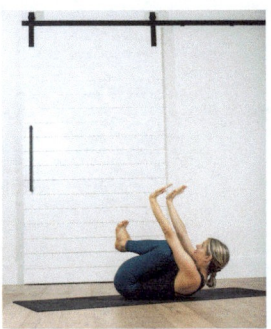

**28** 禅鹤卷腹式，保持10次呼吸
（第239页）

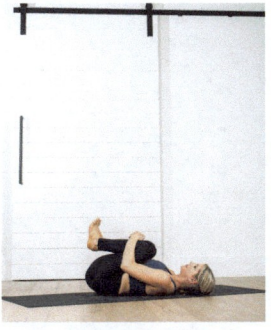

**29** 膝胸式，保持3次呼吸
（第61页）

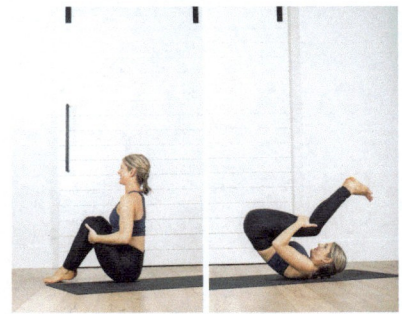

**30** 滚动式，保持3次呼吸
（第62页）

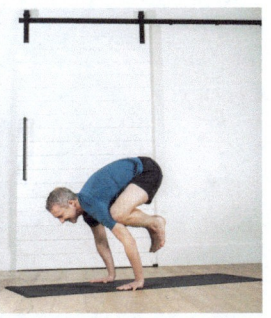

**31** 禅鹤式，保持5~10次呼吸
（第173页）

## 32 串联体式
（第86页）

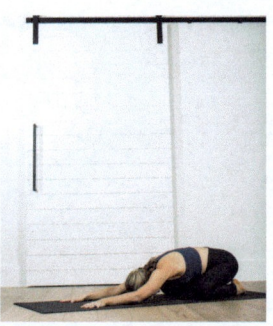

## 33 婴儿式，保持5次呼吸或更多
（第51页）

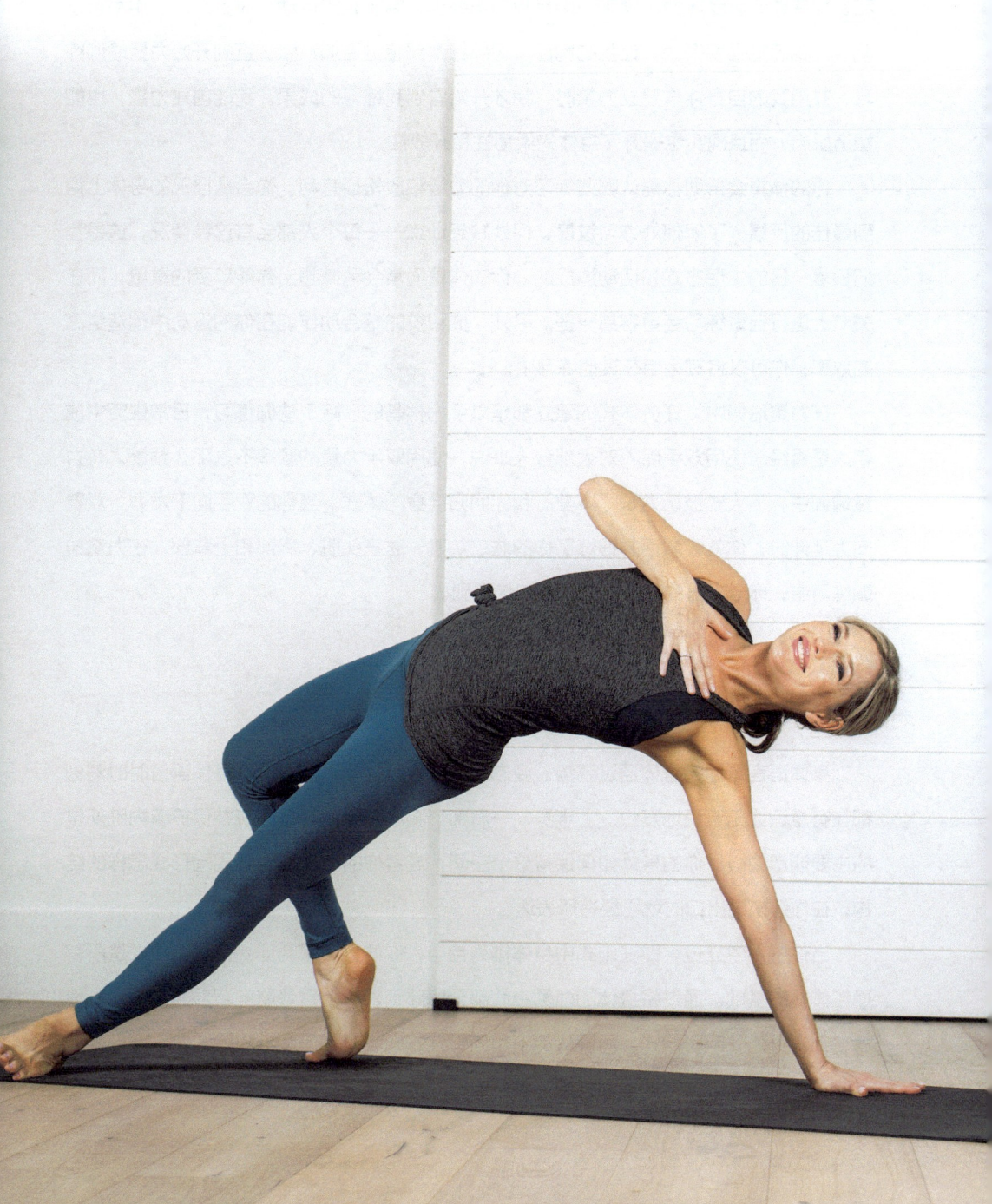

第 9 章

# 上半身力量序列

瑜伽是一种不可思议的练习，能建立上半身的力量，锻炼和塑造手臂、胸部和背部的所有肌肉。这些上半身力量序列中的体式会帮助你锻炼手臂肌肉并使之瘦长，加强肩部及胸部的柔韧性。

当我举重时，我可以迅速产生肌肉量。这很有益，但同时也具有局限性。我的肩部和颈部往往会承受压力和紧张，而且我的伤病也限制了我的运动。对我来说，用举重增肌会让我感觉强度很大，让我的胸部、肩部和颈部感觉更加紧张。直到开始力量瑜伽练习，并用我的自身体重建立力量时，我才开始看到我练习的成果。我能创建力量，也能塑造肌肉，而且确实也提升了身体的柔韧性和开放性。

你的体重会帮助你确认哪些练习对你的力量和放松最有利。你会从自己的身体上得到最佳的反馈，了解何处练习过度、何处缺乏训练——每个人都会有这种情况，这是我们日复一日的生活方式和活动造成的。你的体重通常会稍微超出你能承受的重量，而在关节上进行自重练习会更容易一些。另外，推和拉的整合动作能在你的运动中创造更高的效率，你可以将其运用在其他练习中。

在力量瑜伽中，许多体式的建立都是以手为根基的。除了瑜伽练习，日常生活中成年人是否经常使用双手呢？对大部分人来说，使用双手力量的频率不是那么频繁。在力量瑜伽中，下犬式被认为是"本垒"和你回归自身的体式。当你的双手向下发力，双臂向上延伸时，你就会激活并锻炼了你的肱二头肌、肱三头肌、肩部和上背部。在力量瑜伽练习中，你上半身的所有肌肉都能被使用到。

# 你的上半身在说什么

身体语言是你的身体通过姿势、姿态和动作进行的非语言交流。身体语言时时刻刻都在有意识或无意识地发生。上半身——肩部、胸部和手臂等是环绕并保护着内脏部位的主要能量中心。你的身体如何保持这个空间，或者你的身体在心脏周围形成怎样的结构，在你还未说出口时就已经有所表达。

当你进入中立位，即在山式中身体排列恰当，你便打开了胸部。记住，山式是所有瑜伽体式的基础。通过将身体的两侧由髋部至肩部延长，上臂骨骼向背部方向牵引，你就在上半身建立起了山式。肩胛骨的下角向脊柱方向收紧，使胸椎放松内收，胸部向上提起。从锻炼每个体式的基础开始，掌握自己的身体，以开放的心态迎接更多能量，使其从你的胸部，经过心脏中心流入，并为你带来不可思议的镇静和治愈效果。

打开和加强上半身结构和肌肉力量后，你便会自动转换和提升能量。这种外在的调节会影响到你的内在。你的身心开始吸引相匹配的人、地点和机会的能量。当你开始练习如何掌控能量和行动的所有权，你就会感受到更进一步的提高，你周围的所有人也是如此。让你的身体和你的体式反映出你时时刻刻想要感受到的能量。

身体和思想的连接如此紧密，以至于单纯考虑一种情况都会影响你的姿势。大部分时候，当我们关注运转良好并对我们有益的事情时，我们便会坐直。但是当我们关注那些感觉不好的或让我们感觉不满意的事物时，身体便会随之呈现出塌腰和圆肩的姿势。你的身体会收缩，能量也随之关闭。当我们经历了创伤或心痛，或长时间处于低能量状态时，这种情况就会变得更加严重。肩膀向前屈曲，是一种原始的动物本能姿势，是保护重要器官和心脏的需要。想象一下用4条腿行走的宠物狗，当它受到挑战或威胁时，便会从胸部开始紧张起来，表示出后退和向后拉扯，这就是为保护自己或为战斗做准备。当它感受到安全和爱时，会滚到地上仰卧，让你轻抚它的肚子和胸部，这就是它打开了身体，放下了防御。

这种情况也会发生在我们身上。如果你的身体感觉你受到保护，也会给予你反馈。你对身体所做的正是现实发生的。

身体和能量统一工作。好消息是身体很容易调整，可塑性强，并不是一成不变的。当你反复练习力量瑜伽，并让身体达到最佳姿势时，你就打开了迎接新能量和新机遇的大门。当你练习与现在感受一致的姿势时，你便可以开始摒弃掉陈旧的模式，释放对信念的限制。你会开始为身体赋予前所未有的能量。你的身体开始回到你自然中立的姿势和交流状态，说明你已经打开身体，能够并已经准备好接受现在可能的一切。

当你的身心协同工作提升能量时，其产生的效果会成倍增长。将姿势作为一种生活的实践，让你的最高意图在身体上得以实现，让你的身体为你在瑜伽中和生活中都创造出更大的目标与力量。

## 你的身体在对你说什么

这个简单的练习能反映出你在生活中的情况，并见证你的身体会如何做出回应。你越能关注到上半身所说的，就越能洞察到生命中更多的可用信息。

找一个舒适的位置坐下，闭上双眼。深吸一口气，让空气完全充满你的肺部。张开嘴，彻底地呼出所有的气。双眼保持紧闭，想想你生命中不如意的场景，想想现在你生活中感觉困顿、受阻或不满意的地方。它可能是一段感情，可能是没有达到你期望结果的项目，也可能是你瑜伽练习中的某件事。这个情形对你来说可能是唯一的，但这种能量对我们大家来说都相似。你现在在生活中的什么地方感到有阻力或挣扎？在你的脑海中回忆一下细节。

当你想到这个场景和导致这个场景的情况时，注意身体有什么感觉，尤其注意你的上半身有什么感觉。注意当你想到这场景时，你的身体是如何接受它的。

再深吸一口气，让空气充满胸腔。张开嘴，彻底地呼气，将这些不愉快一扫而光，转移你的注意力。

现在，想起你生活中顺利的事情。它可能是一段感情，可能是工作中的事情，也可能是给你带来欢乐的活动。这些让你感觉满意、精神振奋的情况是什么？其中对你有影响的因素是什么？当你的注意力在这些场景中时，注意你身体的反应，你的上半身有什么感觉。

深吸一口气。然后张嘴彻底地将气体呼出，你是否注意到对于这两种截然不同的场景你有什么反应。当你感到困顿时，你的身体在对一些事物说"不"；当你感到振奋时，你身体在对一些事物说"对，再来点"。这是种什么感觉，你的身体是如何回应的？作为瑜伽练习者，我们将身体作为工具，用姿势提升我们的敏感性——对身体内和周围世界的敏感性。在瑜伽体式和生活中倾听你身体的语言，让自己向更强大的力量靠近。

# 上半身序列

这些序列既加强上半身的力量，又打开了上半身。要在这类体式中使你的力量最大化，要用双手指关节坚实地下压垫面，创造出稳定的根基。在你下压的同时，也要上提手臂，从而创造出稳定性和整体性。这些序列能利用到上半身的所有肌肉，并塑造你的肱二头肌、肱三头肌、肩部和上背部。

　　密切关注你的身体发出的信号，它在呼唤你建立起良好的山式根基，以便保持较为坚实的打开状态。当肩部在一个瑜伽体式中向前拱起时，说明你的身体姿势过于剧烈，或者你的排列不恰当。

　　这些序列单独练习时非常强大，也可以将它们加入热身或力量序列之后，针对上半身进行练习。你还可以将这些序列中的体式穿插进整体练习中，为上半身带来更多的关注。

## 5分钟上半身序列

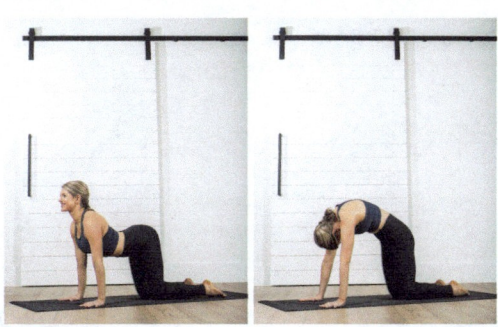

**1** 猫式和牛式，共5组
（第54页）

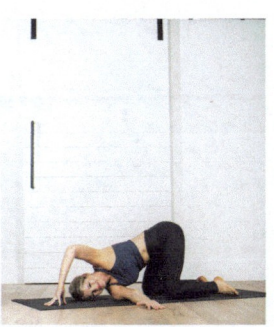

**2** 穿针式，每侧保持5次呼吸
（第60页）

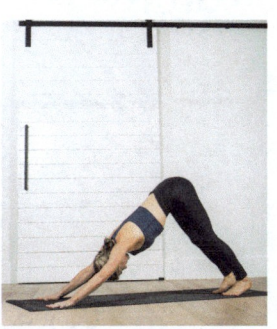

**3** 下犬式，保持5次呼吸
（第68页）

**4** 过渡，双手移动到瑜伽垫中侧

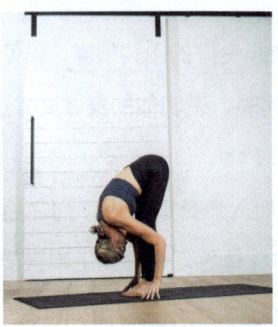

5 站立前屈式，保持5次呼吸
（第71页）

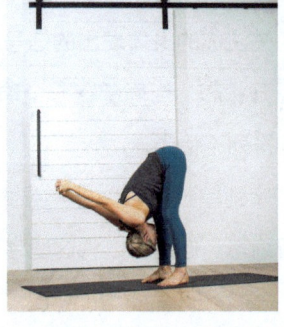

6 站立前屈夹背式，保持5次呼吸
（第71页）

7 过渡，双手移动到瑜伽垫前端

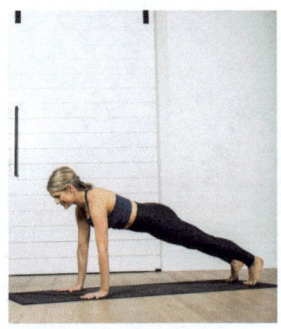

8 斜板式，保持5次呼吸
（第73页）

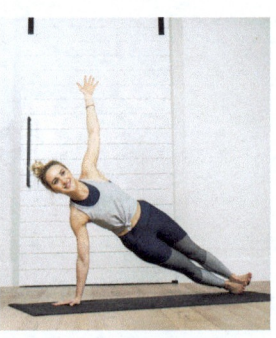

9 侧平板式，每侧保持5次呼吸
（第176页）

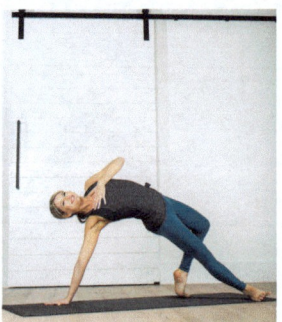

10 狂野式，保持5次呼吸
（第177页）

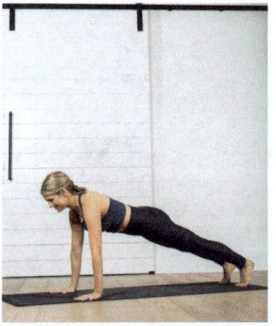

11 斜板式，保持5次呼吸
（第73页）

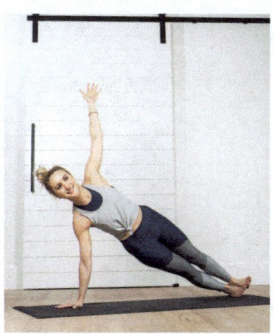

**12** 侧平板式，每侧保持5次呼吸
（第176页）

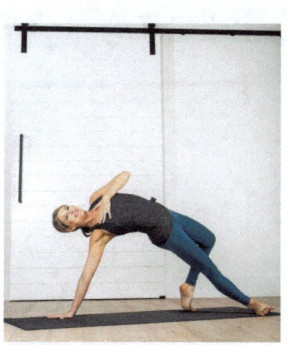

**13** 狂野式，保持5次呼吸
（第177页）

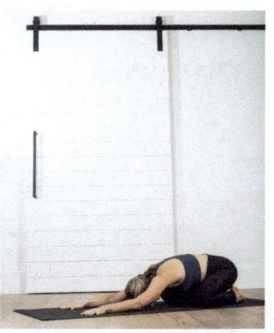

**14** 婴儿式，保持5次呼吸或更多
（第51页）

## 10分钟上半身序列

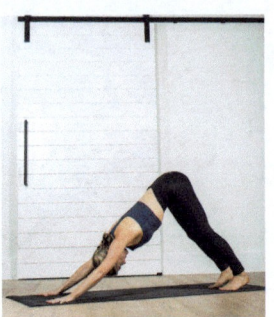

**1** 下犬式，保持5次呼吸
（第68页）

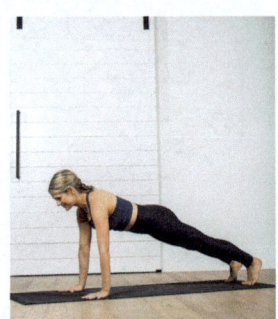

**2** 斜板式，保持5次呼吸
（第73页）

**3** 过渡，身体落到垫面上，保持5次呼吸

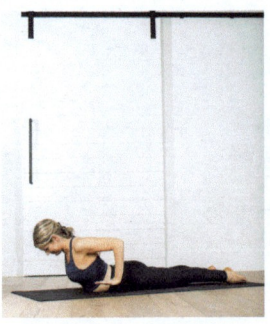

**4** 眼镜蛇式，保持3次呼吸
（第77页）

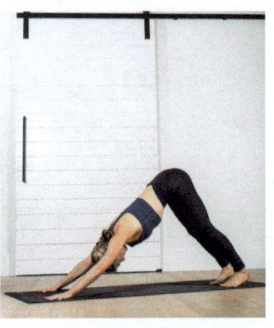

**5** 下犬式，保持5次呼吸
（第68页）

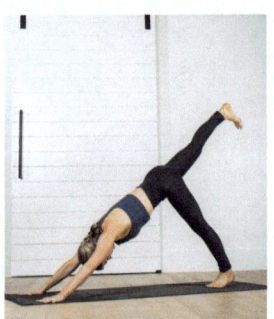

**6** 吸气：单腿下犬式
（第69页）

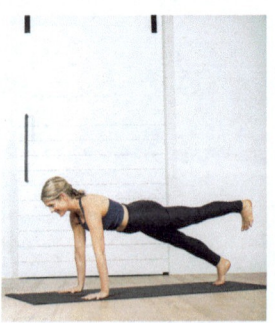

**7** 呼气然后吸气：三点斜板式
（第74页）

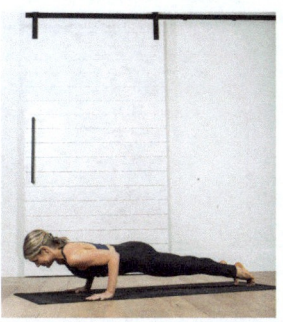

8 呼气：鳄鱼式
（第75页）

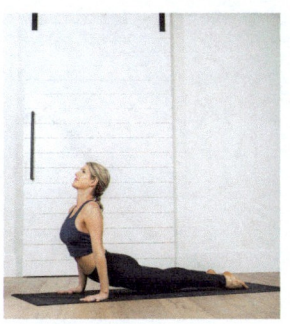

9 吸气：上犬式
（第76页）

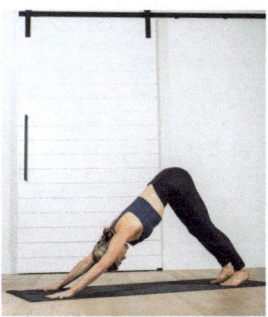

10 呼气：下犬式
（第68页）

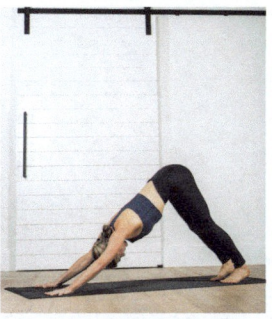

11 换左侧重复步骤5至步骤10，
然后每侧再进行1次，第二次
在左侧进行后，以下犬式结束
（第68页）

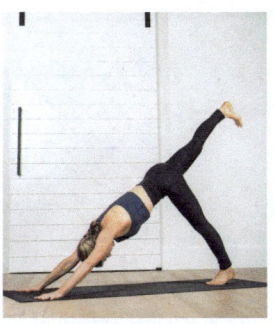

12 吸气：单腿下犬式
（第69页）

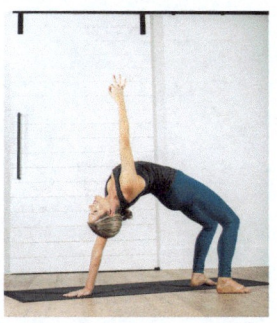

13 朝天犬式，保持5次呼吸
（第170页）

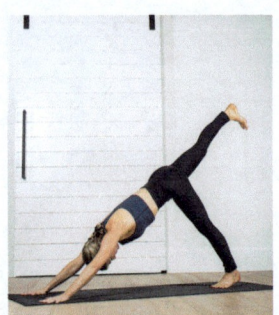

**14** 吸气：单腿下犬式
（第69页）

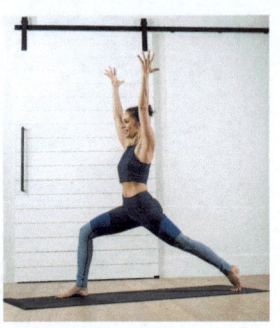

**15** 半月弓步式，保持5次呼吸
（第110页）

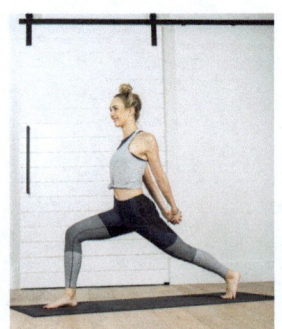

**16** 夹背新月式，保持5次呼吸
（第111页）

**17** 串联体式（第86页），换另一侧重复步骤12至步骤16

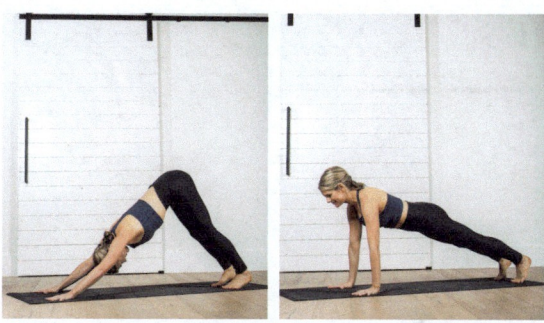

**18** 两侧均完成后，回到下犬式，向前移动来到斜板式，然后将身体降低，落到瑜伽垫上

（第68页和第73页）

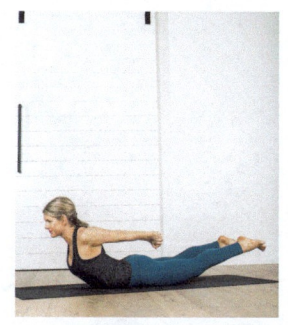

**19** 夹背蝗虫式，2组，每组保持5次呼吸

（第162页）

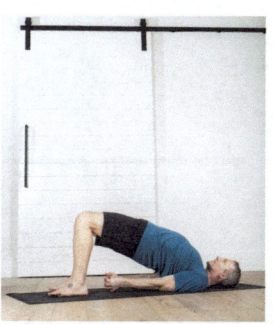

**20** 夹背桥式，2组，每组保持5次呼吸

（第167页）

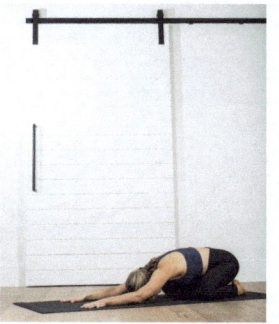

**21** 婴儿式，保持5次呼吸或更多

（第51页）

## 15分钟上半身序列

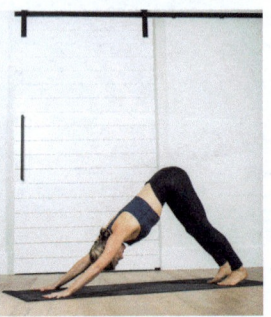

**1** 下犬式，保持5次呼吸
（第68页）

**2** 拜日式A，仙人掌式变式，3组
（第95页）

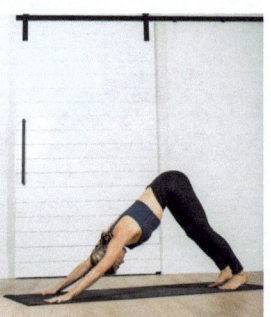

**3** 下犬式，保持5次呼吸
（第68页）

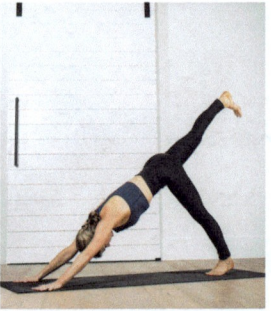

**4** 单腿下犬式，保持5次呼吸
（第69页）

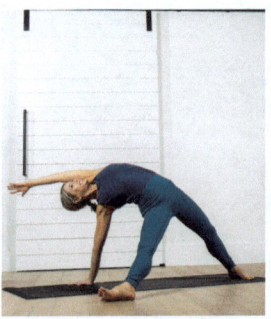

**5** 下降三角式，保持5次呼吸
（第177页）

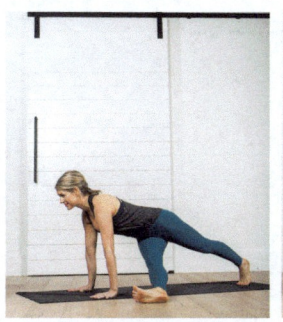 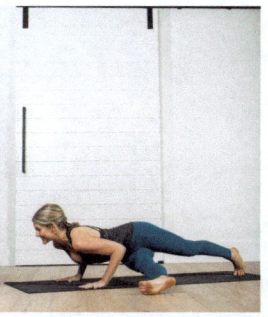

**6** 当你将抬起的手臂重新放下时，让双腿保持原本伸直的
样子，弯曲手肘，呈90度角进入四柱支撑式的变式

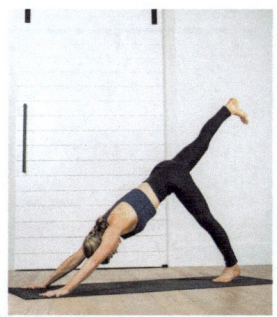

**7** 单腿下犬式，保持5次呼吸
（第69页）

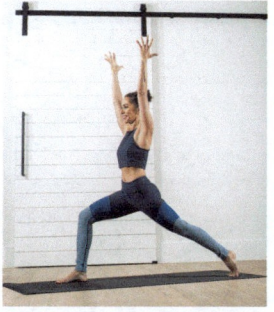

**8** 半月弓步式，保持5次呼吸
（第110页）

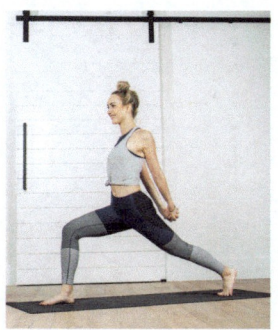

**9** 夹背新月式，保持5次呼吸
（第111页）

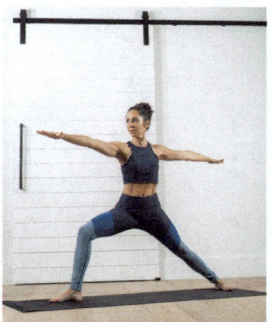

**10** 战士二式，保持5次呼吸
（第103页）

**11** 串联体式（第86页），第一次时除四柱支撑式外，每个体式保持5次呼吸，然后以
每个动作配合1次呼吸，重复2次

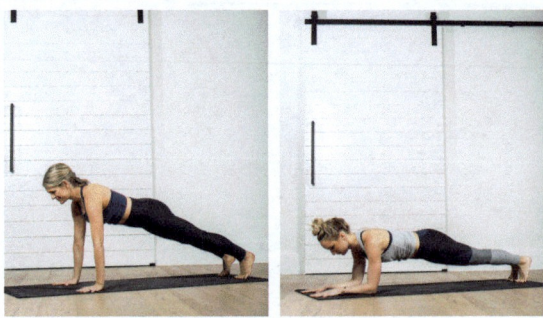

**12** 从斜板式到前臂平板式，共5组
（第73页和第178页）

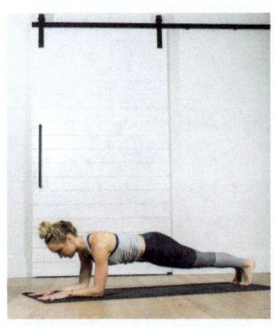

**13** 前臂平板式，保持5次呼吸
（第178页）

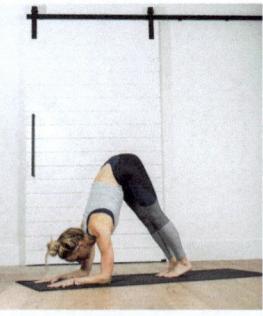

**14** 海豚式，保持5次呼吸
（第185页）

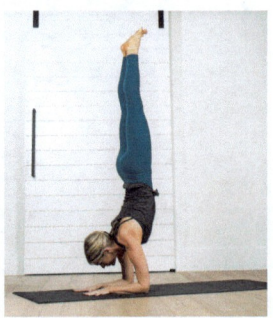

**15** 孔雀起舞式，保持10次呼吸
（第186页）

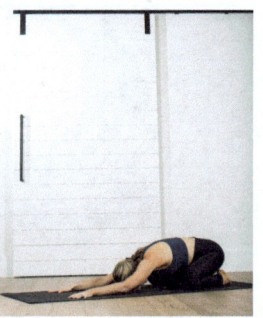

**16** 婴儿式，保持5次呼吸或更多
（第51页）

## 第 10 章

# 下半身力量序列

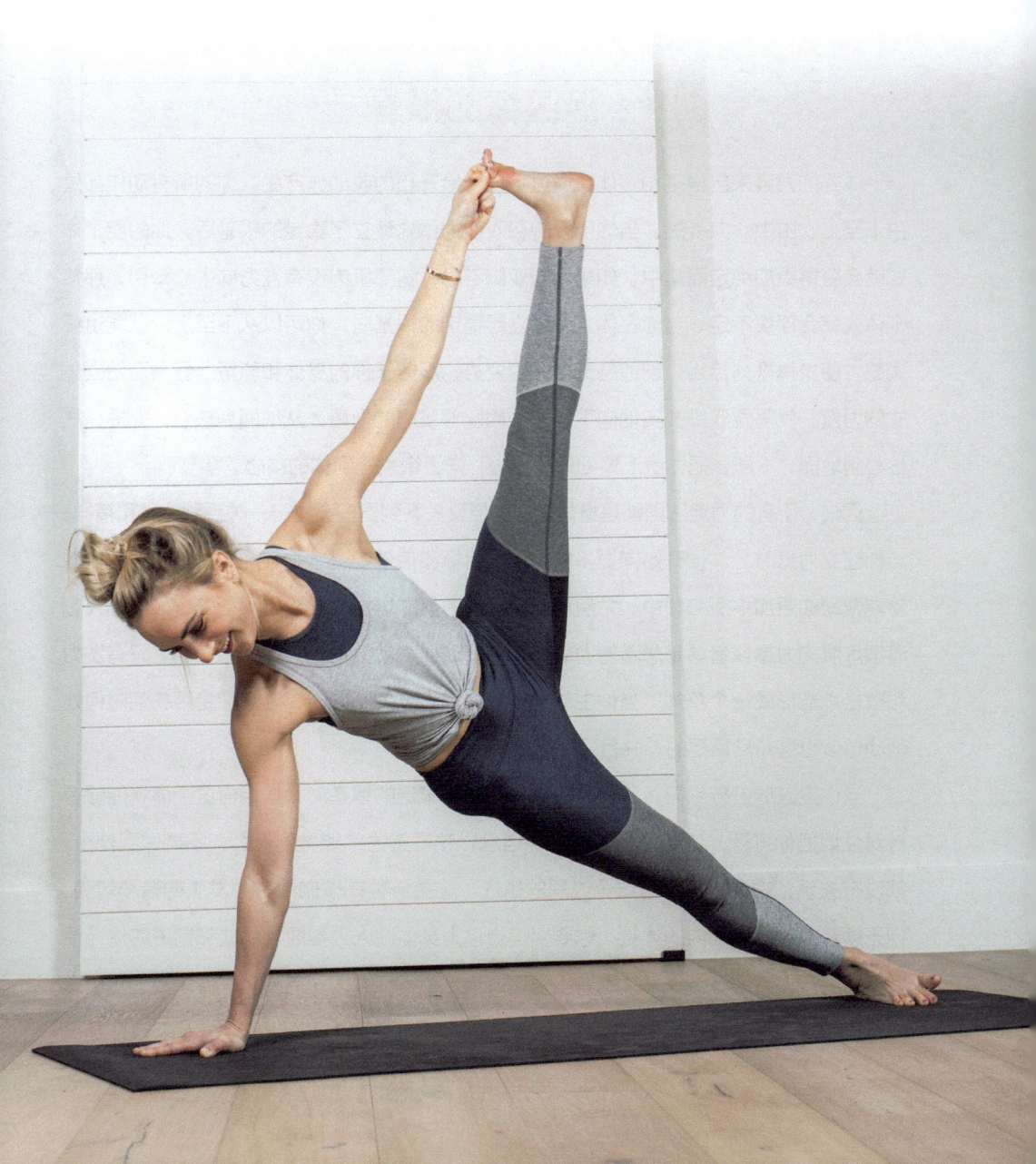

强健的双腿和臀部不仅能支撑起你的上半身，还能支撑你的下背部、髋部和膝盖，稳定你的骨盆，放松你的髋屈肌，并在生活中的各个方面支撑着你。因为我们当中很多人都会坐在电脑前或在汽车里度过一天，臀部和腿部肌肉都不用力，所以需要在锻炼身体的这些部位时花一些时间。本章的序列专为锻炼臀部和腿部而设计，用于加强臀部和双腿力量，激发你在瑜伽中和瑜伽外的力量和信心。这类体式对身体具有挑战性，因此你需要全神贯注。

# 相信你的根基

体式的力量来自根基和整体，通过下压、抬升和内收动作产生。你的所有动作都是由下至上、由中心向外的。当你用双脚和双腿为体式建立了稳定的根基后，你的整个体式就会变得更加稳定而集中。如果你的双脚不稳，腿部肌肉没有发力向中心牵引，那整个体式就会摇摆不定。当你在体式中建立起稳定的根基时，你可以从下至上沿着能量线调整，使身体排列恰当，创造感觉良好的姿势，服务于你的身体和能量。要激活站立体式的力量，就需要双脚扎实地向下压，利用腿部肌肉的力量，从地面到核心，上提；从核心到地面，下压。把力量汇聚到你的中心，向上牵引来到你的核心。

记住，所有的力量法则都是身体上的，但又关系到更多事物——关系到能量和精神。当你建立力量时，你便开始向更多的力量、目标和信任前进。强壮的双腿和稳定的瑜伽垫能帮助你更加平衡和集中。力量瑜伽中肌肉力量的爆发与放松是平衡的，如果你只想着锻炼肌肉力量或者总是想着努力做如下一个动作，就会错过力量的另一面。只有发力和放松才能形成一个整体。当你主动建立和锻炼下半身肌肉时，注意你是否在何时何处运动过度也是非常重要的，并且要引起重视。

当你投入地进行练习，用双脚在体式中建立稳定的根基时，要相信这个体式能够有针对性地把你打开。这种打开来自一种信念，就是无论你能做到什么，不能做到什么，都没有关系，它也来自你对这个过程的信任。这是一种在瑜伽练习中发生的精神转变。你无须努力控制体式内的体验，你要相信当你为身体注入力量时，体式和前进的途径便会自然展开。当你做一件事，就要相信这件事是会有结果的。清晰与平静来自你对自身力量的体验，而不是你认为它应该是怎样的。

在瑜伽传统中，平静是幸福与健康的基础。当你投入每天的力量瑜伽练习时，你就会变得更加强壮，身体和精神上的压力、失衡和紧张感就会开始褪去。当你的头脑归于平静，便自然会感到更加快乐、集中、从容、富有同情心与和善——这就是建立力量、相信力量瑜伽练习带来的美好作用。

# 下半身序列

以下体式和序列能帮助你加强和锻炼双腿和臀部的力量，建立身体的稳定性，并让你在瑜伽垫上的运动中和在生活里的行走中焕发自信。这类体式需要你全神贯注，所有体式都要设定凝视点，帮助自己保持全神贯注，全力以赴。

利用强大的腿部肌肉建立你的根基和体式。双脚向下踩实，力量上提至核心并向中心线收紧。用强大的根基锻炼体内的能量线，相信这类体式将为你开辟一条有益于你的道路。

你可以单独练习这些力量序列，也可以将它们加入整体瑜伽练习中，以更好地建立下半身力量和稳定性。

## 5分钟下半身序列

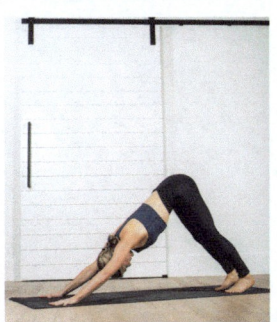

**1** 下犬式，保持5次呼吸
（第68页）

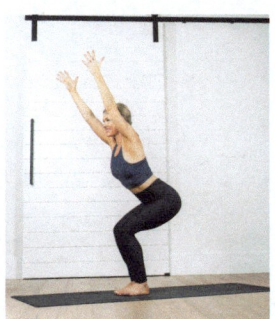

**2** 幻椅式，保持5次呼吸
（第78页）

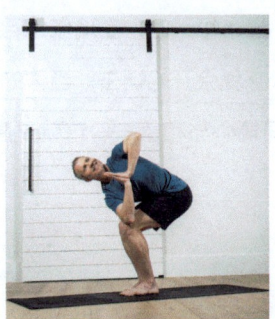

3 幻椅扭转式，每侧保持5次呼吸

（第139页）

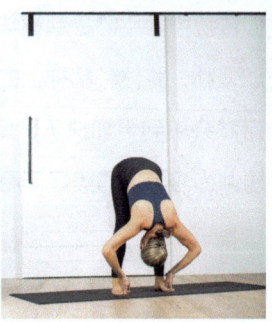

4 手抓大脚趾式，保持5次呼吸

（第120页）

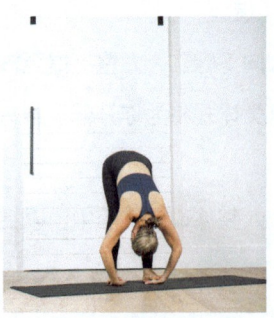

5 手碰脚前屈伸展式，保持5次呼吸

（第121页）

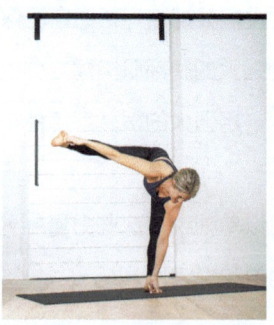

6 手抓脚趾单腿站立式，保持5次呼吸，双腿各重复2次

（第116页）

## 10分钟下半身序列

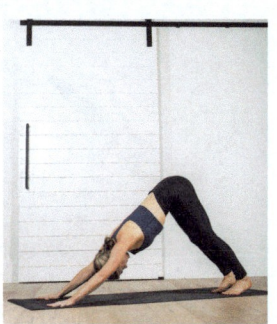

1 下犬式，保持5次呼吸
（第68页）

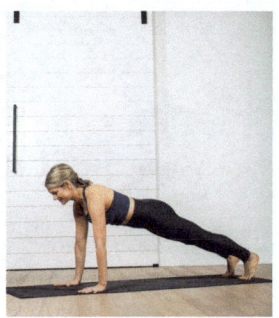

2 斜板式，保持5次呼吸
（第73页）

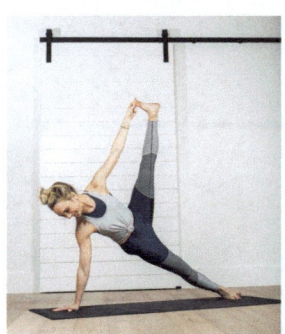

3 高级侧平板式，保持
5次呼吸
（第177页）

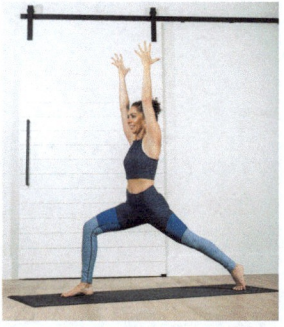

4 半月弓步式，保持5次
呼吸
（第110页）

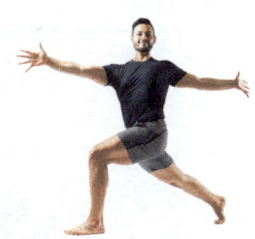

5 开臂新月扭转式
（第142页）

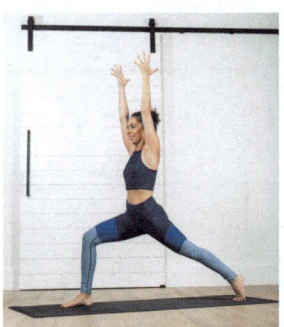

6 半月弓步式，保持5次呼吸
（第110页）

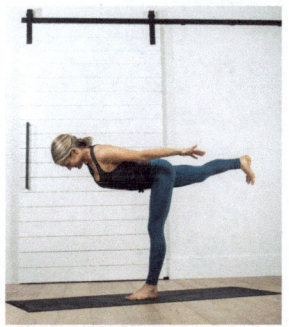

7 飞机式，保持5次呼吸
（第136页）

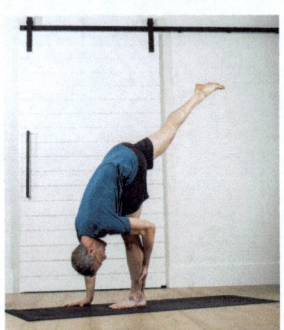

**8** 上伸腿式，保持5次呼吸
（第137页）

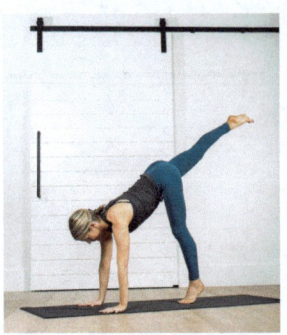

**9** 手倒立跳跃式，保持5次呼
吸（图中所示为准备动作）
（第189页）

**10** 串联体式（第86页），换另一侧重复，每个动作配合1次呼吸，再重复1次

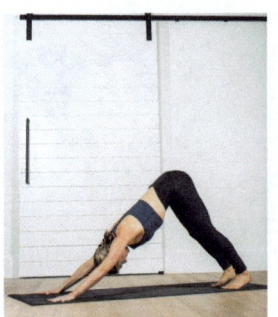

**11** 下犬式，保持5次呼吸
（第68页）

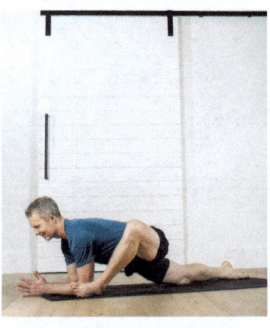

**12** 蜥蜴式，保持10次呼吸
（第217页）

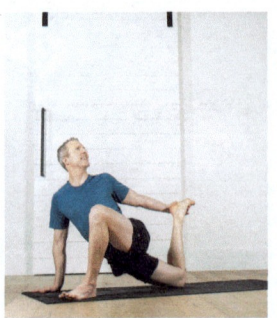

**13** 蜥蜴扭转式，保持5次呼吸
（第217页）

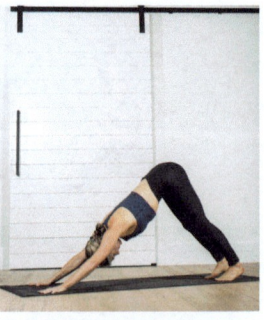

**14** 下犬式，保持5次呼吸
（第68页）

## 15分钟下半身序列

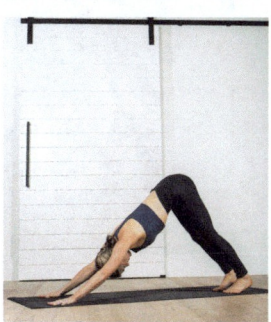

1 下犬式，保持5次呼吸
（第68页）

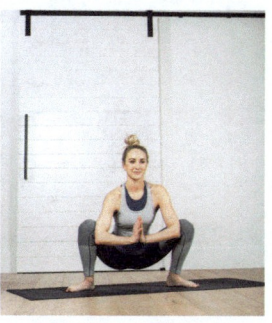

2 花环式，第一次保持5次呼吸，之后保持1次呼吸
（第123页）

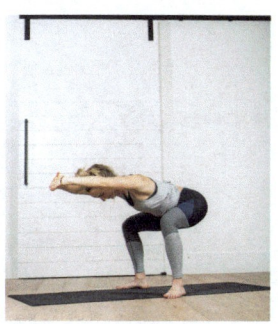

3 熊式，保持5次呼吸
（第124页）

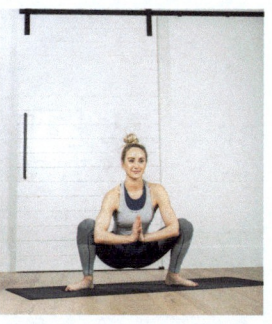

4 花环式，第一次保持5次呼吸，之后保持1次呼吸
（第123页）

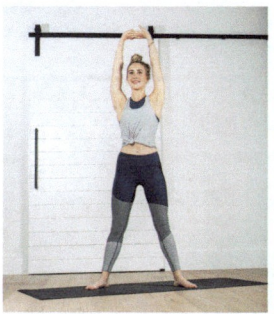

5 宽距山式，手指交叉，保持1次呼吸
（第65页）

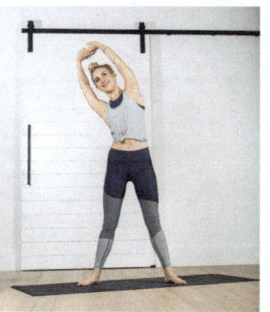

6 宽距山式，向右侧弯，保持1次呼吸
（第65页）

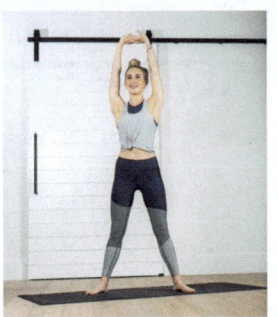

**7** 宽距山式，手指交叉，保持
1次呼吸
（第65页）

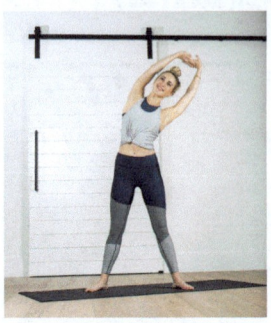

**8** 宽距山式，向左侧弯，保持
1次呼吸
（第65页）

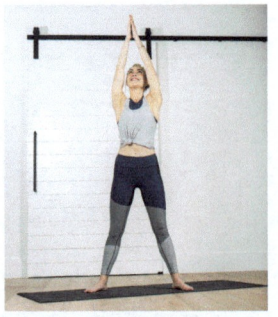

**9** 宽距山式，掌心在头顶并拢，
保持1次呼吸
（第65页）

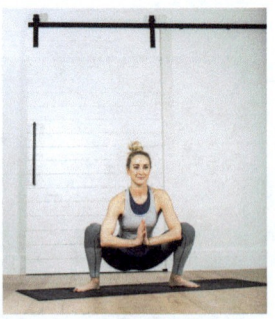

**10** 花环式，然后双手撑地
（第123页）

**11** 串联体式（第86页），换另一侧重复，该序列重复3次

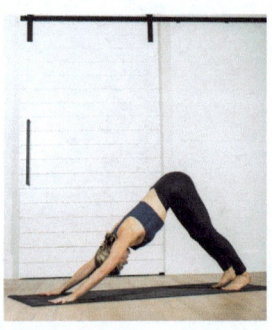

**12** 下犬式，保持5次呼吸
（第68页）

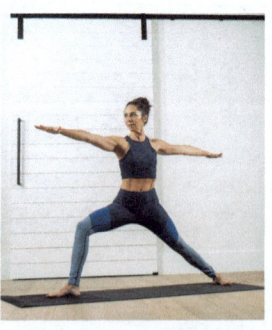

**13** 战士二式，保持5次呼吸
（第103页）

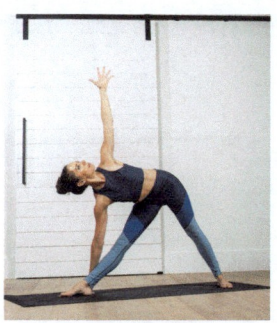

**14** 三角式，保持 5 次呼吸
（第 107 页）

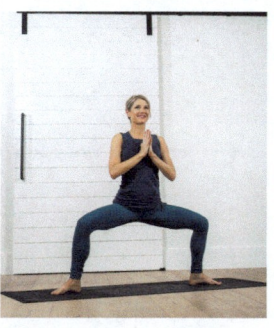

**15** 女神式，保持 5 次呼吸
（第 118 页）

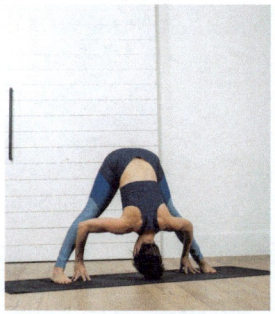

**16** 双角式，保持 5 次呼吸
（第 114 页）

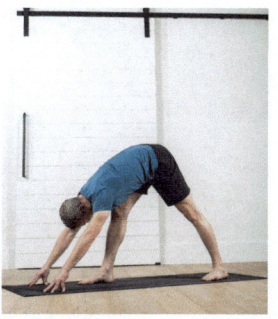

**17** 加强侧伸展式，保持 5 次呼吸
（第 117 页）

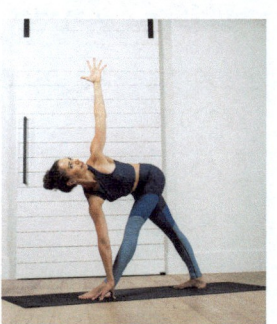

**18** 扭转三角式，保持 5 次呼吸
（第 144 页）

**19** 串联体式（第 86 页），换另一侧重复，然后 1 个动作配合 1 个呼吸，再重复 2 次

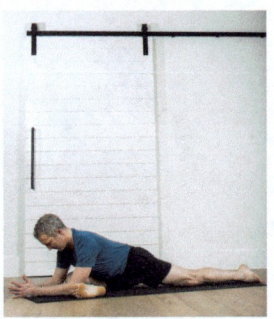

**20** 半鸽式，每侧保持 10 次呼吸
（第 209 页）

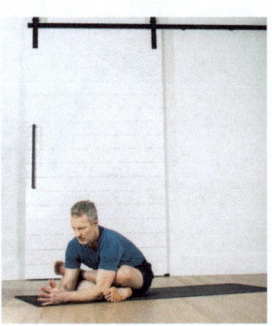

**21** 双鸽式，每侧保持 10 次呼吸
（第 211 页）

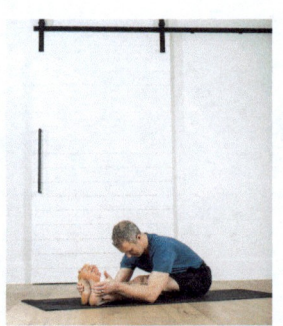

**22** 坐姿前弯式，保持 10 次呼吸
（第 220 页）

# 第11章
# 瑜伽与其他运动项目

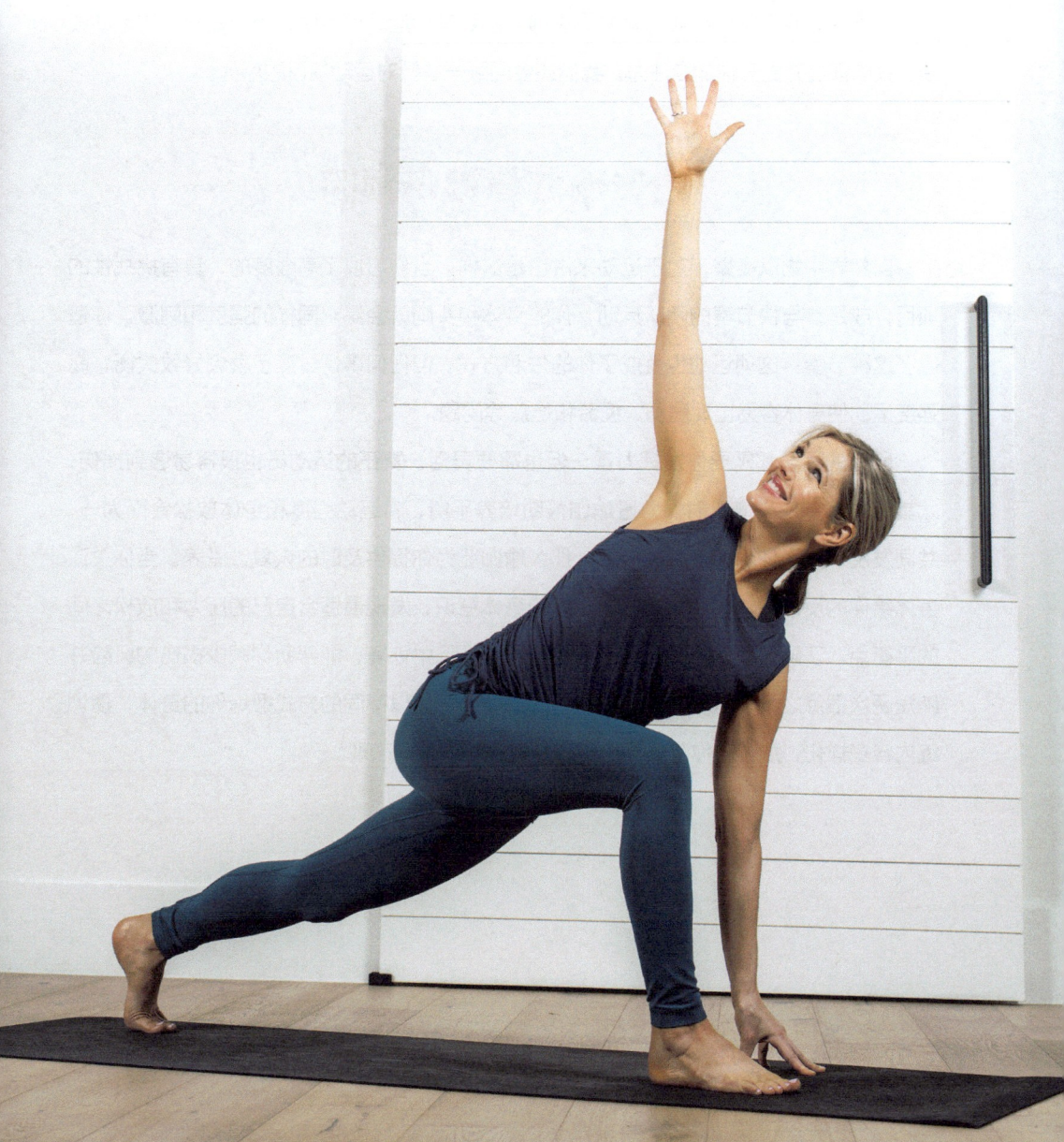

力量瑜伽是任何运动项目练习的自然补充。将力量瑜伽补充到你的运动和积极的生活方式中，提供提升整体健身效果的交叉训练，锻炼和加强所有主要肌群的力量，增加柔韧度，改善体形并产生肌肉记忆，为其他运动提供支撑。力量瑜伽是一种集思想与运动于一体的整体练习，能放大运动效果。

我们可以调整力量瑜伽的内容适应自己的需求，无须以单一特定的方式看待它，这让力量瑜伽成为其他运动的极好补充。另外，你不需要任何设备，对时间也没有要求。你可以在当前的练习中加入力量瑜伽，也可以用最适合你的方式创建自己的练习。

本章中，我们将介绍如何将力量瑜伽整合到其他运动项目中，用于提升你的运动成绩、预防损伤并提升你的专注力。我们还会回顾一些针对运动项目的序列。

# 力量瑜伽与损伤预防

自然界中物以类聚，对于运动来讲也是这样。当你习惯了高强度的、具有挑战性的项目，或是参与快节奏的团队运动，你的身体和头脑就会渴求同样的强度和刺激。你适应了这种节奏，这项运动也就成了你的生活方式。但任何事情过度了就会导致失衡，高强度运动使身体容易出现脆弱、疲劳和伤病等问题。

所有的运动都需要你发挥力量，但也需要灵活。真正的运动员也很容易遇到损伤，尤其是过度专注于增肌时。力量瑜伽帮助培养平衡，将运动强度和身体放松合而为一，共同发展。如果你习惯于挑战极限，那么瑜伽能为你提供及时的恢复、滋养。当你关注身体给你的反馈时，你就会发展出更好的身体意识，发现最适合自己的压力和放松之间的平衡点。了解自己的极限，知道何时从过度训练中恢复，能帮助你减少损伤的风险并缩短两次锻炼之间的恢复时间。引入新的身体技巧，以不同的方式锻炼你的身体，使训练内容多样化，能帮助你降低损伤概率，提升整体运动表现。

## 在你的训练计划中加入力量瑜伽

当你正在为某项特定目标或比赛而训练时，注意如何以及何时将力量瑜伽整合进入训练计划就变得非常重要。

当你在比赛前建立身体和思想基础时，力量瑜伽就会具有不可思议的效果。例如，如果你正在为 CrossFit（起源于美国的一套健身体系）比赛做准备，力量瑜伽就可以是你在初始训练阶段中的绝佳补充。当你临近比赛时，力量瑜伽可以帮助你练习缓解紧张，把注意力转移至你的特定运动项目中；当你建立力量基础时，力量瑜伽能帮助你增强力量；当专项训练越轻松（或紧张度越低），你就越想让自己的瑜伽练习更加紧张。在比赛期间，你可能不想过度拉伸，而是想要整合力量与结构。当你接近顶峰状态时，你又希望把注意力放在恢复和放松上。

在力量瑜伽中，我们运用自身的重量进行练习和加强力量，这会锻炼到你在其他运动或活动中不会用到的肌群。虽然瑜伽体式是针对身体的某些特定部位的，但仍需要协调用力和全身整合。有条不紊的呼吸及长时间的保持能激发你的身体，让肌肉以全新的方式被激活。主动拉伸与被动拉伸的结合加上力量的建立能为所有运动员创建理想的身体康复模式。

如果你是一名正在寻求特定成果的运动员，力量瑜伽能帮助改善和集中你的精力，为身体创造新的可能性。例如，如果你是一名力量运动员，希望改善肩部和髋部柔韧性，你可以进行起始序列和恢复序列练习，让全身进行更多的平衡动作。这些序列能整合到你已经在进行的运动中，作为目前练习的补充。如果你正在健身房进行常规练习并寻找协调运动，那么你可以在锻炼之后进行核心序列练习，获得更具针对性的运动效果。如果你是一名精英运动员，十分了解自己的身体，也知道如何去训练，那么在冥想练习中强调呼吸和意图能帮助你获得所需的心理优势。

# 针对其他运动项目的瑜伽序列

瑜伽练习能使你的训练更加完整，为提升运动表现提供支撑，同时使你为长时间的运动练习做好身体准备。瑜伽中无须急着完成或做到某个体式，因此不用为做不到某个极端体式而感到担心，重要的是你身体感觉良好。要为长时间的比赛做好准备，就要在瑜伽垫上练习时记住这一点。

　　我发现力量瑜伽时，有一种回到家的感觉。我把青春的大部分时间花在了团队体育运动上，我的身体渴望运动带给我持续的挑战和智慧。但另一方面，我一直饱受旧伤、疤痕和长久以来形成的运动模式的折磨，所以我快要崩溃了。我无法像以前一样产生我需要的力量，无法在这种运动模式中持续下去，是力量瑜伽帮助我修复了组织、打开了新的能量，让我以全新的方式表达我的力量。

　　瑜伽的设计理念就是将身体、思想和精神融为一体，作为可以持续一生的练习，它是瑜伽而不仅仅是拉伸。它的最终效果会随着时间显现，你只需要做好现在、耐心等待，不要偶然想起才做出个最后的姿势拿来炫耀，要以相同的心态和承诺来进行力量瑜伽练习。当然，还有——要享受其中。

　　这些特定序列可以单独练习，也可加在常规锻炼之后，或者加入更长的力量瑜伽练习中。我建议用起始体式，如婴儿式为这些序列做热身，让你思想集中并进行喉式呼吸。当你开始聚焦时，继续用几轮拜日式A和拜日式B进行热身。完成这些序列后，用5分钟时间做最后的放松式恢复。

## 教学建议

# 尊重你的极限

　　我的首要原则是，如果产生疼痛，就不做。瑜伽的目的是平衡用力与放松，瑜伽练习能帮助你区别不适和疼痛，因此必须要与你的身体交流，判断是否达到了你的极限。无论在瑜伽体式还是工作环境里，或者是一段感情里，使自己处于痛苦之中并不值得推崇。疼痛会产生折磨，但不适是成长的一部分。跨越你曾经的极限是提升技能和效率，创造新成果的必经之路。在瑜伽中，你会建立起身体意识，了解每个体式过多和不足之间的最佳平衡点及你的有效点。倾听并尊重你的身体，而不是超越你的极限。当练习某一瑜伽体式产生疼痛时，那是你的身体给你发送的退缩信号。调整体式，随着你的感觉呼吸，建立起让你到达极限的姿势。记住，瑜伽当中没有胜利，它是一个过程。瑜伽教会我们如何富有同情心地尊重身体的极限。

## 跑步

跑步者使用全身的力量来使自身力量最大化，而不仅靠强健的双腿。跑步需要建立全身的协调并在每个步幅上保持平衡，将力量体式加入你的锻炼中能加强你在跑步中没有关注到的部位。这个序列能帮助你打开髋部、腘绳肌、股四头肌、臀肌和下背部，并增强这些部位的力量。

瑜伽练习是跑步后绝佳的放松方式，有放松和恢复的效果。我从跑步的学生那里听到过的最好赞誉是说瑜伽能帮助他们减少酸痛感。借助瑜伽，你可以舒缓肌肉、提升柔韧性，从而建立更好的稳定性并使内心更加平静。一旦进入瑜伽的流，你便可以将冥想中培养的品质运用到跑步上。

### 1. 下犬式（第68页）

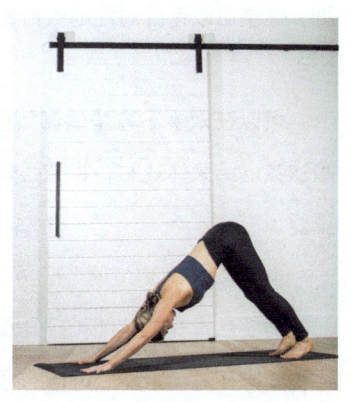

下犬式中，通过双手双脚的支撑，你的力量被均匀分布并建立全身的协调性。它能锻炼整体柔韧度，缓解脊柱压力并释放神经系统的紧张。下犬式能舒缓地拉伸小腿和腘绳肌，帮助预防胫痛症候群。这个很好的体式可以加在跑步前，也可以加在跑步后。双手放在瑜伽垫前端，与肩同宽，双脚踩在瑜伽垫后端。髋部向空中提起，身体形成一个倒V字形。双脚分开，与髋部同宽，双膝保持轻微弯曲，同时股骨向后拉近，脚跟向瑜伽垫方向踩实。让你的头自然悬垂，目光落在双脚脚踝之间。保持5次呼吸。将这个体式用作体式之间的基础练习。向内观察，注意你的身体对不同的运动和拉伸会有怎样的反应。

### 2. 新月式（第111页）

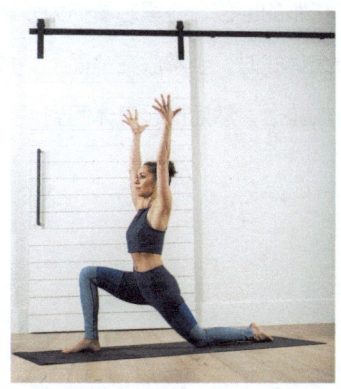

从下犬式开始，右脚向前跨出一步。即使需要使用双手把脚向前移动，也要确保右膝在脚踝正上方。左膝向下跪在瑜伽垫上，左腿向后移动一些，牵动你的腰肌。双腿相互拉近，让力量汇聚于中心。吸气时，抬起胸部和手臂。进行几次深呼吸，让你的姿势变得充盈，然后髋部向前移动，让腰大肌和髋屈肌发力。

保持呼吸，关注这些支撑你跨步动作的肌肉。保持5~10次呼吸，然后向后跨步，回到下犬式，换另一侧重复。

### 3. 半神猴式（第214页）

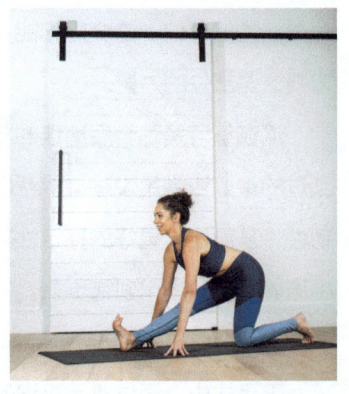

半神猴式对缓解紧张的双腿具有特殊功效，所以常被跑步者用作弓步压腿。它能深度拉伸腘绳肌和髂胫束，并帮助舒缓和打开双腿上强有力的大块肌肉。

来到低弓步式，右腿在前，后膝落在垫面上。后脚脚趾勾起抵住垫面。髋部向后拉，悬在后膝上方，伸直右腿，勾起右脚。前脚的外侧向后拉紧，激活前脚，你便可以有针对性地放松髂胫束。右髋向后向下牵引。

可以在双手下方垫瑜伽砖以帮助支撑。保持10次呼吸，或者根据你的喜好增加呼吸次数。结束体式时，将重心转移至前脚，先回到低弓步式，再回到下犬式。换另一侧重复。

### 4. 跪姿合掌式（第122页）

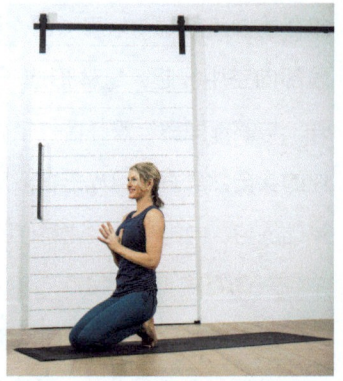

跪姿合掌式能拉伸和打开双脚上的所有肌肉，是适合安排在每天跑步后进行的好体式。

从下犬式开始，双膝落地进入跪姿。脚趾勾起抵住垫面，坐在你的脚跟上。脚踝内侧并拢，双腿向中心线收紧，双手合十。尾骨向下沉，下腹部发力，沉稳地呼吸。保持5~10次深呼吸。双脚是支撑你完成长跑的部位，心里想着你为双脚所做的有益事情。结束体式时，手掌放在垫面上，放松脚趾。双脚踩在瑜伽垫上，然后推起身体回到下犬式。

### 5. 半鸽式（第209页）

半鸽式能够帮助减缓跑步者坚硬稳定的髋部紧张感，润滑髋关节，并有助于预防损伤。它还能有效地拉伸髋部和前腿一侧的梨状肌和后腿一侧的腰肌。跑步者和运动员的这些肌肉通常都很僵硬，日常生活中的一些活动如长时间坐在电脑前和驾驶汽车也会使这些肌肉紧张。

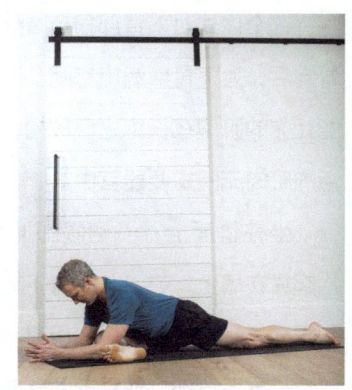

从下犬式开始，右膝向前来到右手腕旁，右脚朝向左手腕，身体降低来到瑜伽垫上。小腿越与瑜伽垫前端平行，这个体式就越深入。你可以将前脚脚跟拉近身体，减缓紧张感。左腿在身后延伸，脚趾指向瑜伽垫后方。髋部向垫面方向下压，可以在右髋下方垫一块瑜伽砖帮助支撑。双臂向前延伸，胸部朝垫面方向折叠进入半鸽式。前额落在垫面或瑜伽砖上放松，也可以用前臂支撑起身体。保持10~20次呼吸。双手向后移动到肩膀下方，下压，回到下犬式。换另一侧重复。

### 6. 束角式（第213页）

这个体式非常适合久坐或长时间步行的人，对跑步者有极大益处。束角式能打开和加强下背部、臀部和大腿内侧的力量。坐姿时，弯曲双膝，将脚底并拢。将脚跟向你的骨盆方向拉近，双手握住脚尖，用力向下坐实，同时身体向上延伸。呼气时，仍握着双脚，开始从髋部向前折叠身体。要注意延长脊柱，不要屈曲，因为它能帮助你放松下背部，下背部对跑步者的影响非常大。手肘向两侧弯曲，手臂压在双腿上，让

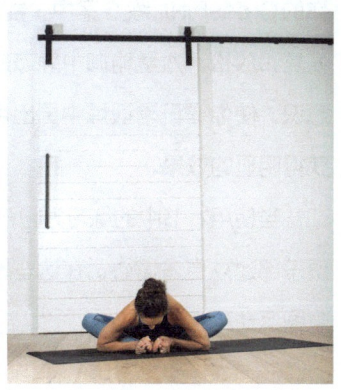

腿离垫面更近，进一步帮助你打开髋部。头和颈部自然下垂。保持10次呼吸或更多。

### 7. 靠墙倒箭式（第193页）

这个体式对下背部很有益处。靠墙倒箭式能让股骨向后，为下背部腾出空间。这个恢复性的倒立体式能让你的肌肉在长跑之后放松，并让能量从双腿被激活的肌肉流回重要器官中。

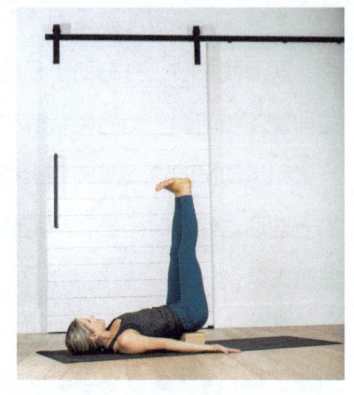

坐在垫面上，一侧髋部抵在墙边。仰卧，双腿抬起靠在墙上，或者在骶骨下垫一块瑜伽砖，然后将脚跟向天空方向抬起。使用双腿的重量让股骨向后倾斜，扩展下背部。双臂向两侧伸展，手掌翻转朝向天空，这是你已经打开并准备接收的象征。保持20次呼吸或更多。结束时，双膝向胸部方向挤压，摆动身体远离墙壁，或者移走瑜伽砖，轻柔地滚动到一侧，坐起来。

## CrossFit

从表面上看，瑜伽和CrossFit并没有太多共同之处，但这也正是这两种运动非常匹配的原因——对立便存在力量。瑜伽为高强度的训练提供交叉锻炼内容，将瑜伽融入你的CrossFit训练方案中，能帮助提升你的柔韧性、稳定性和扩大运动范围，并加强恢复和放松。力量瑜伽中静态的保持、动态的拉伸以及有节律的呼吸能帮助你培养冥想意识，使你在日常锻炼中更出色。力量瑜伽能满足你对锻炼方式和强度的不同需求，并获得明显的效果。

当使用本书中的练习为自己的瑜伽建立基础时，你便能在当地瑜伽工作室或CrossFit俱乐部建立更多信心。在这些地方，你都能接触到致力于打造健康生活方式的人和带着意图运动和生活的人。

### 1. 简易坐式（第58页）

双腿交叉盘坐。头顶向上提升，延长你的脊柱。如果这样也会感到疼痛，你可以坐在一块瑜伽砖上以放松髋屈肌，也可以在两侧膝盖下分别放一块瑜伽砖来提供辅助。

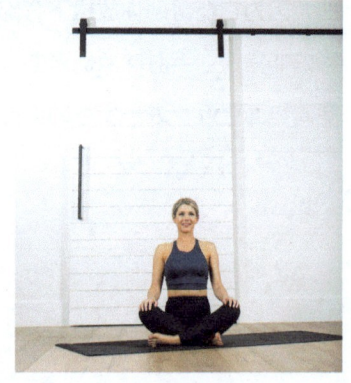

感觉舒适时，闭上双眼，做几次深呼吸，让你的能量在体内停留。双手放到瑜伽垫上，表示出一种落

定，让你体内的能量也同时落定。注意你有什么感觉，注意你体内的感受，注意身体中哪部分需要被关注和抚慰。

双眼仍保持闭合，为你的练习设定意图。在此处再做5次深呼吸，让你的思想、感觉与瑜伽练习中想要创造的结果保持一致。

### 2. 下犬式（第68页）

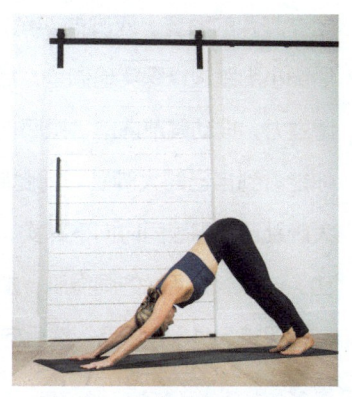

下犬式能激发全身，能对CrossFit运动员的两处关键部位——小腿肌肉和肩部进行主动拉伸。当你将大腿向后，脚跟向下压时，你便打开和增强了小腿肌肉的柔韧度。提升和驱动脚跟是关键。当你下压手掌时，可以延长身体侧面，让颈部和肩部得以放松。保持5~10次呼吸。

### 3. 站立前屈夹背式（第71页）

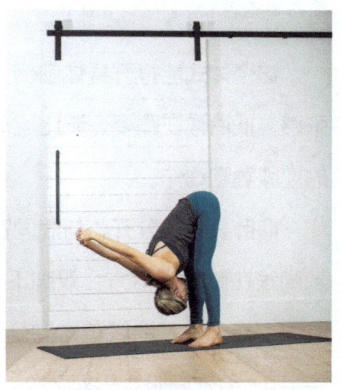

站立前屈式有助于放松脊柱和颈部周围的肌肉，加上夹背式可以打开你的双肩、胸部和背部。站立前屈夹背式中双手无法连起也没关系，可以用伸展带、毛巾甚至衣服帮助双手的连接。从下犬式开始，双手移动到瑜伽垫后端，来到站立前屈式。开始时指尖在垫面上帮助支撑，进行几次深呼吸，并让颈部朝垫面方向放松。注意力放在双脚，用力向下踩实，腿部肌肉发力。建立起坚实的基础后，手臂做夹背姿势。深深地弯曲手肘，十指在下背部交叉，然后开始伸直手臂。一旦形成夹背姿势后，弯曲双膝可能感觉更好。

保持5~10次呼吸。放开双手回到瑜伽垫上，双手向前移动，回到下犬式。

### 4. 战士一式（第79页）

战士一式能建立全身整体性并关注脚踝的稳定性，这对减轻蹲姿带来的伤害和损伤预防都很重要。在此站姿中，你要密切关注你的双脚和双腿，让其对齐，建立脚踝的力量。双脚的四角向下踩实，足弓提起。后脚小脚趾边缘踩实瑜伽垫。后脚脚跟向下踩实，后腿发力，推动髋部向前。眼睛向下看前方的脚，确保你能看到自己的大脚趾。前腿膝盖向脚外侧缘旋转，大脚趾丘和脚跟同时向下踩实，脚跟向瑜伽垫后端移动。这样能激活你的腘绳肌，加强股四头肌的力量。

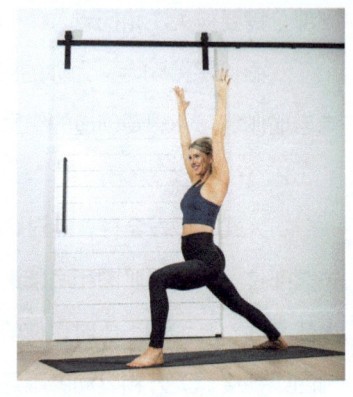

保持5~10次呼吸，然后向后跨一步回到下犬式，或者做一次串联体式。换另一侧重复。

### 5. 桥式（第166页）

这个体式能打开身体前侧，帮助缓解髋屈肌的紧张感，抵消你在蹲姿、波比运动、跳箱训练等运动中的抱膝触胸动作。

仰卧，双脚分开，与髋同宽，双脚向后移动，直到脚跟在膝盖正下方。双脚下压，双腿和核心发力，髋部上提。尾骨向膝盖方向延长，胸部向下颌延伸。保持5~10次呼吸。重复2次。

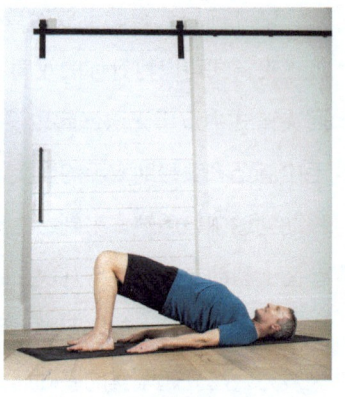

### 6. 蜥蜴式（第217页）

蜥蜴式是一种深度的弓步体式，能锻炼和打开髋屈肌和腰肌，这些肌肉会由于跑步、下蹲和跳跃变得僵硬。

从下犬式开始，双手拇指在瑜伽垫前端接触。左脚向前跨步到左手边，脚趾向外指向10点钟方向，双手下压。深吸一口气，胸部向前方延长。右膝放下，向后略微移动，伸展髋屈肌。你可以在这里停留，也可以向下运动，让前臂落在瑜伽砖或瑜伽垫上。头部

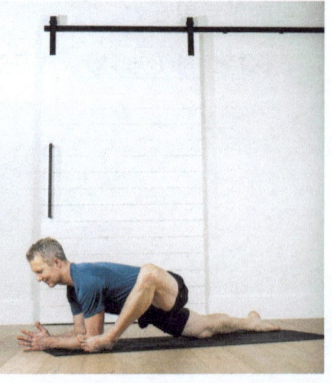

和颈部放松，胸部向垫面方向下垂。保持10次深呼吸，下压回到下犬式。换另一侧重复。

### 7. 仰卧扭转式（第57页）

这种扭转能够舒缓下背部，帮助舒展提举重物和跑步造成的肌肉收缩。

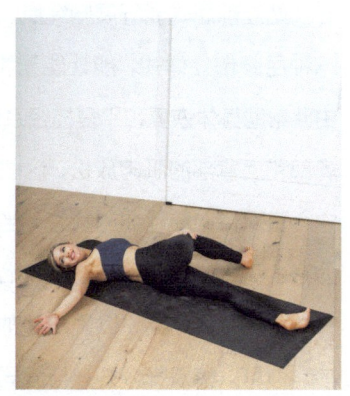

仰卧，双膝向胸部方向挤压。进行几次深呼吸，然后左右滚动身体。右膝保持弯曲，左腿伸直，左脚脚跟落到瑜伽垫上。右膝越过身体，扭转来到瑜伽垫左侧，手臂伸出形成一个T字形。保持10次深呼吸，然后换另一侧重复。

## 骑自行车

骑自行车和力量瑜伽一样，是一种低强度且以呼吸为基础的活动。骑自行车能很好地建立力量和耐力，并能改善心脏泵血功能，提高射血量。由于剧烈地过度运用股四头肌，且腘绳肌和臀部常处于紧张状态，因此骑自行车也常会造成身体失衡。坐在车座上，身体向车把方向倾斜，脊柱保持向前弯曲，这些姿势都会对身体产生严重伤害。力量瑜伽能使身体排列恰当，拉伸紧张和收缩的肌肉，加强核心力量，并缓解肌肉疼痛和劳累，帮助自行车运动员解决这些身体失衡问题。

瑜伽练习中的凝视点和有节律的呼吸能帮助你在攀爬和下降时保持注意力集中，并能提高你的专注力，镇定你的思绪。当你感觉骑行的时间比实际时间要长时，你便进入了自己的内部，能够深入挖掘并解锁你的内在能量。你的灵活性和专注力将在骑行中的每个阶段为你提供支撑。当你回到瑜伽中时，你会使用这种内在力量在更长的时间里保持稳定，并在体式中找到新的可能性。

### 1. 站立前屈式（第71页）

站立前屈式能舒展腘绳肌、小腿和下背部。这是一种屈膝倒立体式，能让能量和氧气循环回到大脑，由此帮助身体恢复和平复神经系统。前屈时，让颈部、肩部和上背部的肌肉放松，这些肌肉在几小时的骑行中一直保持向前延伸的状态。当你放松上半身时，就为富含氧气的血液回流进入大脑打开了一条通路。

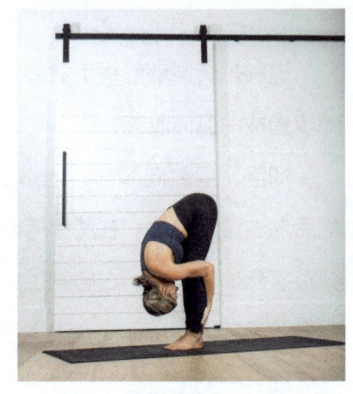

双脚并拢站立，以髋部为轴，上半身折叠到大腿前。你可以将双脚分开，与髋同宽或者更宽一些，加宽根基以获得更好的支撑。保持屈膝能让你的腘绳肌和下背部获得更大的拉伸。双手可以握住对侧手肘、扶住小腿，也可以让指尖触地。让呼吸进入上背部，保持10次呼吸或者更多。双手撑住垫面，向后跨步，回到下犬式。

### 2. 反战士式（第104页）

反战士式能在利用双腿力量的同时拉伸大腿内侧，打开胸部、肺部和肩部。上半身上提并向后倾斜，可以打开身体一侧，拉伸肋骨间的肌肉，从而改善呼吸。从下犬式开始，右脚向前跨一步，站起呈战士二式。前侧手掌翻转，右手向上，再向身后延伸，左臂向下朝后侧腿方向延伸。身体朝右侧方向打开，让呼吸进入肋骨之间。抬起并延长腹股沟。在此处保持5次呼吸或更多，然后回到战士二式。保持在右侧，进入下一个体式。

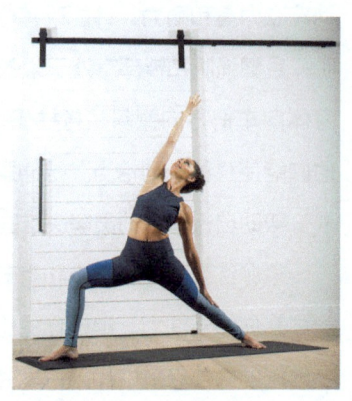

### 3. 谦卑战士式（第109页）

在战士二式中，双手十指在下背部交叉，形成夹背式。弯曲手肘，两侧肩胛骨收缩夹紧，打开胸部。吸气，伸直手臂，抬起胸腔。呼气，弯曲上半身进入谦卑战士式。右肩向内收，来到右膝内侧，胸部和头部向垫面方向弯曲。双腿保持紧实，髋屈曲。呼吸上提进入上背部，随着每次呼气，逐渐减轻肩部的紧张感。凝视点落在后脚脚踝上，保持5次呼吸。吸气

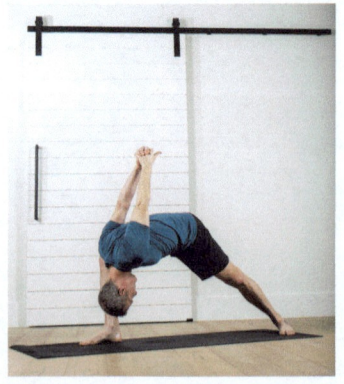

时，起身回到战士二式。双手压在瑜伽垫前端，可以进行一组串联体式，也可以回到下
犬式，在左侧重复反战士式和谦卑战士式。

### 4. 股四头肌拉伸低弓步式（第111页）

来到右脚在前的低弓步式。双手叠放在右侧大腿
上。双腿向中心线收紧，收紧下腹部，转动髋部向前。
在这里进行几次深呼吸，固定好你的根基，开始打开
腿部的肌肉。当你感到稳定和牢固时，后膝弯曲，左
手向后延伸，抓住后侧脚进行股四头肌的拉伸。可以
用伸展带或者毛巾帮助手脚连接。前脚继续向下踩
实，下腹部向内向上提升。上提胸部，展开锁骨，右
手向上延伸。保持5次深呼吸或者更多。结束体式时，

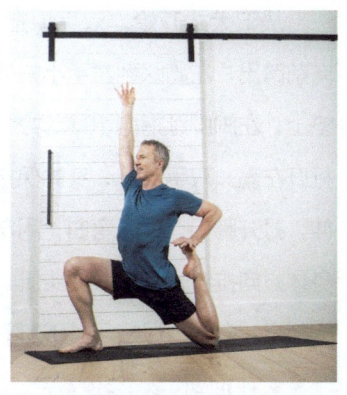

轻轻放开后侧的脚，双手撑在瑜伽垫上，向后跨步回到下犬式。换另一侧重复。

### 5. 夹背桥式（第167页）

这个体式能打开身体前侧，帮助放松髋屈肌并
能抵消你在骑行运动中膝盖向胸部移这一动作带来的
影响。增加的手臂夹背动作能打开胸部，缓解斜方肌
的紧张感。仰卧，双脚分开，与髋同宽，双脚向后移
动，直到脚跟在膝盖正下方。双脚向下压，双腿和核
心发力，将髋部向上提起。身体抬起后，双手在背后
十指交叉形成夹背式，让肩胛骨夹得更紧。尾骨向膝
盖方向延伸，胸部向下颌方向延伸。保持5~10次深
呼吸，重复2次。

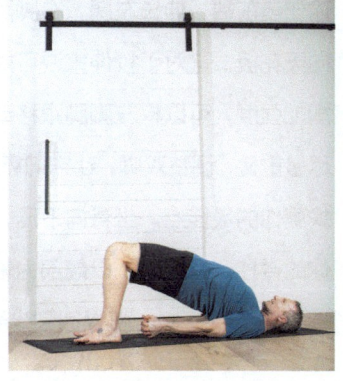

### 6. 蜥蜴扭转式（第217页）

蜥蜴式能帮助缓解髋屈肌和腘绳肌的紧张感，扭转能让股四头肌更加柔韧并打开胸部。

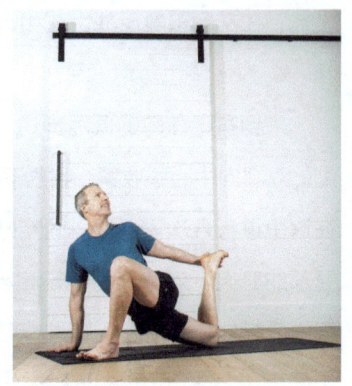

从下犬式开始，双手拇指指尖碰在一起。左脚向前跨出，左脚踩到左手小指外侧，后膝下落至瑜伽垫上。左脚脚趾指向10点钟方向，转向脚的外边缘，打开左髋。双手支撑，身体保持抬起，左臂向后侧延伸，打开胸部。右膝弯曲，用左手握住右脚。脚跟向身体方向拉近，拉伸股四头肌。肩胛骨挤压靠近，让胸部扭转向上。保持5~10次呼吸，慢慢放松右腿。换另一侧重复。

### 7. 牛面式（第212页）

这个体式能够深入髋部，髋部在骑行运动中从来得不到放松。它还能拉伸脚踝、大腿和下背部。坐在瑜伽垫前端，伸长左腿，右脚跨到左腿外侧，右膝指向天花板。这对于拉伸来说可能已经足够，如果要再增加强度，可以将左脚脚跟移动到右髋后方。让双膝尽量重叠，调整双脚，让它们靠近或者远离你的身体，找到你的最佳点。坐骨向下压，头顶向上提升，延长你的脊柱。呼气时，以髋部为轴上半身向前弯曲。保持10~20次呼吸。慢慢回到坐姿，展开身体，换另一侧重复。

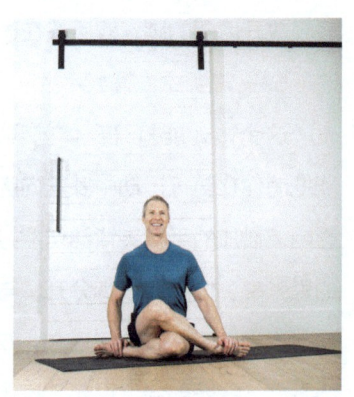

## 团队运动

如果你正在体育俱乐部中训练并为它进行宣传，力量瑜伽能帮助你提高比赛所需的力量、柔韧性和全身素质。力量瑜伽能帮助提升你的团队运动技能，这些运动可能需要大量的跑步、急停、跳跃和冲刺等。

这些序列能帮助你建立全身的意识，提升你的力量，改善灵活性，并推动你上升到比赛的新高度。平衡体式可建立脚踝及双腿的力量，提升你在运动中的爆发力，改善灵敏性。你的凝视点和呼吸会帮助你保持专注，在体式中你不仅可以发展力量还能获得从容感，让你在比赛场上也能获益。

## 集中注意力，发展力量

力量瑜伽能提高你的专注力并集中你的意念。在视觉上找到一个凝视点能帮助你固定目光，在具有挑战性的体式中，你的凝视点能帮助你将注意力集中在目标上，并在集中精力呼吸时锻炼你的集中性，这就是身心连接。

在力量瑜伽中练习喉式呼吸或者呼吸控制能帮助你提升耐力，增强肺活量，集中注意力。你可以在练习或比赛前后将注意力放在呼吸上，用这种简单的技巧让自己快速集中。

篮球比赛的目标是将球投入篮筐，而跑步的目标是冲过终点线。在瑜伽中，当你全身发力、配合呼吸移动身体时，你有意识的动作就成了运动中的冥想。这种有意识的练习能提升你的整体注意力，自然而然地提高你的运动表现。

### 1. 蜻蜓扭转式（第142页）

这种简单的扭转能延长和打开全身，培养与中心的连接。以下犬式开始，左脚向前跨一步，踩到左手拇指旁。在长弓步姿势下，指尖下压，吸气时胸部向前延伸，从脚跟到心脏延长全身。下一次吸气时，抬起左臂向天空方向延伸，沿着刚才延长的线扭转打开身体。前膝向胸部方向挤压。你收得越紧，就越能舒展和放松。保持5~10次呼吸，然后后退回到下犬式，换另一侧重复。

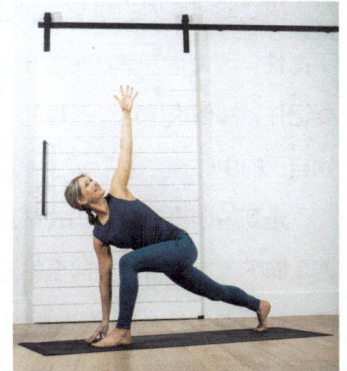

### 2. 战士二式（第103页）

战士二式教会我们如何使目标和力量充满整个空间。它能加强和拉伸股四头肌、腘绳肌、脚踝及髋屈肌力量，为手臂和背部塑形。从下犬式开始，右脚向前跨一步来到瑜伽垫前端，左脚脚跟向垫面方向下压，双脚脚跟向对侧靠近，激活双腿。建立好根基后，吸气，抬起胸腔，前后伸展双臂。你的手腕应当停在双脚脚踝上方。五指张开，凝视点放在前侧中指上，集中你的注意力。呼吸上提至胸部，用你的能量

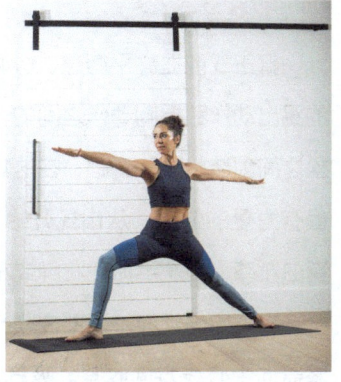

充满你的双臂。保持5~10次呼吸，然后进行串联体式或后退一步回到下犬式。换另一侧重复。

### 3. 三角式（第107页）

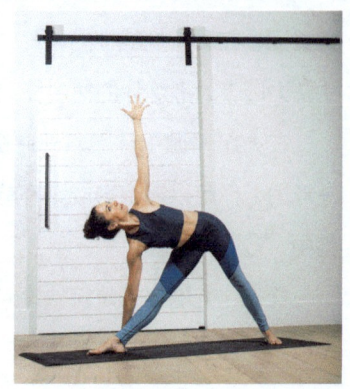

三角式能通过你的下压、抬升和向各个方面扩展并建立起全身的表达。它能加强髋部和腘绳肌的柔韧性，打开胸腔，创建身体核心和中心点的敏锐意识。从下犬式开始，右脚向前跨一步，起身进入战士二式。伸直前方的腿，右臂和上半身尽量向前延伸。右手手指撑住垫面或瑜伽砖，左手手臂向天空方向抬起。保持5~10次呼吸，然后进行串联体式或后退进入下犬式。换另一侧重复。

### 4. 树式（第130页）

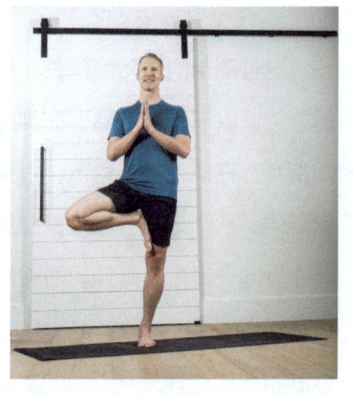

树式能锻炼你的腿部，加强核心力量，改善整体平衡性，因为你在单脚站立时会建立脚部的稳定性。要记住，摔倒也是这个过程的一部分，它能帮助你找到自己的中心。

走到瑜伽垫前端，山式站立，伸直身体。左脚的四角向下踩实，右脚抬起至站立腿的小腿或者大腿内侧。肚脐向内向上收紧以激活核心，尾骨向下延伸。在胸前双手合十，或者双手手臂向树枝一样展开，可以摆出让你感觉自然的任何姿势。眼睛盯住一个点，保持10次深呼吸。换另一侧重复。

### 5. 舞王式（第132页）

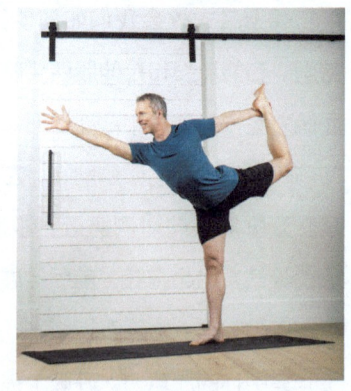

舞王式能提高平衡感、协调感和从容感。抬起腿的踢出动作和提胸动作之间的一推一拉，在努力与放松之间创造出一种舞蹈，在这其中，你能找到让自己最有力量的位置。从山式开始，右脚踩实垫面站立，弯曲左膝，用左手抓住左脚或左脚脚踝。

右臂向前延伸。腹部内收，稳定你的中心。两侧膝盖向中心线方向收紧。吸气，抬起的腿向身后踢，保持5次呼吸。回到站立姿势，重新找回中心。换另一侧重复，每侧重复2次。

### 6. 弓式（第163页）

弓式是一个动态后弯体式，能打开胸部和肩部，改善脊柱的柔韧性并提升你的呼吸能力。俯卧，前额放在瑜伽垫上。弯曲双膝，双手抓住脚踝外侧或脚尖，拉伸双膝至与髋同宽。吸气时，利用腿部的力量让小腿向后踢，胸部抬起并让你的胸部打开。保持5次呼吸并重复2次。完成2次重复之后，回到婴儿式，保持几次呼吸，让自己重新找回中心。

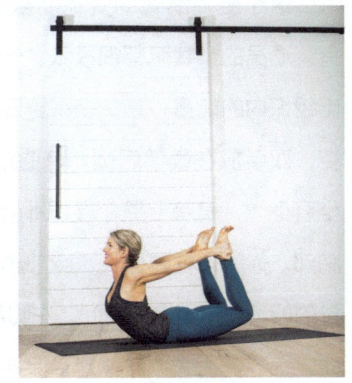

### 7. 头碰膝式（第221页）

该体式能拉伸和放松小腿、腘绳肌、腹股沟、背部和肩部。它还能稳定思绪和神经系统，让你有机会关注内在，将注意力放在自己的呼吸上。坐姿，右腿伸展，弯曲左膝，左脚抵住右侧大腿内侧，让双腿形成树式。勾起右脚，绷紧右腿的肌肉。可以根据你的需要弯曲前侧的腿，伸直腿并不会获得额外的好处。吸气，坐直，双臂向上延伸。呼气，以髋部为轴向前弯曲上半身，从而进一步加深体式。你的目标是锻炼腰方肌，左手握住右脚外侧，将胸部拉低，尽量与瑜伽垫平行。保持10~20次呼吸。慢慢回到坐姿，伸展双腿，然后换另一侧重复。

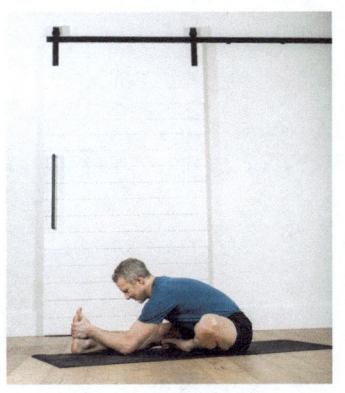

### 8. 坐姿半鸽式（第210页）

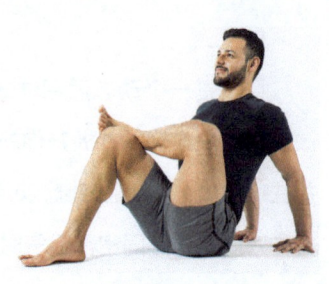

　　这个坐姿鸽式的变式能帮助放松梨状肌，几乎所有运动员的梨状肌都很紧张。一旦打开髋部，就能释放出组织内的能量，让你获得更好的运动性能。开始时坐姿，双手放在髋部后侧。弯曲双膝，双脚踩在垫面上。坐直身体，肩膀上提，靠近耳朵，双肩向后夹紧，打开胸部。你的脊柱越伸长、胸部越打开，就越能为身体流过的能量创造更多的空间。左脚脚踝搭在右侧大腿上，勾起脚。移动右脚靠近或者远离身体，找到合适的拉伸位置。保持10次呼吸。放松双腿，换另一侧重复。

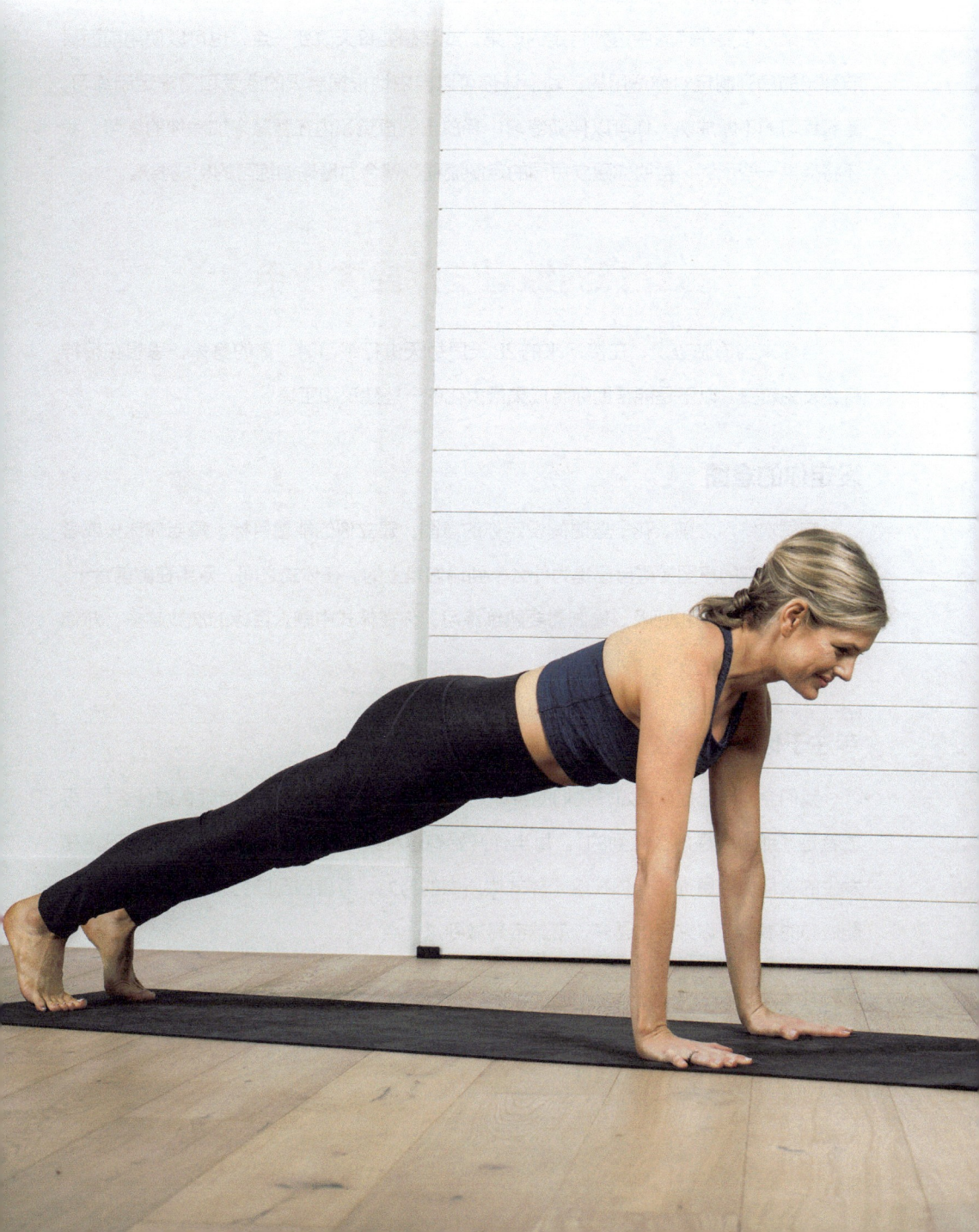

第 12 章

# 你的力量瑜伽计划

现在可以开始了。你已经拥有开启28天力量瑜伽计划所需的所有信息和工具。任何水平的任何人都可以使用这个计划，因为在力量瑜伽中你可以根据自己的需求、目标、想要达到的效果来制定自己的计划，并且每周都基于上一周的身心收益。我将会为你提供每周的大师序列，相信你每天会进行全面的练习，以唤醒和激活你的身体和呼吸。

如果你想要在练习中达到特定的效果，或者想要每天改变一点，也可以使用前面章节列出的序列制定对你适用的计划。让你可以自由地根据当天的感受和需求定制练习。随着练习的不断成熟，你可以伴随练习中释放出的直觉和内在智慧来加深你的练习。我还将提供一些示例，帮助你建立每周的定制流程，整合力量瑜伽练习的构成要素。

# 让你的练习发挥最大作用

当你来到瑜伽垫上，在接下来的28天里每天进行练习时，你的身体、思想和精神将会发生转变。以下是能帮助你将成果最大化的一些建议和工具。

## 设定你的意图

在每次练习之前，花一些时间设定你的意图，建立你的能量目标。每当你迷失或者分心时，用你的意图提醒自己是为什么来到瑜伽垫上的。在体式之间，双手在胸前合十，重新回到你的意图和呼吸。瑜伽需要熟练练习，你在体式中融入目标的次数越多，对你的影响就越强大。

## 专注于你能做什么

我们会向自己提问，如"我们的身体为什么做不到这个"或者"老师在说什么"，再或者是"那个人是怎么做到的"。每当你开始有这种疑问时，就停下来。感恩当下正在发生的事情，感恩你的身体在这个体式中所做的努力。尊重自己的努力，尊重任何自己能做到的事情。你练习得越多，就越容易做到这一点。

## 投入在当下

当你的思想开始控制你，并试图让你停止运动时，重新回到你的呼吸中。利用呼吸停留在身体练习中，停留在你的身体中。当你意识到并与呼吸保持连接时，你便会自动投入到当下，当下是你仅有的拥有力量的时刻。瑜伽提醒我们，现在就是生命正在发生的时刻。当你投入当下，不关心接下来会发生什么时，你就选择了有目标、保持快乐并不紧张当下发生的事情的心态。当下给予你力量。

## 庆祝你的成长

我们庆祝什么，就会强化什么。当你认可和感激自己的成长时，你就引入了更多的成长机会，你的练习就是实践感激的基础。当新的感觉萌生时，要感激这种成长、感激学习、感激这个过程。最酷的一点就是瑜伽是永无止境的，每次当你踏上瑜伽垫时，学习都会有所不同。

## 做出调整

记住，所有事情都是可调整的。我们的身体每天都不一样，因此必须根据身体的感受而练习，建立最适合自己的练习。如果你感到能量不足，需要激发能量，可以在练习中增加一些拜日式或力量体式；如果你感觉能量过剩，想要冷静下来，可以花更多的时间练习包含髋部体式和前弯体式的放松序列。在你想要内省的时候，你可以用练习打开内心、扩张能量，为开启和面对一天做准备。要挑战自己，或者转移能量时，你可以练习倒立体式。如果觉得某个姿势对你有利，就保持；如果序列中的某个体式对你不适用，就放弃。所有事物都是可以调整的。

## 相信练习

瑜伽是一段旅程，不是一个终点。这意味着它是一项随着时间慢慢绽放的持续性练习，是伴随一生的练习。当你相信这项古老练习中的内在智慧、持续投入练习时，瑜伽的馈赠就会在你身上体现。

# 你的课程大纲

　　每种力量瑜伽课程都遵循相同的体式、意图和总体目标。作为一名教师，你可以利用这个大纲设置和建构你的力量瑜伽课程，创建强大而具有力量的序列。从起始到放松的过程能确保你在完成一节充满挑战和汗水的力量瑜伽课程时也完成一次完整的身体旅程，这种旅程能够使你受到启发从而真实地分享。作为一名瑜伽练习者，这个大纲能帮助你建立完整的练习并发现最适合你的方法。

| 序列 | 体式 | 意图 | 品质 |
| --- | --- | --- | --- |
| 起始 | 起始体式 | 唤醒呼吸和身体 | 基础、关注内在，从思考转变为感受并建立有节律的呼吸 |
| 热身 | 拜日式 | 呼吸与运动相连，让全身运动起来 | 利用全身并激活内在热量 |
| 力量 | 站立体式、平衡体式、扭转体式和力量序列 | 建立力量和耐力，在每个体式中找到极限和放松 | 动态运动、建立力量、专注、创新序列并在每节力量课程中深入身体中心 |
| 顶峰 | 后弯体式、手臂平衡体式和倒立体式 | 更高级的体式和更具挑战地保持 | 专注力、技能、柔韧度、扩展、精确和练习的顶点 |
| 放松 | 髋部体式、前弯体式和放松体式 | 对抗强化练习更长时间地保持，镇静神经系统 | 结束体式、拉伸、恢复、接受、放手、妥协和放松 |

# 你的力量瑜伽计划：序列

你可以用两种方法使用本书中的练习，以支持你为期4周的力量瑜伽练习计划。我为每周列出一个大师序列，其中的每个练习都强调力量法则的内容，旨在为你提供整体性的练习，传递对力量瑜伽基础法则的理解。你可以在建立自己的练习计划的4周内使用这些序列。

另一个选择是可以用前面章节中列出的序列设计自己的练习计划。如果你想要达到特定的效果，如加强上半身力量、练习手倒立式或是加强核心力量，这个方法能帮助你制定适合自己的特定计划。这个选择能让你根据自己的需要、目标和感受，自由地调整自己练习中的一部分内容或是全部内容。我会给你每周"建立自己独有"序列的大纲和例子，这些大纲和例子融合了全面的力量瑜伽练习中的所有元素。

当你建立起自己的序列或是本书中给出的大师序列后，第一周每天练习20分钟，然后循序渐进地增加，直到最后一周每天练习60分钟。经过28天的力量瑜伽练习之后，你就建立起了身体力量并集中了思想，能够看到自己身体和生活中展现出的真实成果。当你随着这些力量瑜伽功能的流发力时，不仅会提高自己的运动能量，而且会让自己做好准备进入更高级的瑜伽练习，更加深入身体、思想和精神。

在这28天中，你要完全投入练习，不要因为没时间而错过练习。时间计划上的一个微小转变会对你的身体和能量产生巨大的影响。就算不能完全遵循你的练习计划，也可以分拆练习，将一天的练习整合，也要在这4周中坚持进行。每天做一点总比三天打鱼，两天晒网要好。每天都踏上你的瑜伽垫，我保证你会看到不同的自己——坚持是成功之母。

## 第一周：根基

建立力量瑜伽练习的关键在于创建稳定的根基，在运动之前必须先稳固根基。所有体式都只有从下向上、从中心向外地进行锻炼才能加强你的力量。第一周，每天用20分钟建立强健的根基，你就会开始变得强壮，并在自己的练习中爆发整体力量。当你感觉自己在瑜伽垫上越来越稳定和强大时，你便可以开始将这些力量运用到瑜伽之外的地方。

## 20分钟大师序列

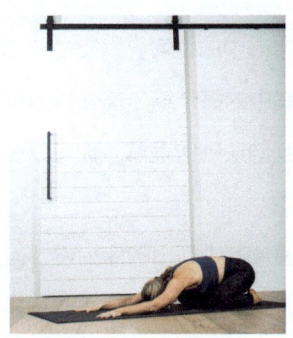

1 婴儿式，保持20次呼吸
（第51页）

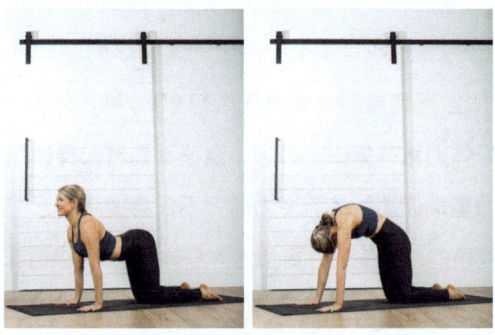

2 猫式和牛式，保持5次呼吸
（第54页）

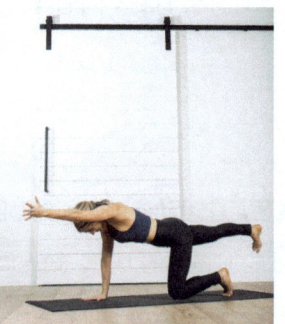

3 伸展桌子式，右侧，保持5次
呼吸
（第53页）

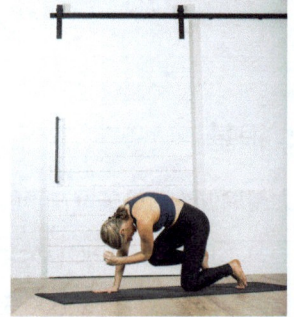

4 桌子卷腹式，右侧，保持5
次呼吸
（第53页）

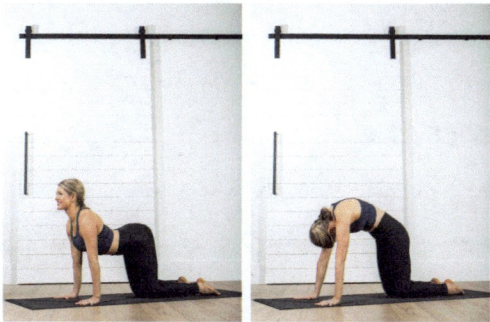

5 猫式和牛式，保持5次呼吸
（第54页）

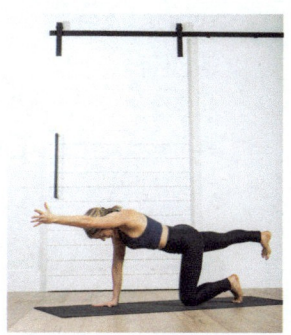

6 伸展桌子式，左侧，保持5次
呼吸
（第53页）

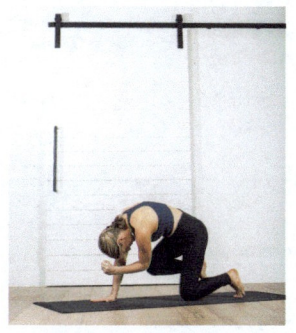

7 桌子卷腹式，左侧，保持5
次呼吸
（第53页）

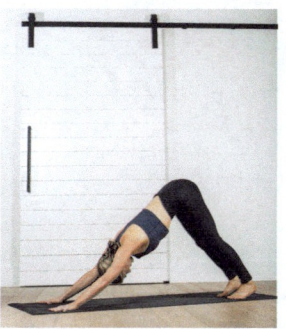

8 下犬式，保持5次呼吸
（第68页）

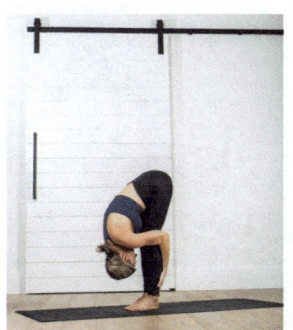

9 站立前屈式，保持5次呼吸
（第71页）

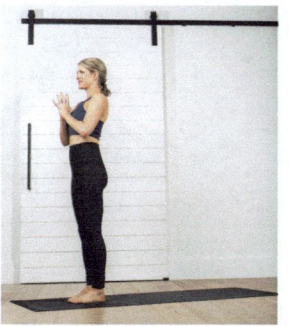

10 山式，在胸前双手合十，保
持3次呼吸
（第65页）

**11** 拜日式A，3组
（第88页）

**12** 拜日式B，1组（在战士一式保持5次呼吸）
（第91页）

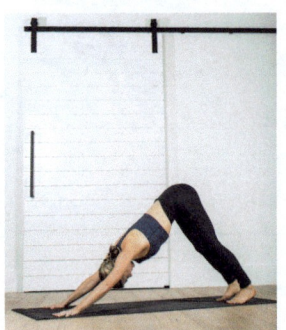

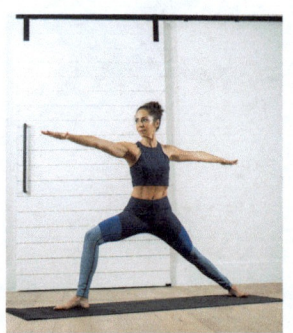

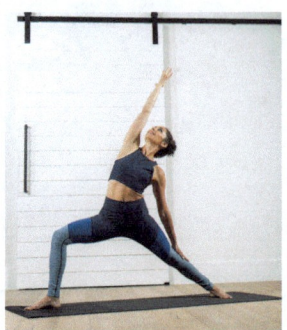

**13** 下犬式，保持5次
呼吸
（第68页）

**14** 战士二式，保持5次
呼吸
（第103页）

**15** 反战士式，保持5次
呼吸
（第104页）

**16** 串联体式（第86页），换左侧重复步骤13至步骤15

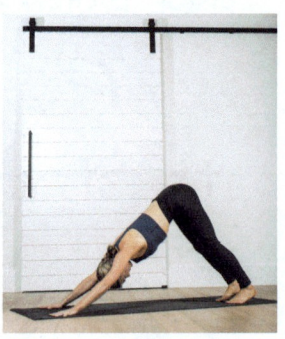

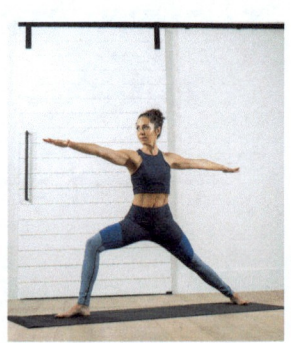

**17** 下犬式，保持5次呼吸
（第68页）

**18** 战士二式，保持1次呼吸
（第103页）

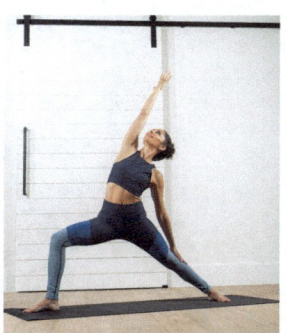

**19** 反战士式，保持1次呼吸（第104页）

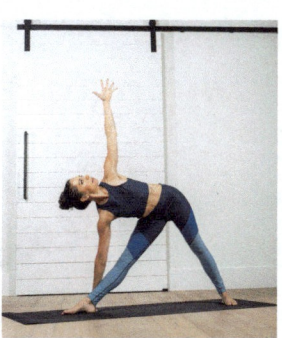

**20** 三角式，保持5次呼吸（第107页）

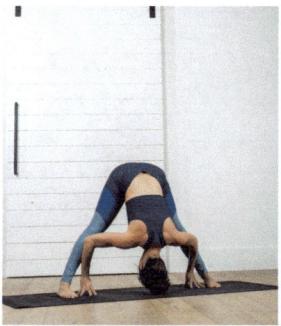

**21** 双角式，保持5次呼吸（第114页）

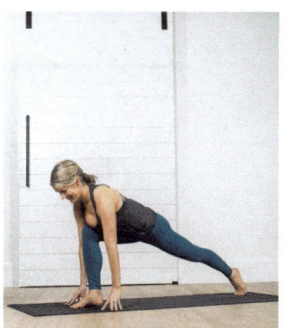

**22** 低弓步式，保持1次呼吸，作为过渡（第111页）

**23** 串联体式（第86页），换左侧重复步骤17至步骤22

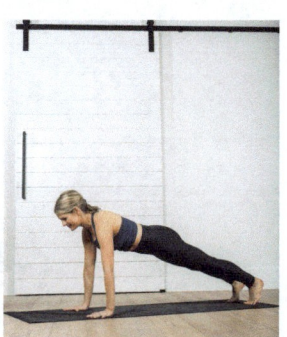

**24** 斜板式，保持5次呼吸（第73页）

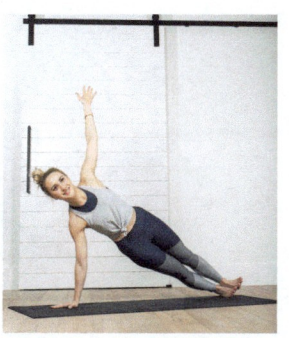

**25** 侧平板式，右侧，保持5次呼吸（第176页）

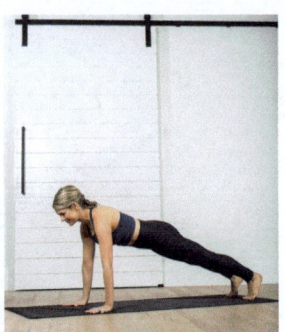

**26** 斜板式，保持5次呼吸
（第73页）

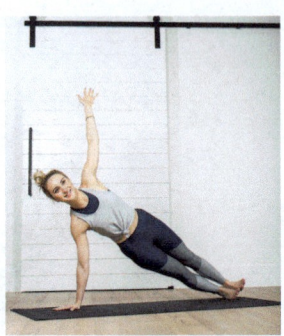

**27** 侧平板式，右侧，保持5次
呼吸
（第176页）

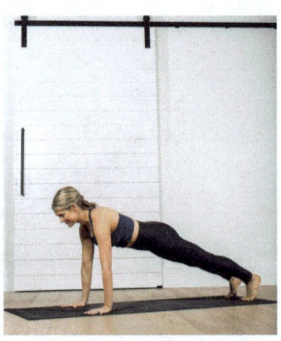

**28** 斜板式，保持5次呼吸
（第73页）

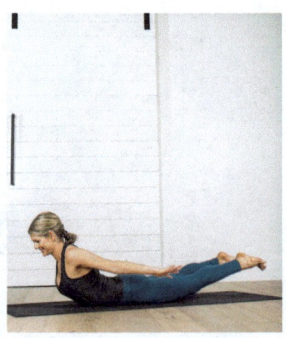

**29** 落到瑜伽垫上，进行蝗虫式，
2组，每组保持5次呼吸
（第162页）

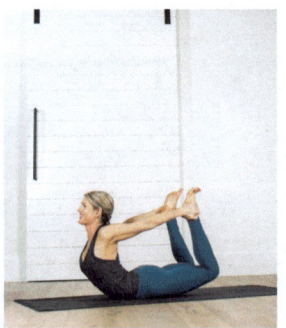

**30** 弓式，2组，每组保持5次
呼吸
（第163页）

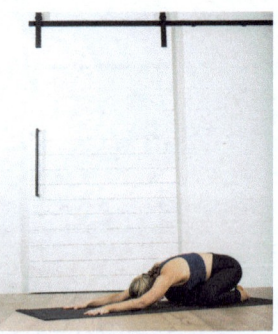

**31** 婴儿式，保持5次呼吸
（第51页）

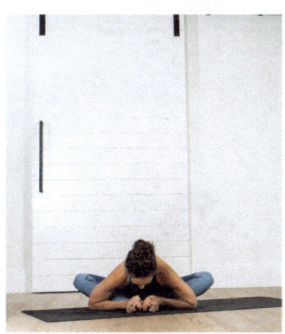

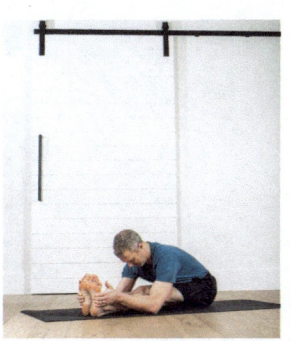

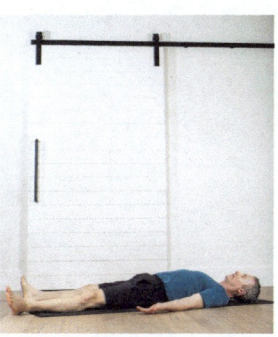

**32** 束角式，保持 10 次呼吸

（第 213 页）

**33** 坐姿前弯式，保持 10 次呼吸

（第 220 页）

**34** 放松式，3 分钟或更久

（第 226 页）

## 第二周：专注力

　　这周内每天练习 30 分钟的专注力提升体式，并从练习开始至结束时逐渐找寻凝视点，让实际的目光作为稳定的起点，在所有体式中都将能量向上向内牵引。注意身体作为整体是如何运动及工作的。驾驭你的专注力，扩展你身体的力量，并把这种进阶的精确能力带到你做的所有事情上，无论是瑜伽中还是瑜伽外。记住，重要的不是完美地做到每件事，而是做到你在注意力分散时能从容地找回专注力。

## 30 分钟大师序列

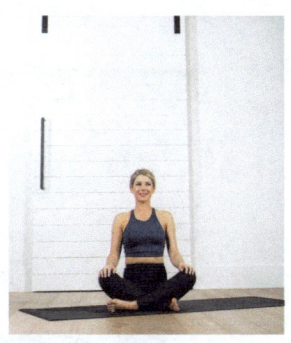

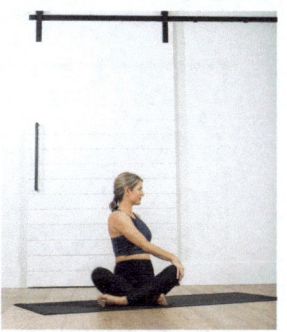

**1** 简易坐式，保持 10 次呼吸
（第 58 页）

**2** 简易坐扭转式，每侧保持 5 次呼吸，吸气时双手举过头顶，帮助集中注意力
（第 59 页）

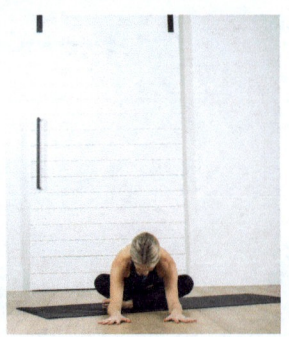

3 简易坐前屈式，保持5次呼吸
（第59页）

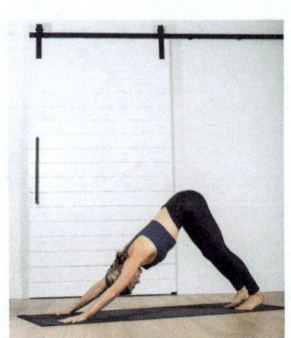

4 下犬式，保持5次呼吸
（第68页）

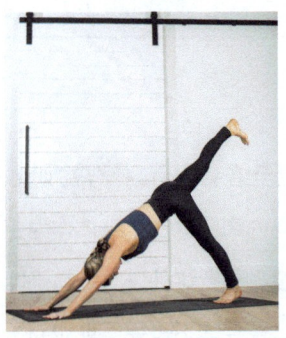

5 单腿下犬式，右侧，保
持1次呼吸
（第69页）

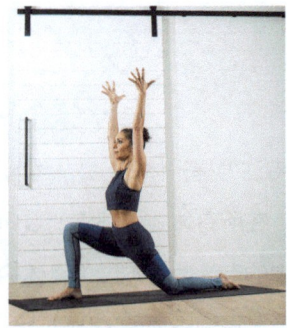

6 新月式，右侧，保持5
次呼吸
（第111页）

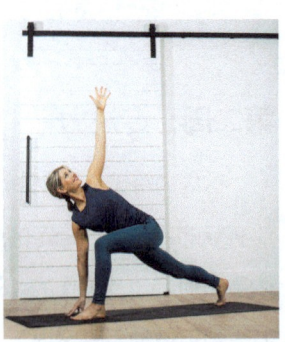

7 蜻蜓扭转式，右侧，保
持5次呼吸
（第142页）

8 换左侧重复步骤4至步骤7

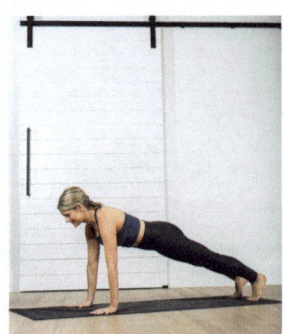

9 斜板式，保持5次呼吸
（第73页）

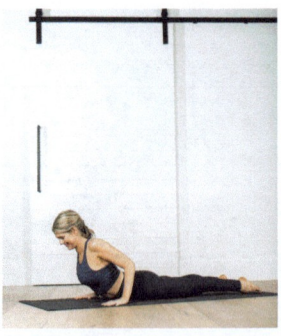

10 回到瑜伽垫上，配合呼吸进
行眼镜蛇式（吸气时抬起，
呼气时降低）
（第77页）

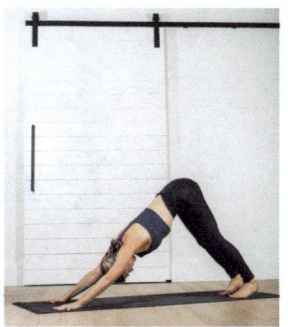

**11** 下犬式，保持 5 次呼吸
（第 68 页）

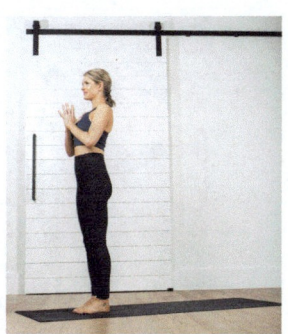

**12** 山式，在胸前双手合十，保
持 3 次呼吸
（第 65 页）

**13** 拜日式 A，仙人掌式变式，3 组
（第 95 页）

**14** 拜日式 B：幻椅扭转变式，3 组
（第 97 页）

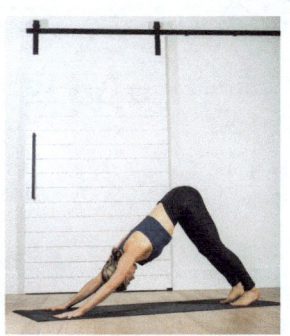

**15** 下犬式，保持 5 次呼吸
（第 68 页）

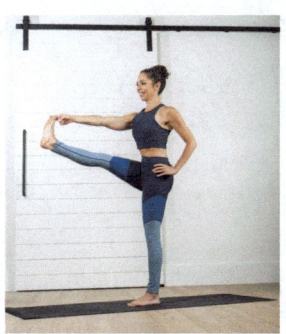

**16** 手抓大脚趾单腿站立式，右
侧，保持 5 次呼吸
（第 128 页）

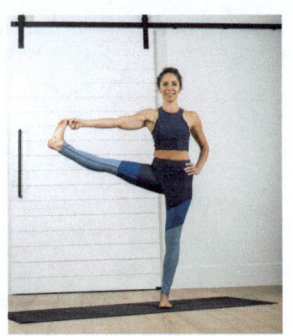

**17** 站立侧抬腿，右侧，保持5
次呼吸
（第129页）

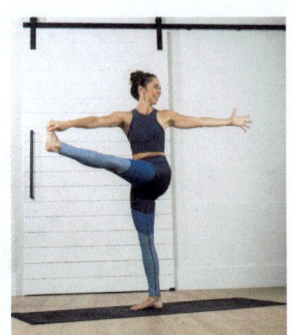

**18** 手抓大脚趾站立扭转式，右
侧，保持5次呼吸
（第129页）

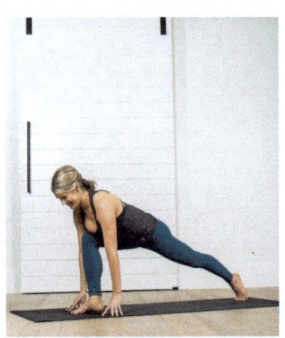

**19** 低弓步式，右侧，
双手落地，保持1
次呼吸作为过渡
（第111页）

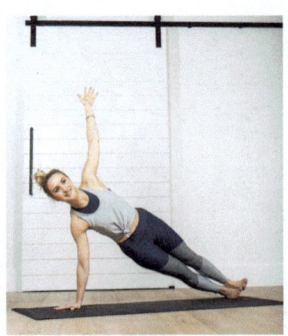

**20** 侧平板式，右侧，
左臂抬高，保持
5次呼吸
（第176页）

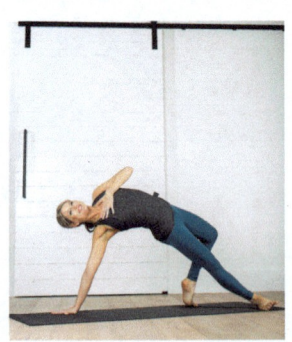

**21** 狂野式，右侧，保
持5次呼吸
（第177页）

**22** 串联体式（第86页），换左侧重复步骤15至步骤21

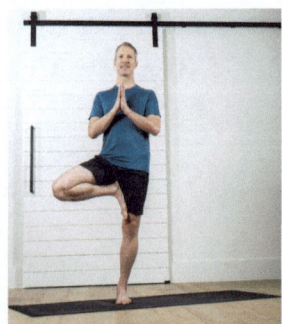

**23** 树式，每侧保持10次呼吸
（第130页）

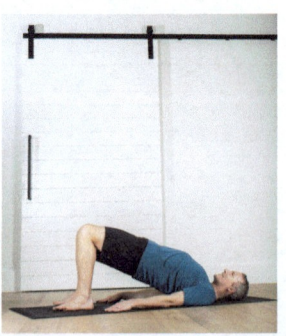

**24** 桥式，2组，每组保持5次呼吸
（第166页）

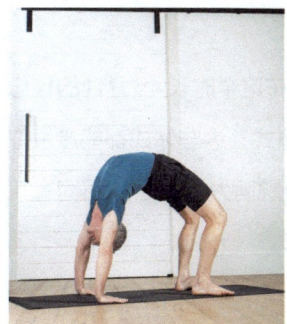

**25** 轮式，2组，每组保持5次呼吸
（第168页）

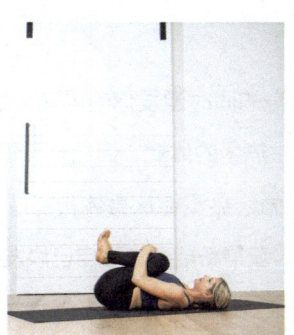

**26** 膝胸式
（第61页）

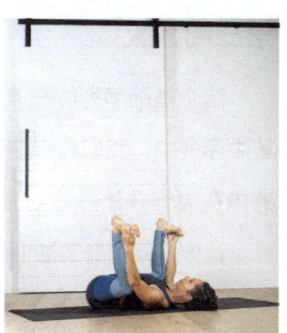

**27** 快乐婴儿式
（第216页）

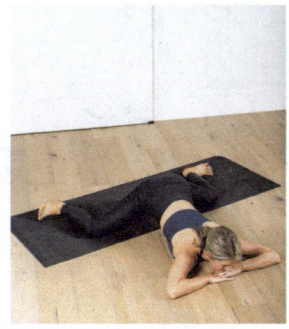

**28** 蛙式，保持20次呼吸
（第208页）

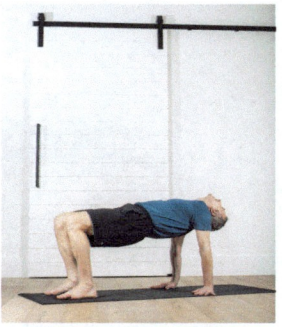

**29** 反台式，保持5次呼吸
（第218页）

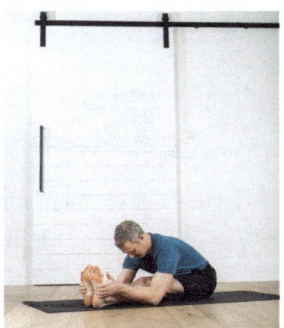

**30** 坐姿前弯式，保持5次呼吸
（第220页）

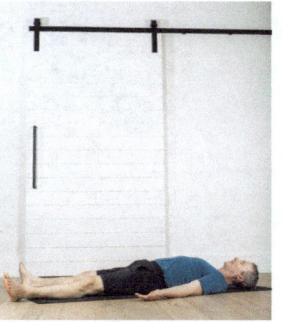

**31** 放松式，4分钟或更久
（第226页）

## 第三周：火

这个基础序列能在唤醒全身的同时激发你的内在火焰。在这个时长45分钟的核心集中序列中，我们将专注于产生热量的体式，如站立和扭转体式，这些体式都能激发你的内在火焰并让你感到充满活力。热量能从身体和能量上消融阻力，去除陈旧固有模式，让你发动全身清除旧能量、获得新能量，让自己焕发光彩。

## 45分钟大师序列

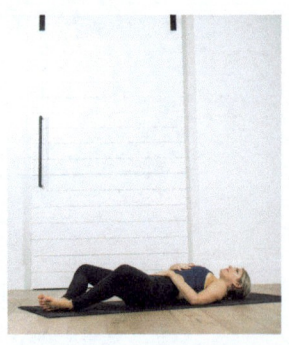

**1** 仰卧束角式，保持20次呼吸
（第56页）

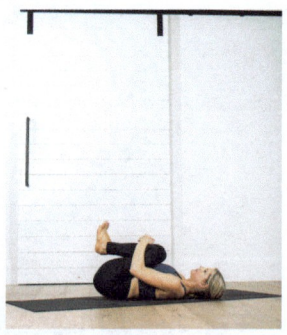

**2** 膝胸式，保持5次呼吸
（第61页）

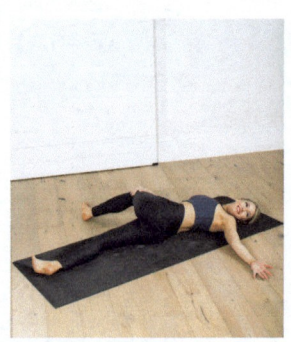

**3** 仰卧扭转式，每侧保持5次
呼吸
（第57页）

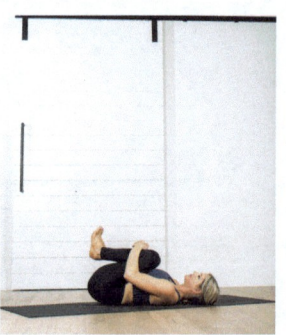

**4** 膝胸式，保持1次呼吸
（第61页）

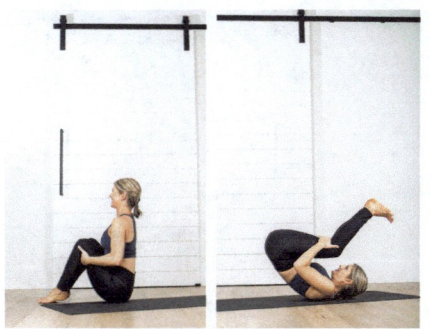

**5** 滚动式，保持5次呼吸
（第62页）

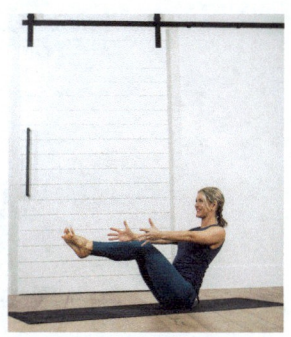

**6** 船式，保持5次呼吸
（第234页）

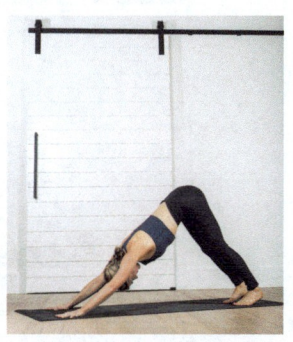

**7** 下犬式，保持5次呼吸
（第68页）

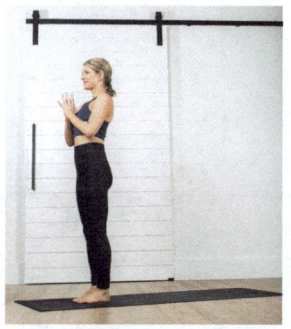

**8** 山式，手臂上举，保持1次
呼吸，然后在胸前双手合十
（第65页）

**9** 拜日式A，开臂扭转式变式，3组
（第94页）

**10** 拜日式B，斜板卷腹式变式，3组
（第99页）

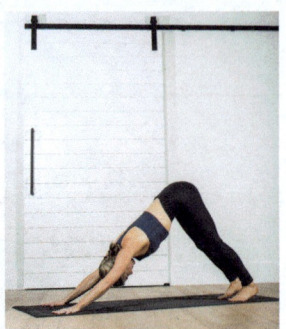

**11** 下犬式，保持5次呼吸
（第68页）

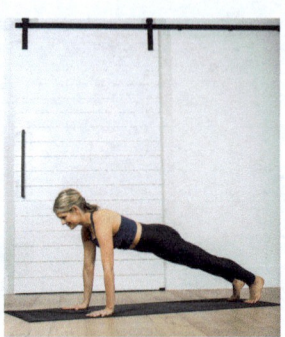

**12** 斜板式，保持5次呼吸
（第73页）

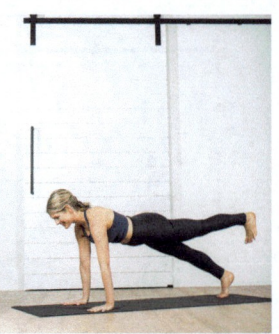

**13** 三点斜板式，右侧，保
持5次呼吸
（第72页）

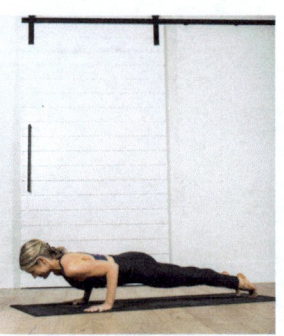

**14** 鳄鱼式
（第75页）

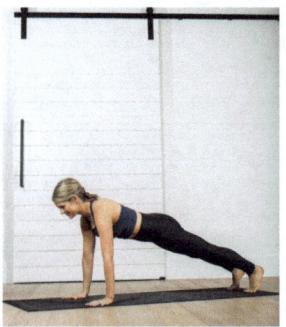

**15** 斜板式
（第73页）

**16** 换左侧重复步骤11至步骤15

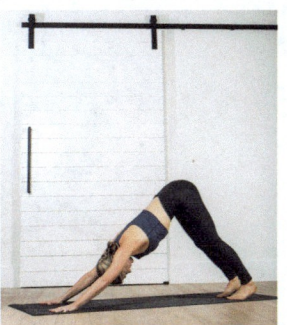

**17** 下犬式，保持 5 次呼吸
（第 68 页）

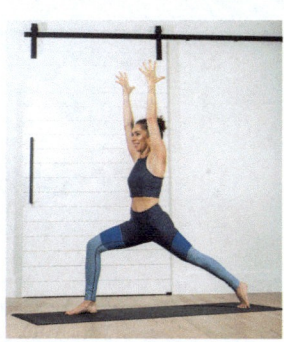

**18** 半月弓步式，右侧，保持 5
次呼吸
（第 110 页）

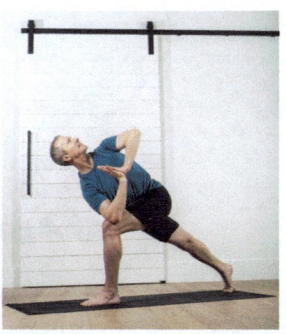

**19** 新月扭转式，右侧，保持 5
次呼吸
（第 141 页）

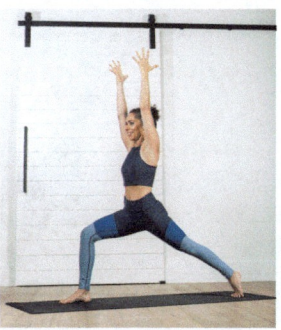

**20** 半月弓步式，右侧，保持 5
次呼吸
（第 110 页）

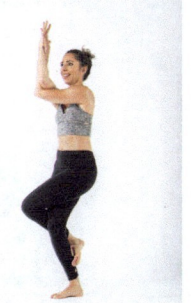

**21** 鹰式，右侧，保持 5 次呼吸
（第 126 页）

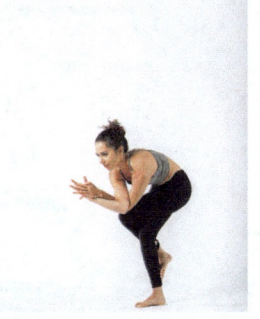

**22** 归巢鹰式，右侧，保持 5 次
呼吸
（第 127 页）

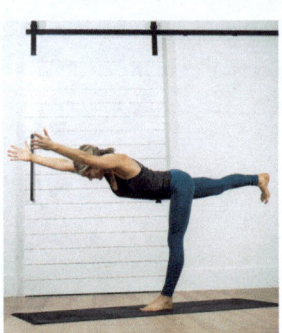

**23** 战士三式，右侧，保持5次呼吸
（第136页）

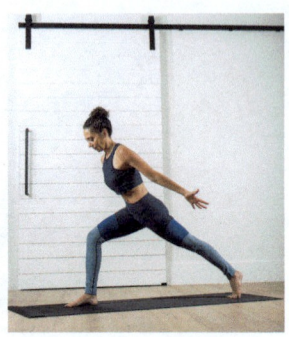

**24** 闪电弓步式，右侧，双臂向后延伸，保持5次呼吸
（第112页）

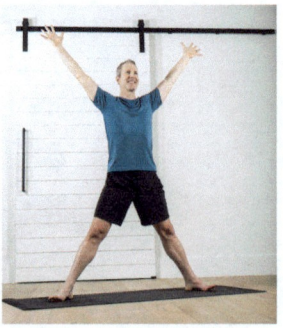

**25** 五角星式，保持5次呼吸
（第113页）

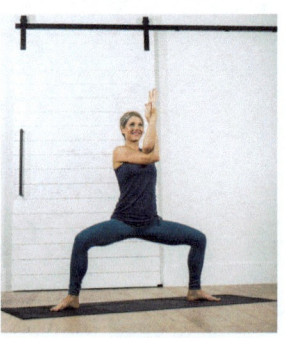

**26** 鹰臂女神式（右侧手臂在下），保持5次呼吸
（第119页）

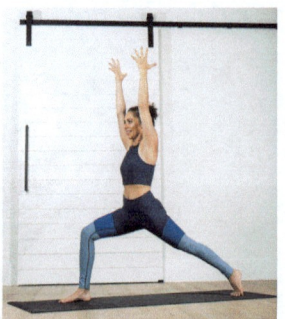

**27** 半月弓步式，右侧，保持5次呼吸
（第110页）

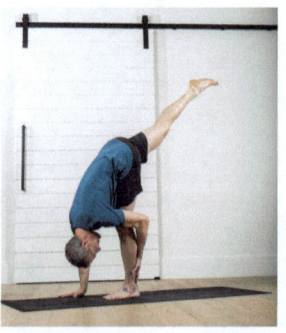

**28** 上伸腿式，右侧，保持5次呼吸
（第137页）

**29** 串联体式（第86页），换左侧重复步骤27至步骤39，然后每个动作配合1次呼吸，在两侧分别重复1次步骤27至步骤39（下犬式除外，下犬式保持5次呼吸）

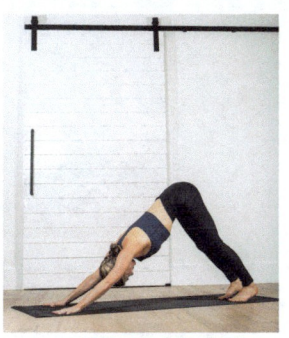

**30** 下犬式，保持5次呼吸（第68页）

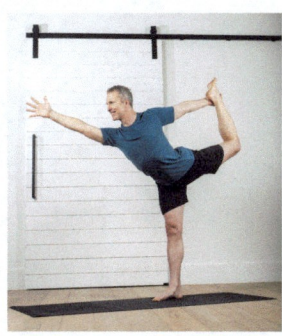

**31** 舞王式，2组，每侧保持5次呼吸（第132页）

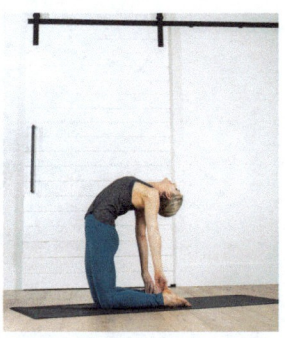

**32** 骆驼式，2组，每组保持5次呼吸，2组之间的休息时间跪立或做英雄式（第165页）

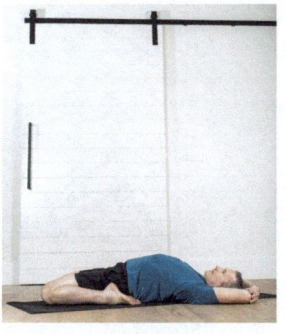

**33** 仰卧英雄式，保持10次呼吸（第164页）

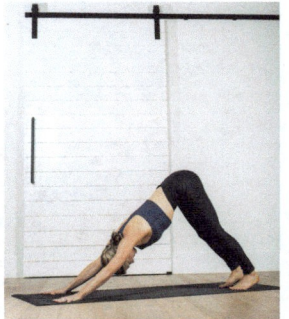

**34** 下犬式，保持5次呼吸（第68页）

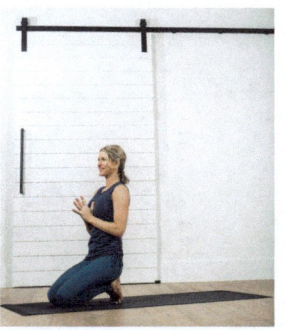

**35** 跪姿合掌式，保持10次呼吸（第122页）

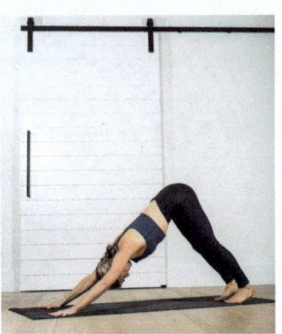

**36** 下犬式，保持5次呼吸
（第68页）

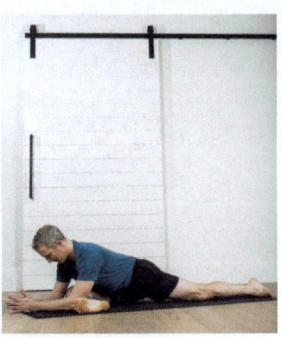

**37** 半鸽式，右侧，保持20次
呼吸
（第209页）

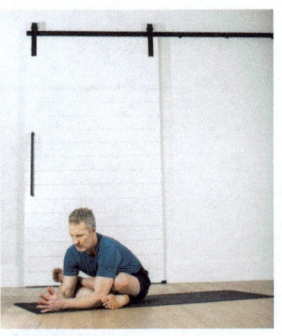

**38** 双鸽式，左腿在上，保持
20次呼吸
（第211页）

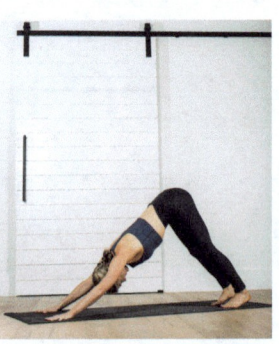

**39** 下犬式，保持5次呼吸
（第68页）

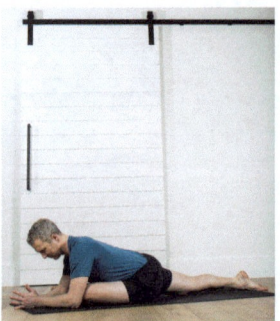

**40** 半鸽式，左侧，保持20次
呼吸
（第209页）

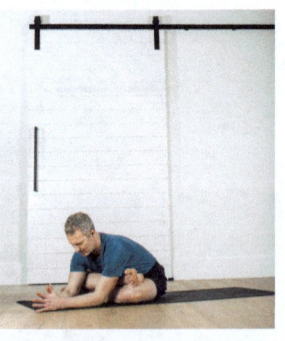

**41** 双鸽式，右腿在上，保持
20次呼吸
（第211页）

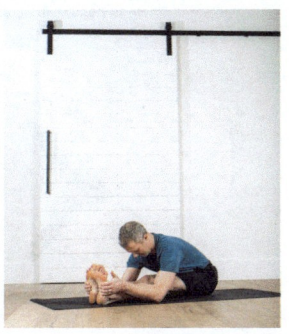

**42** 坐姿前弯式，保持 20 次呼吸
（第 220 页）

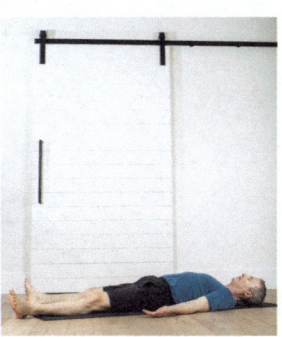

**43** 放松式，4 分钟或更久
（第 226 页）

## 第四周：流

让你的能量流在这个 60 分钟动态序列中以 1 个动作伴随 1 次呼吸的节奏流淌。把身体和呼吸连接起来，并让这种同步成为运动中的冥想，把流动性带入你强有力的练习中去。当你将精神力量融入身体练习时，阻力就会消退，能量便显现出来。完全投入到你的呼吸中，投入当下，像水一样从一个体式流动到下一个体式。

## 60 分钟大师序列

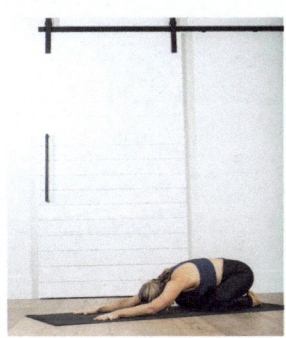

**1** 婴儿式，保持 20 次呼吸
（第 51 页）

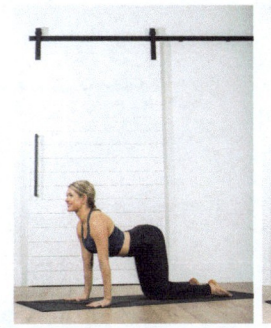
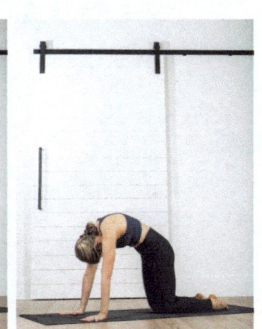
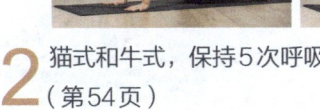

**2** 猫式和牛式，保持 5 次呼吸
（第 54 页）

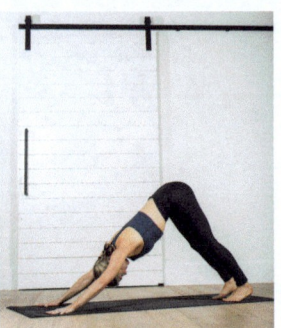

**3** 下犬式，保持5次呼吸
（第68页）

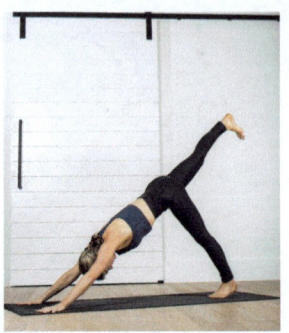

**4** 单腿下犬式，右侧，保持1
次呼吸
（第69页）

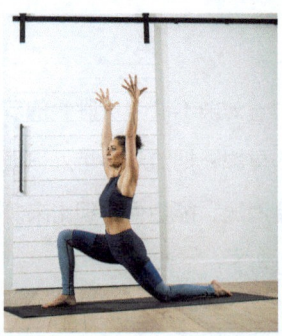

**5** 新月式，右侧，保持5次呼吸
（第111页）

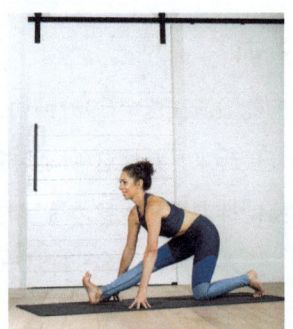

**6** 半神猴式，右侧，保持5次
呼吸
（第214页）

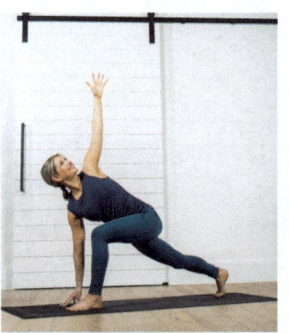

**7** 蜻蜓扭转式，右侧，保持5
次呼吸
（第142页）

**8** 换左侧重复步骤3至步骤7

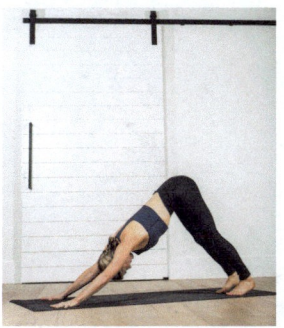

**9** 下犬式，保持5次呼吸
（第68页）

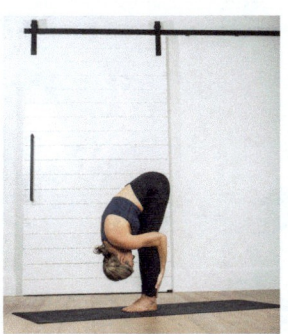

**10** 站立前屈式，保持
10次呼吸
（第71页）

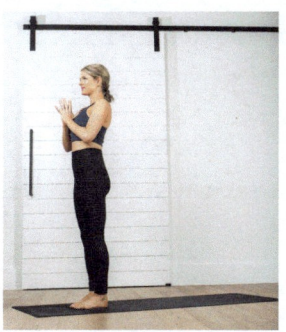

**11** 山式，手臂上举，保
持1次呼吸，然后在
胸前双手合十
（第65页）

**12** 拜日式A，侧弯变式，5组
（第96页）

**13** 拜日式B，开臂幻椅扭转式，4组（第一组中扭转和战士一式分别保持5次呼吸，
接下来的3组中1个动作保持1次呼吸）
（第140页）

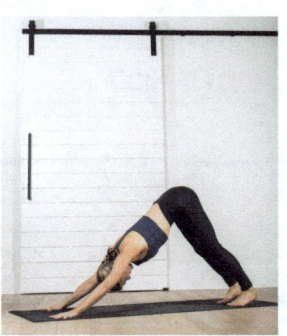

**14** 下犬式，保持5次呼吸
（第68页）

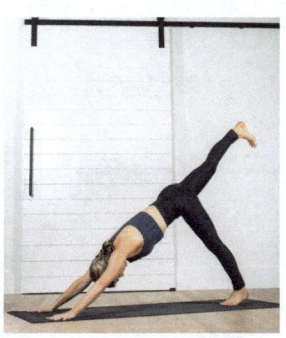

**15** 单腿下犬式，右侧，膝盖弯
曲，保持5次呼吸
（第69页）

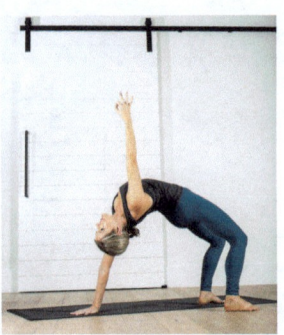

**16** 朝天犬式，右侧，保持 5 次
呼吸

（第 170 页）

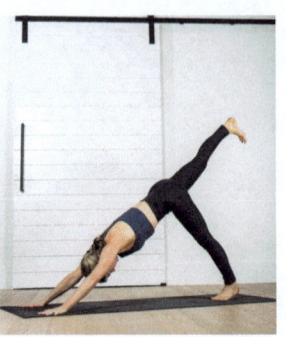

**17** 单腿下犬式，右侧，保持 1
次呼吸

（第 69 页）

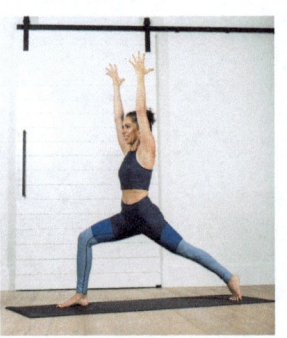

**18** 半月弓步式，右侧，保持 5
次呼吸

（第 110 页）

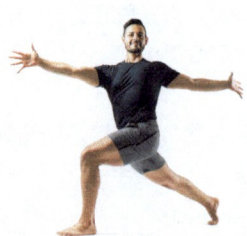

**19** 开臂新月扭转式，右侧，保
持 5 次呼吸

（第 142 页）

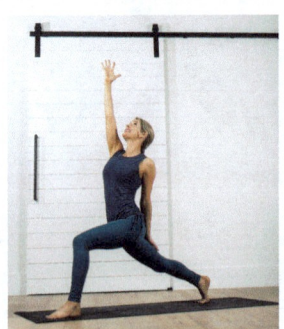

**20** 翻转开臂新月扭转
式，右侧，保持 5 次
呼吸

（第 142 页）

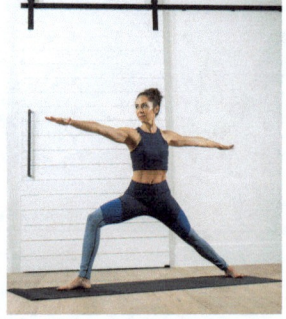

**21** 战士二式，右侧，保
持 5 次呼吸

（第 103 页）

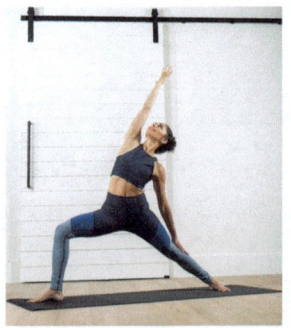

**22** 反战士式，右侧，
保持 5 次呼吸

（第 104 页）

**23** 串联体式（第86页），换左侧重复步骤14至步骤22，以1个动作配合1次呼吸的节奏进行

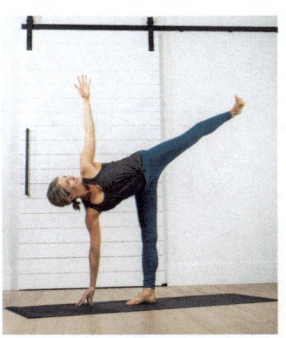

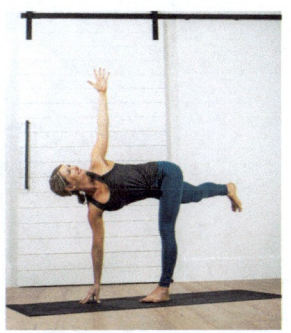

**24** 半月式，右侧，保持5次呼吸

（第134页）

**25** 半月扭转式，右侧，保持5次呼吸

（第135页）

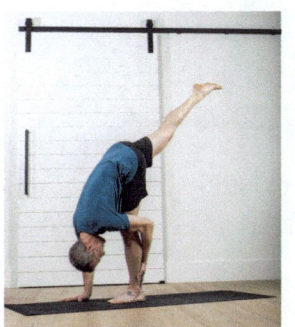

**26** 上伸腿式，右侧，保持5次呼吸

（第137页）

**27** 串联体式（第86页），换左侧重复，然后以1个动作配合1次呼吸的节奏流动地将步骤14至步骤26重复2次，其中，半月式保持1次呼气1次吸气，半月扭转式保持1次呼气和1次吸气，上伸腿式保持1次呼气

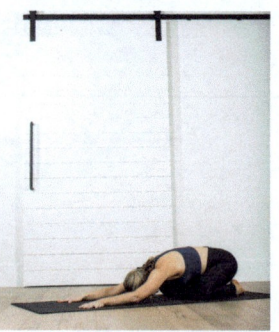

**28** 婴儿式，保持10次呼吸
（第51页）

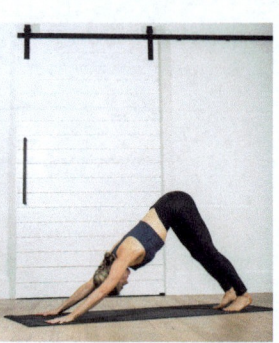

**29** 下犬式，保持5次呼吸
（第68页）

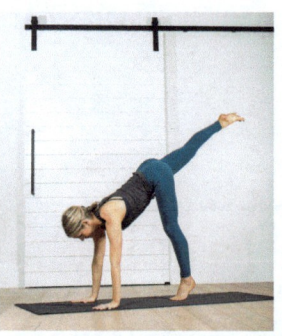

**30** 手倒立跳跃式，每侧5次呼吸
（图中所示为准备动作）
（第189页）

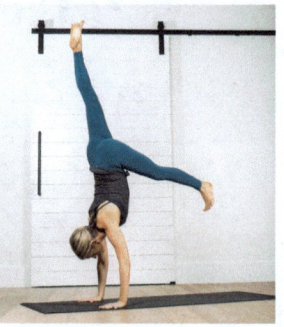

**31** 手倒立交叉踢腿式，10次
（第189页）

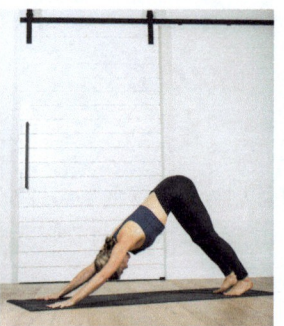

**32** 下犬式，保持5次呼吸
（第68页）

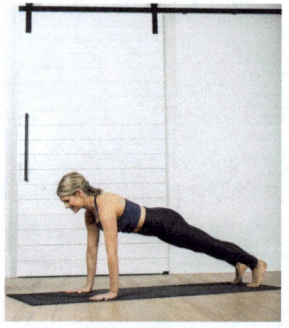

**33** 斜板式，然后用5次呼吸的
时间慢慢落到垫面上
（第73页）

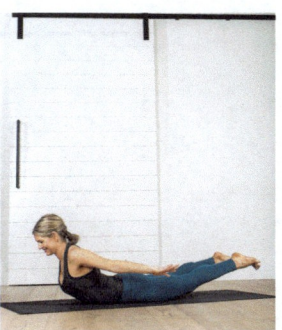

**34** 蝗虫式，保持 5 次呼吸
（第 162 页）

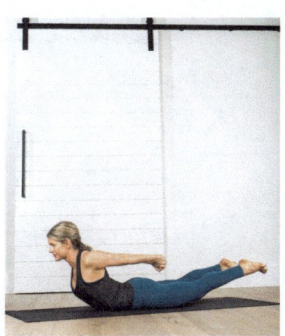

**35** 夹背蝗虫式，保持 5 次呼吸
（第 162 页）

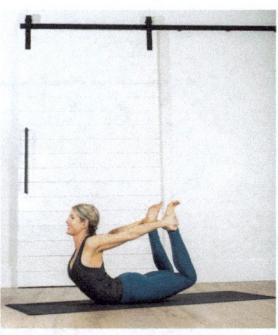

**36** 弓式，2 组，每组保持 5 次
呼吸
（第 163 页）

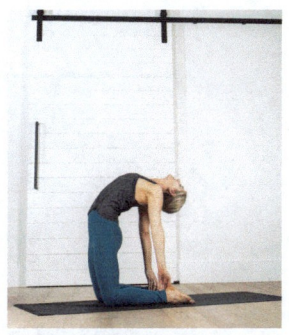

**37** 骆驼式，2 组，每组保持 5 次
呼吸（2 组之间的休息时间以
跪立姿势保持 5 次呼吸）
（第 165 页）

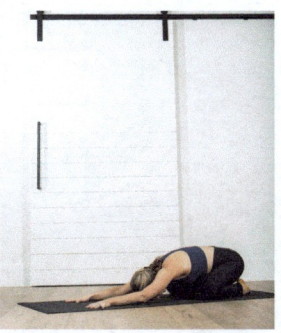

**38** 婴儿式，保持 10 次呼吸
（第 51 页）

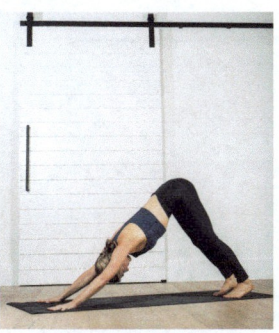

**39** 下犬式，保持 5 次呼吸
（第 68 页）

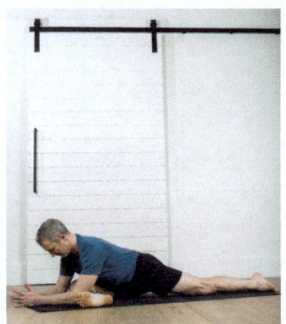

**40** 半鸽式，右侧，保持20次呼吸

（第209页）

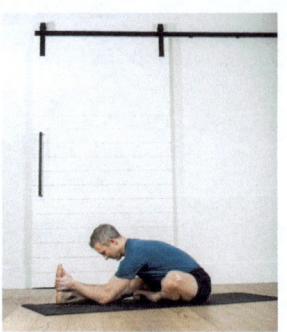

**41** 头碰膝式，左腿伸展，保持15次呼吸

（第221页）

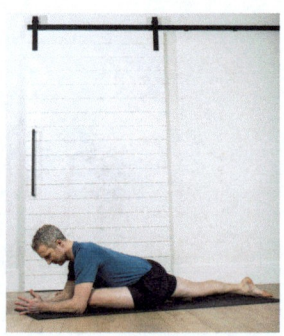

**42** 半鸽式，左侧，保持20次呼吸

（第209页）

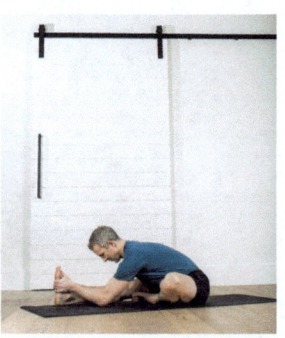

**43** 头碰膝式，右腿伸展，保持15次呼吸

（第221页）

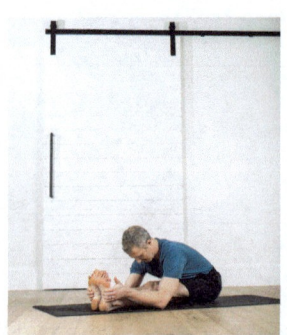

**44** 坐姿前弯式，保持20次呼吸

（第220页）

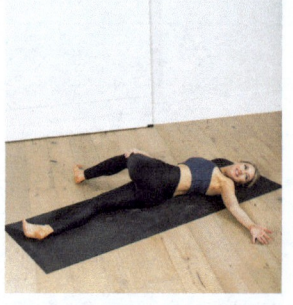

**45** 仰卧扭转式，每侧保持10次呼吸

（第57页）

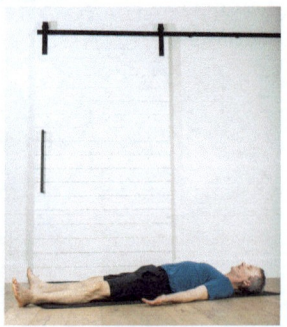

**46** 放松式，保持5次呼吸或更多

（第226页）

## 制定你自己的力量瑜伽计划

你可以利用第298页的力量瑜伽课程大纲和前面章节给出的序列制定适合自己的计划，自由地制定你的力量瑜伽课程练习。前面章节给出的序列就像是基础建造单元，你可以把它们添加到大纲中，用它们为身体和思想训练建立起完整的旅程。这种方法能让你灵活地根据自己的需求、目标、感觉调整你的练习，并让你的直觉和内在智慧引导你的练习。遵循相同的进度，从第一周每天20分钟力量瑜伽开始，第二周进行30分钟，第三周进行45分钟，一直到最后一周进行60分钟。以下是制定练习计划的例子。

**建立你的20分钟序列**

| | |
|---|---|
| 婴儿式 | 5分钟下半身序列 |
| 2组拜日式A | 5分钟放松 |
| 2组拜日式B | 放松式 |

**建立你的30分钟序列**

| | |
|---|---|
| 婴儿式 | 10分钟上半身序列 |
| 3组拜日式A | 5分钟放松 |
| 3组拜日式B | 放松式 |
| 5分钟下半身序列 | |

**建立你的45分钟序列**

| | |
|---|---|
| 婴儿式 | 10分钟核心序列 |
| 5组拜日式A | 10分钟顶峰体式（后弯体式） |
| 3组拜日式B | 10分钟放松 |
| 5分钟下半身序列 | 放松式 |

**建立你的60分钟序列**

| | |
|---|---|
| 婴儿式 | 15分钟下半身序列 |
| 5组拜日式A | 10分钟顶峰体式（后弯体式） |
| 5组拜日式B | 10分钟放松 |
| 5分钟核心序列 | 放松式 |

恭喜！你已经完成了自己的28天力量瑜伽计划。你完成了这项工作，就是迈出了力量瑜伽转变之旅的第一步。这个练习现在已经深入你的骨髓，你的新力量在你的身

体、呼吸和精神中流转。你需要跟随这内在智慧，更加有力量和有目标地生活。你已经体验了力量瑜伽练习带来的提振效果，现在可以选择继续练习，继续进行瑜伽之旅的下一步。这只是你在力量之路上前进的开始。

力量瑜伽的技巧和练习内容都不是新的，但它们却是让你的身体、头脑和精神更加强大的精髓。本书中的这些练习和序列以及瑜伽的古老智慧你都可以随时利用起来。力量瑜伽让你每天在锻炼身体之外获得更多，让你用一个整体练习发挥最大的力量和潜力。

你的力量瑜伽帮助你解锁和释放自己的能量。你可以在瑜伽练习中使用个人力量，也可以把这些内在力量用到瑜伽练习之外，让力量瑜伽练习为你的生活助力。

在你前进的道路上，要把目光放在"为什么"上。练习瑜伽的方法不止一种，你现在已经知道，所有体式都没有标准方法。瑜伽练习就是舍弃无用的，找到让你感觉良好的练习体式的过程。你现在已经拥有所有需要的工具，能够继续自己的每日练习，也能增加挑战或者进行高级的体式，或者在瑜伽室里找到与你志同道合的人。

既然你选择从这里开始加强自己的练习，就希望力量瑜伽能继续使你强大，让你感觉更好。愿你的练习能激发你强大的智慧和丰富的内在认知，愿你永远了解自己的力量，与你的力量源泉和目标同在。也希望力量瑜伽能帮助你创造充满活力、欢乐和爱的生活。你值得拥有。

# 关于作者

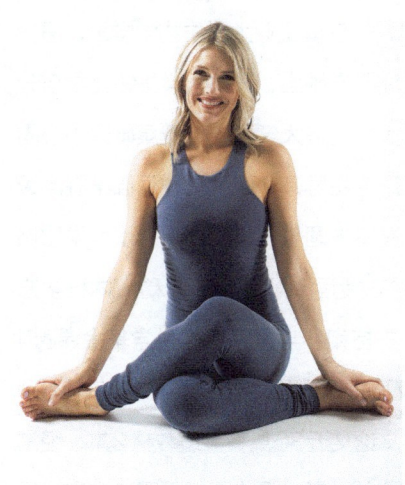

利娅·卡利斯，美国瑜伽联盟认证500小时高级教师，著名力量瑜伽教师和整体健康教练。她曾经与巴普蒂斯特学院及她的老师、世界知名瑜伽导师兼畅销书作家巴伦·巴普蒂斯特共事，设计并讲授具有变革性的力量瑜伽课程。她还在强尼·凯斯特和拉玛·马鲁特手下从事研究工作。

卡利斯在得克萨斯州奥斯汀生活和任教，她在那里进行教师培训、经营工作室并开办瑜伽课程。她开创并运营了"力量瑜伽支柱"在线课程，该课程曾获得《瑜伽》杂志设置的奖项。她还是《瑜伽》杂志的固定撰稿人。

卡利斯是DoYouYoga的明星教师，她在这里创建了"力量瑜伽终极指导"课程和有两万余名参加者的自由力量瑜伽挑战活动。她还在Mantra杂志、ElephantJournal官网和Mind-Body-Green官网上发表过专题文章。卡利斯在美国各种会议和盛事上进行瑜伽课程的讲授，并在著名的机构（如克里帕鲁瑜伽健康中心）进行演讲。

卡利斯曾两度担任得克萨斯州奥斯汀的Lnlulemin形象大使，并代表所在社区参加国际会议。2009年到2016年，她领导了一个专业瑜伽教师团队，组织了瑜伽花园活动，与30000多名瑜伽练习者分享瑜伽练习心得，这是鼓励儿童和家庭建立健康生活方式活动的一部分。但是，她最为自豪的身份是当一位母亲。

# 关于译者

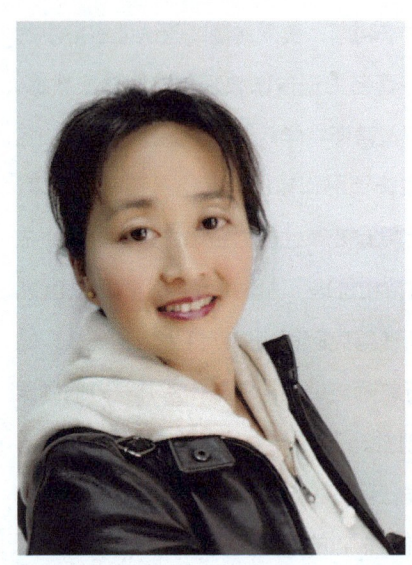

　　**周云鹤**，哈尔滨工业大学生物学学士、清华大学运动人体科学硕士、同济大学生物化学与分子生物学博士；同济大学运动与健康研究中心副教授、硕士研究生导师；印度甘地瑜伽学院高级瑜伽教练；高尔夫国家一级裁判；从事大学瑜伽教学13年并教授运动解剖学、运动人体科学方面的课程；主持和参与国家自然科学基金课题4项、省部级及校级课题20余项，发表包括SCI在内的中英文论文近30篇，参编教材2本；经常参与国际会议并做学术报告；主要研究方向：运动与健康促进。